# Gesund durch ätherische Öle, Heilsteine und kolloidales Silber

# Gesund durch ätherische Öle, Heilsteine und kolloidales Silber

Werner Kühni
Walter von Holst
Bernhard Richter

at VERLAG

## Bitte beachten Sie

Die in diesem Buch wiedergegebenen Informationen sind nach bestem Wissen und Gewissen dargestellt und wurden mit größtmöglicher Sorgfalt geprüft. Da sie den Rat einer kompetenten Fachperson nicht ersetzen, sondern lediglich ergänzen können, ist es empfehlenswert, sich in jedem Fall an den Arzt oder Heilpraktiker Ihres Vertrauens zu wenden. Autor und Verlag übernehmen keinerlei Haftung für Schäden oder Folgen, die sich aus dem Gebrauch oder Missbrauch der hier vorgestellten Informationen ergeben.

Dieses Buch ist eine vollständig überarbeitete, korrigierte und erweiterte Ausgabe des 2005 im AT Verlag unter dem Titel **Gesund durch Heilsteine und Öle** erschienenen Werks.

2. Auflage, 2023



Lektorat: Asta Machat, München
Gestaltung & Satz: Bernhard Richter / AT-Verlag
Bildbearbeitung: Bernhard Richter / AT-Verlag
Druck und Bindearbeiten: Graspo CZ, a. s.
Printed in Czechia
ISBN 978-3-03902-205-2

www.at-verlag.ch

Der AT Verlag wird vom Bundesamt für Kultur für die Jahre 2021–2024 unterstützt.

# Inhaltsverzeichnis

# Warum ein neues Buch?

Dieses Buch gibt es seit über 15 Jahren in zahlreichen Auflagen. Die immer noch große Nachfrage zeigt, wie wichtig vielen Menschen trotz einer immer rasanter fortschreitenden, naturwissenschaftlich basierten Medizin die Besinnung auf traditionelle Heilmethoden ist. Und das hat beileibe nichts mit Nostalgie oder Rückschrittlichkeit zu tun. Im Gegenteil! Bei meinen Patienten handelt es sich nicht nur um solche, die von der Schulmedizin als »austherapiert« aufgegeben worden sind. Es gibt vielmehr immer mehr Menschen, die selbstverantwortlich mit fachkundiger therapeutischer Begleitung auf eine sanfte, natürliche und nachhaltige Art und Weise den Heilungsprozess selbst in die Hand nehmen möchten.

Dazu kommt, dass die unbestreitbaren Errungenschaften der Schulmedizin oftmals zu einem hohen Preis erkauft worden sind: Geschätzt sterben jährlich zwischen 16 000 und 58 000 Menschen in Deutschland an den Nebenwirkungen von Medikamenten (Quelle: Wissenschaftliche Dienste Deutscher Bundestag / Sachstand zu unerwünschten Arzneimittelwirkungen / Meldeverfahren und Zahlen; WD 9 - 3000 - 094/20).

Multiresistente Keime kosten in Deutschland 10 000 bis 20 000 Patienten jedes Jahr vor allem in Krankenhäusern das Leben (Quellle: Robert Koch-Institut, 15.11.2019).

Es spricht also vieles für meinen Therapieansatz, der auf Nachhaltigkeit durch sanfte, natürliche Methoden setzt und dabei – gemessen an den exponenziell ansteigenden Kosten im Gesundheitswesen – wirklich kostengünstig zu haben ist.

## Neue Erfahrungen durch soziale Medien

Die erste Auflage dieses Buches erschien 2005 und war noch stark geprägt von meinen anfänglichen Erfahrungen mit der Aromatherapie während meiner Praxiszeit in Ladenburg. Nach meinem Umzug ins unterfränkische Stockheim habe ich neben den Ölen vor allem gut geprüfte Heilsteine, aber auch kolloidales Silber und Klinoptilolith zu therapeutischen Zwecken in meiner Naturheilpraxis eingesetzt. Mittlerweile ist durch verschiedene Social-Media-Gruppen, die ich aufgebaut habe und federführend betreue, sowohl zu den ätherischen Ölen als auch zur Steinheilkunde, vor allem aber zum kolloidalen Silber, eine Vielzahl von neuen Erfahrungsberichten und Erkenntnissen dazugekommen.

Dann ist da noch mein Heilstein-Museum. Zugegeben – ich bin schon ein wenig stolz darauf, als erstes Museum in Deutschland eine umfassende Zusammenschau von mineralischen Substanzen und Steinen bieten zu können, die im weiteren Sinn in verschiedenen Kulturen in den letzten 30 000 Jahren zu Heilzwecken verwendet worden sind.

All das hat es erforderlich gemacht, eine Neukonzeption des Buches vorzunehmen: Das hier vorgelegte Werk ist weitgehend mit den im Museum in der Abteilung der modernen Medizin gezeigten Steinen, Ölen und ihrer jeweiligen therapeutischen Verwendung abgestimmt.

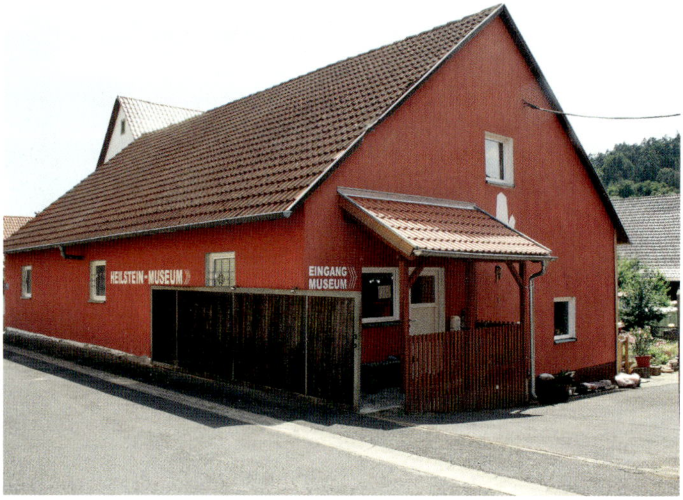


Das Heilstein-Museum in Stockheim in der Rhön.

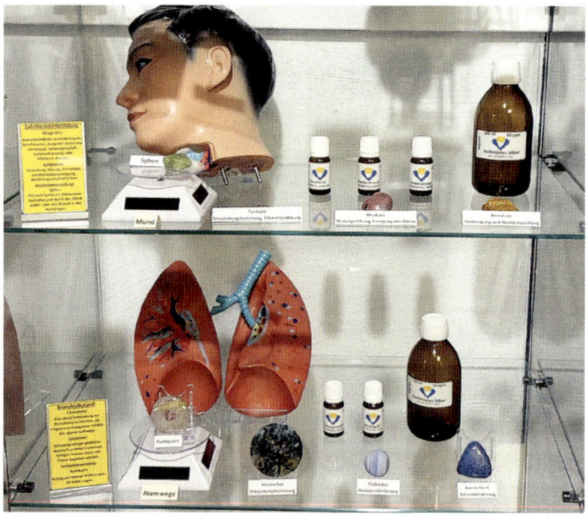

Abstimmung der Vitrinen in der Medizinabteilung auf den neuen Buchinhalt.

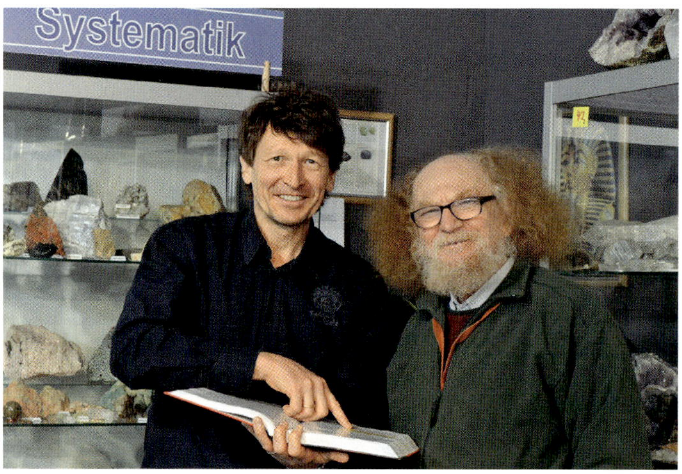


Bernhard Richter und Werner Kühni im Gespräch.

## Das Heilstein-Museum in Stockheim

Auf zwei Etagen wird umfassend die moderne Steinheilkunde und ihre bis in die Vorzeit zurückreichenden geschichtlichen kulturellen Wurzeln dargestellt und didaktisch erklärt. Die wichtigsten in diesem Buch erwähnten Krankheitsbilder mit den zugehörigen ätherischen Ölen und Heilsteinen sind in den 106 Vitrinen in gleicher Struktur enthalten. Alle in der physiologischen Steinheilkunde angewandten Mineralien wie zum Beispiel Alaun, Borax, Halit, Natron, Schwefel, Soda und andere mehr sind in eigenen Vitrinen ausgestellt, und ihre Verwendung wird anschaulich erklärt.

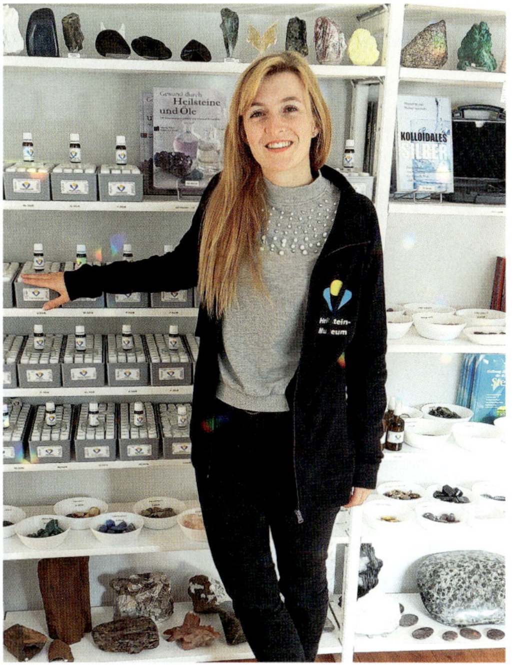

Julia Barthelmes im Museumsshop.

## Ausbau meiner Forschung in Stockheim

Seit einigen Jahren habe ich zur Unterstützung, aber auch zur langfristigen Weiterführung meiner therapeutischen Arbeit Julia Barthelmes mit in mein Forschungsprojekt geholt, die bereits gut in die Grundlagen der Steinheilkunde sowie der Aromatherapie eingearbeitet ist. Darüber hinaus betreibt sie den Museumsshop im Heilstein-Museum. So bleibt mir mehr Zeit, mich künftig verstärkt der Forschung sowohl innerhalb der physiologischen Steinheilkunde als auch zu kolloidalem Silber zu beschäftigen.

**Werner Kühni**
im November 2022

# Grundsätzliches zur Methode, zur Zielgruppe und zum Aufbau

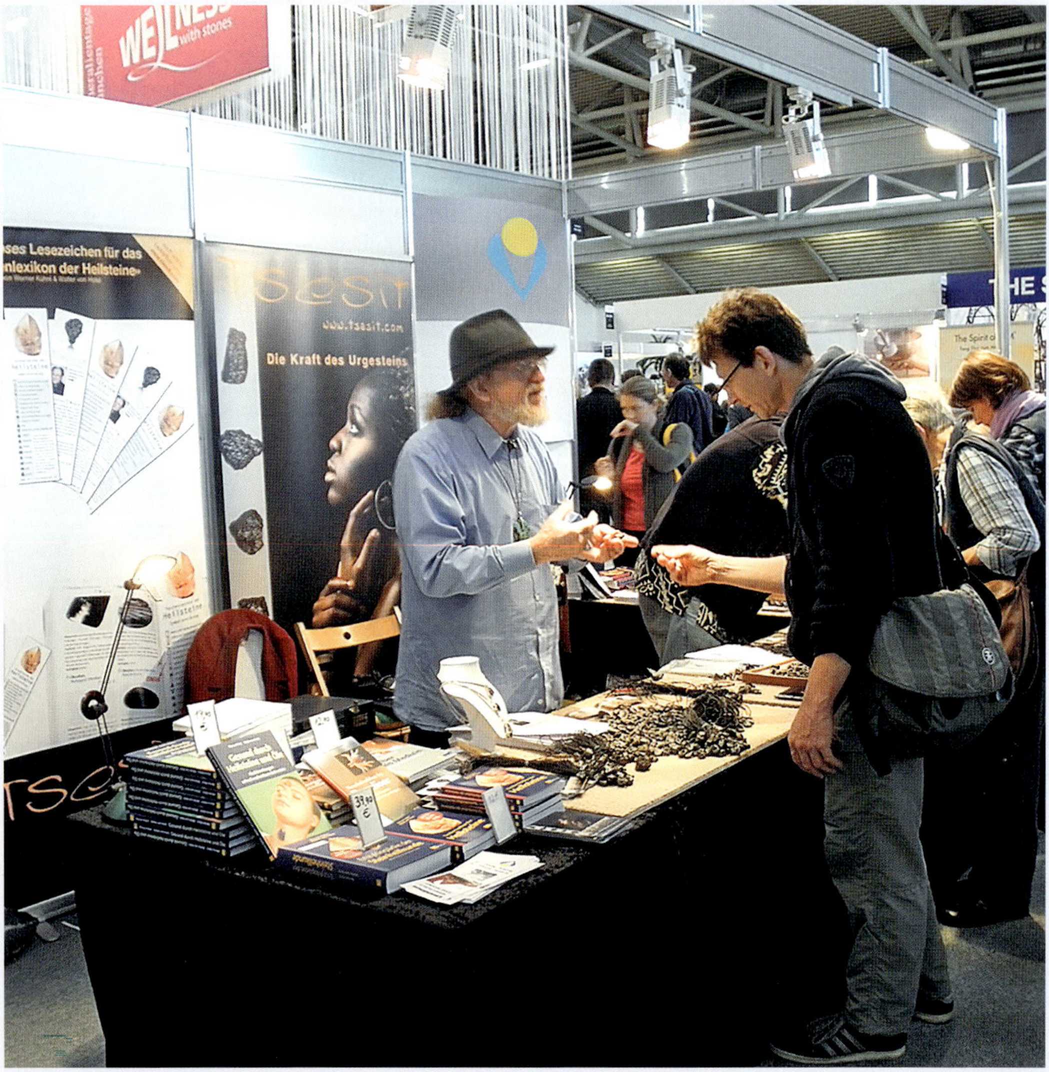

In den 1980er-Jahren habe ich die therapeutische Arbeit mit ätherischen Ölen begonnen. Dabei hat sich gezeigt, dass die Öle zwar sehr effektiv bei akuten Erkrankungen waren, die Wirkung aber schnell nachließ. Daher versuchte ich, einen Weg zu finden, wie die Nachhaltigkeit der ätherischen Öle gesteigert werden könnte. Erste Experimente in Kombination mit Heilsteinen, die in den 90er-Jahren nicht zuletzt durch das Engagement von Michael Gienger und seiner Schule gerade hoch im Kurs standen, brachten einen messbaren Unterschied: Die Wirkung der ätherischen Öle wurde durch den unterstützenden Einsatz bestimmter Steine verstärkt, aber auch verlängert. Das gab den Startschuss für meine weiteren Forschungen.

Ätherische Öle führen im akuten Krankheitsfall zu sicherer und rascher Besserung, Heilsteine unterstützen und erweitern den Erfolg und beeinflussen auf nachhaltige Weise direkt die Konstitutionsebene. Mit dem hier vorliegenden Buch wird dem vielfachen Wunsch nach einem Ratgeber für die klinische Praxis entsprochen. Alphabetisch sortiert, ermöglicht es allen Benutzern und Benutzerinnen, einen schnellen Überblick über den Einsatz von Aroma-Ölen und ergänzenden Mitteln der physiologischen Steinheilkunde (wie zum Beispiel Borax, kolloidales Silber, Klinoptilolith oder Natron) und Heilsteinen bei den häufigsten Beschwerden zu gewinnen.

## Die angewandte Methode

Ein paar Worte zur angewandten Methode, wie ich bei den jeweils vorgeschlagenen Kombinationen zu den verschiedenen Krankheitsbildern gekommen bin: Da es bis heute mangels Interesse seitens der Schulmedizin oder Pharmaindustrie keine klinischen Studien zum Einsatz von physiologischer Steinheilkunde gibt und solche Studien viel Geld und Personalressourcen kosten, musste ich auf andere Mittel bauen. So habe ich – neben eigenen Erfahrungen in meiner langjährigen therapeutischen Praxis – auf einschlägige Fachliteratur, vor allem aber auf zahlreiche Reaktionen und Erfahrungsberichte in verschiedenen Social-Media-Gruppen zurückgegriffen. Auf diese Art und Weise sind in einem Zeitraum von über zehn Jahren viele tausend Beschreibungen von Krankheitsbildern und Reaktionen auf den Einsatz von physiologischer Steinheilkunde in Kombination mit ätherischen Ölen zusammengekommen, die einen guten Überblick ermöglichen.

## Wirkmächtige soziale Medien

Geschlossene und gut administrierte Social-Media-Gruppen können ein mächtiges Werkzeug darstellen, um kostengünstig und einfach zu einem relativ umfassenden, breiten Meinungsbild über bestimmte Themen zu kommen. Natürlich sind die Aussagen dort immer subjektiv und damit auch von naturwissenschaftlicher Warte aus angreifbar. Aber verkennt die Schulmedizin nicht einen wesentlichen Aspekt, wenn sie das persönliche, subjektive Befinden des Patienten zugunsten von standardisierten, objektiven Befunden beharrlich ignoriert?

Die Zahlen der Teilnehmer und Teilnehmerinnen in meinen Gruppen sprechen eine deutliche Sprache: Die größte Gruppe »Kolloidales Silber als Medizin« umfasst rund 38 900 Mitglieder, »Klino« und die anderen Facebook-Gruppen, in denen ich täglich regelmäßig präsent und aktiv bin, haben zusammen weitere Tausende Mitglieder. Welche umfassenden Ergebnisse diese Methode liefern kann, möchte ich am Beispiel eines vielfach getesteten Heilsteins, dem Tsesit, aufzeigen.

## Beispiel Tsesit

Tsesit ist eine Goethit-Varietät, ein fast reines Eisen-Oxid-Hydroxid, welches sekundär-diagenetisch aus Markasit entsteht. Dieses wurde als Würfling nach einem Meteoriteneinschlag weggeschleudert und mit einem feinen, glänzenden, dünnen Überzug aus Manganit (Wüstenlack) versehen. Tsesit hat eine Dichte von 4,8, eine innere Härte von 5–5,5 und eine äußere Härte von 7,5. Das Mineral ist undurchsichtig und von dunkelbraun-schwarzer Farbe. Die Oberfläche ist gewellt, besteht aus kleinen, rundlichen Einzelstücken und ist antiferromagnetisch.

## Ableitungen zum Krankheitsbild

Der erste Eindruck des neuen Steins (er kam 2010 erstmals in kleiner Menge und ohne Tradition nach Europa, wurde aber schnell geprüft) ließ große Erwartungen aufkommen, die sich im Laufe der Jahre durch verschiedene Testphasen und Hunderte von erfassten Anwendungen immer mehr bestätigten.

Die Ableitungen aus der Mineralogie, vor allem der physiologischen Steinheilkunde, ließen ein gutes steinheilkundliches Arzneimittelbild entstehen. Die theoretische Wirkung des Tsesit wurde durch praktische Testungen und Anwendungen an Patienten geprüft. Demnach wirkt Tsesit hauptsächlich auf das Blut, die Blutbildung und die arterielle Durchblutung, die Muskulatur, die Gelenke sowie auf die Psyche.

Erfahrungen mit Goethit-Kristallen lagen aus vielen früheren Testungen und Anwendungen bereits vor. Den Tsesit testeten verschiedene Gruppen unterschiedlichen Alters und Geschlechts jeweils für einen Zeitraum von drei bis sechs Wochen. Ihre Erfahrungen dokumentierten sie schriftlich. Eine Gruppe legte beispielsweise den Tsesit in Wasser ein, welches sie dann trank. Andere trugen ihn am Körper oder klebten ihn an bestimmten Körperstellen auf. Mit weit über 6000 schriftlich dokumentierten Erfahrungsberichten ist der Tsesit damit der mit Abstand am besten getestete Heilstein!

### Erfahrungsberichte mit Tsesit ergaben:

» Tsesit lindert Kopf-, Rücken-, Gelenk- und Phantomschmerzen

» Tsesit lindert zentrale und periphere Nervenschmerzen

» Tsesit wirkt entzündungshemmend

» Tsesit wirkt juckreizmildernd und hauterneuernd

» Tsesit verbessert die Wundheilung

» Tsesit verbessert die Blutqualität und die Durchblutung, auch der inneren Organe

» Tsesit hilft, Eisen in Blutkörperchen einzubauen

» Tsesit hat einen positiven Einfluss auf Schlaftiefe, Ein- und Durchschlafverhalten

» Tsesit bessert die Konzentration und mindert Vergesslichkeit

» Tsesit bessert den Gemütszustand, hebt die Stimmung und löst Stress

» Tsesit mindert Ängste und löst Panikattacken

» Tsesit vertieft den Zustand in der Meditation

» Tsesit verbessert die Leistungsfähigkeit und das Durchhaltevermögen

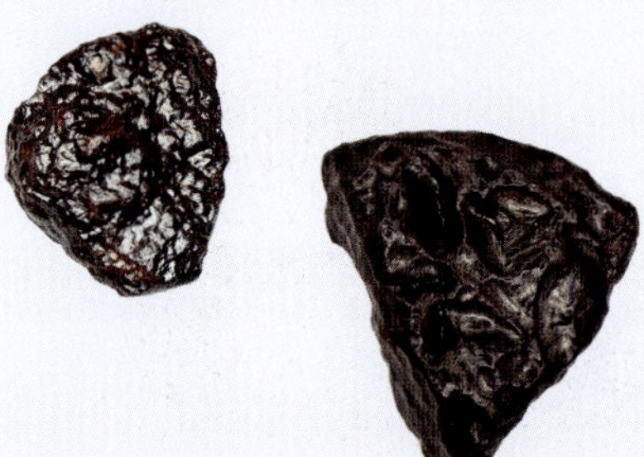

## Für wen ist das Buch geschrieben?

Dieser Ratgeber richtet sich in erster Linie an mündige Patientinnen und Patienten (Selbstanwendung) sowie an alle, die an Gesundheitsthemen interessiert sind. Aber auch Ärztinnen und Ärzte sowie Therapeutinnen und Therapeuten in Heilberufen sind angesprochen.

Gerne unterstütze ich übrigens medizinische Fachleute, die ätherische Öle und Mineralien aus der physiologischen Steinheilkunde bei ihren Patienten einsetzen möchten. Wird doch durch eine neue Art der Darstellung in diesem Buch erstmalig die Möglichkeit für ein strategisches therapeutisches Vorgehen eröffnet. Dabei können sowohl der subjektive Leidensdruck wie auch die dem Betroffenen meist unzugänglichen Hintergründe der Erkrankung und der Therapie Berücksichtigung finden.

*Wichtiger Hinweis:* Es gibt eine Reihe von Erkrankungen, die nur von ausgebildeten Medizinern behandelt werden dürfen, wie zum Beispiel meldepflichtige Infektionskrankheiten oder Zahnerkrankungen.

## Therapeutische Begleitung erforderlich

Generell gilt: Vor jeder Behandlung muss eine sichere und verlässliche Diagnose stehen. Bei meinen Patienten nehme ich diese in der Regel in einem umfassenden persönlichen Gespräch vor.

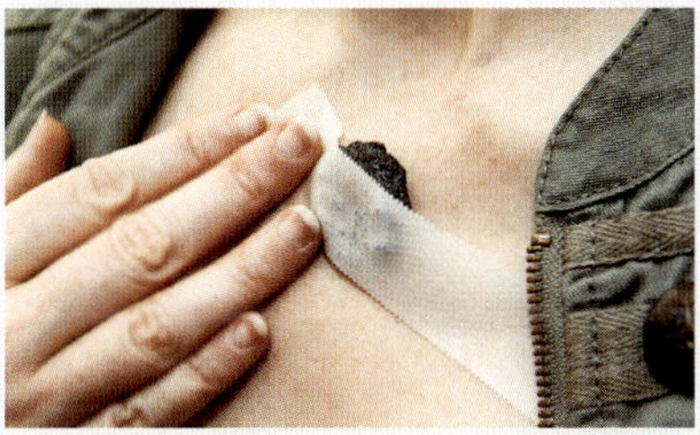

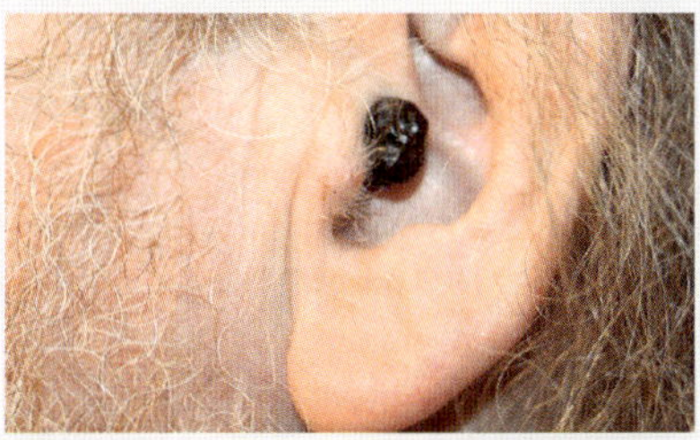

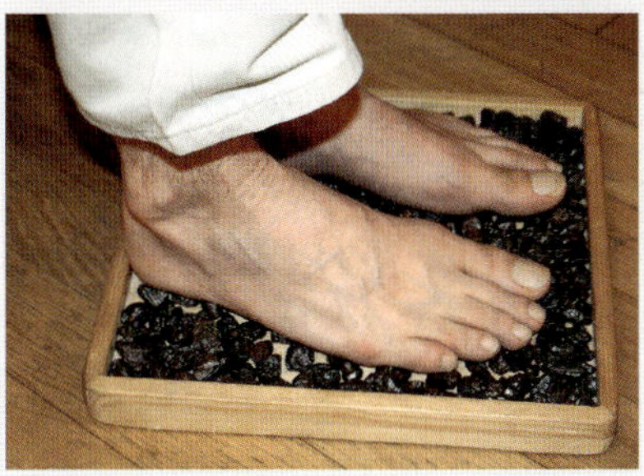

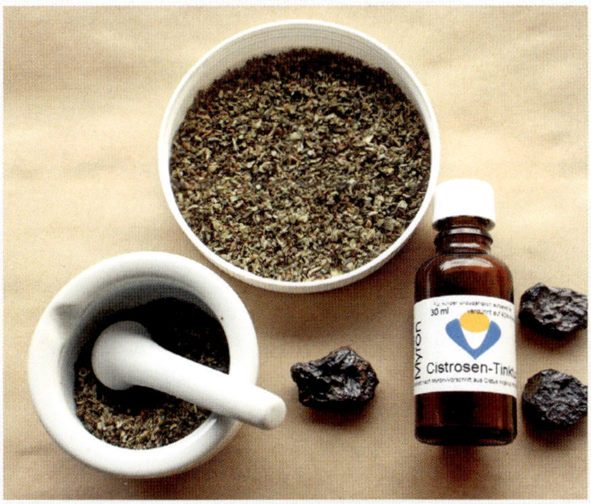

Anwendungsbeispiele für den Tsesit (von links oben nach unten): Als Heilstein mit Pflaster auf dem Gewebe über dem betroffenen Organ aufgeklebt; in die Ohrmuschel geklemmt bei Ohrenschmerzen; das Tsesit-Brett ist zur allgemeinen Anregung des arteriellen oder venösen Systems, des Nervensystems, des Hormonsystems und wirkt gerade deswegen auf systemische Erkrankungen. Rechts oben: In Kombination mit der Cistrosen-Tinktur gegen Borrelien.

Und: Alle Arten von Behandlungen (auch Selbstmedikationen) sollten in der Regel therapeutisch begleitet werden. Für mich ganz wichtig: Meine Patienten müssen mitarbeiten; will sagen: Sie müssen wirklich begreifen, was mit ihnen los ist, was die Krankheit in ihrem Körper macht. Ich erläutere ihnen die physiologischen Zusammenhänge. Wer mit meinen alternativen Heilmethoden arbeiten möchte, muss aber auch um die Wirkung der Heilmittel Bescheid wissen.

So gehört eine regelmäßige Kontrolle der Therapie – anfangs öfters, später dann in immer größeren Abständen – zu einem absoluten Muss für einen guten und komplikationslosen Heilungsverlauf. Es ist wichtig, auf die Veränderungen zu achten, die sich durch das therapeutische Eingreifen in den Körper ergeben können. Treten zum Beispiel neue Symptome auf, gilt es, diese richtig einzuordnen und gegebenenfalls den Therapieplan zu ändern.

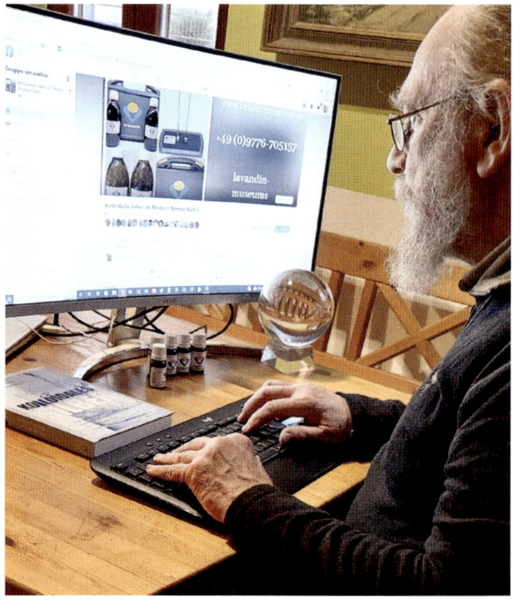

Werner Kühni bei der täglichen Arbeit in den therapeutischen Social-Media-Gruppen.

## Ziel: Der mündige Patient

Meine Wunschvorstellung ist, dass die Menschen sich wieder mehr für ihren Körper und die Vorgänge, die sich im Falle von Krankheiten in ihnen abspielen, interessieren und auskennen würden. Dies ist aus zweierlei Gründen wichtig: Zum einen ist dies meiner Meinung nach eine unabdingbare Voraussetzung dafür, seine Selbstheilungskräfte im Körper zu aktivieren. Denn das Wissen um die Wirkweise und mögliche Reaktionen steigert den Erfolgsgrad der Heilmittel für die Patienten und ist auch unabdingbar, um den Heilungsprozess richtig begleiten zu können.

Zum anderen helfen diese sanften, natürlichen Heilmittel vor allem dann ausgezeichnet, wenn man sie zeitnah – am besten noch im Anfangsstadium einer Erkrankung – einsetzt.

## Aufbau des Buches

Vor dem umfangreichen Kapitel mit den häufigsten Krankheitsbildern, die sich wirkungsvoll und sicher mit Ölen und Steinen behandeln lassen, finden Sie einen kurzen theoretischen Teil, in dem alles Wissenswerte zum Gebrauch von ätherischen Ölen, Heilsteinen, dem kolloidalen Silber, dem Klinoptilolith und anderen Mitteln der physiologischen Steinheilkunde zusammengefasst ist. Dazu gehören neben einer allgemeinen Kurzcharakteristik des jeweiligen Heilmittels auch eine Information über die richtige Lagerung, allgemeine Anwendungshinweise sowie Gefahrenhinweise und Grenzen der Behandlung.

## Krankheitsbilder von A-Z

Typische Erkrankungen zusammen mit Therapievorschlägen bilden den Hauptteil des Buches. Sie werden alphabetisch besprochen. Dabei wird folgendes Schema verwendet:

- Name der Erkrankung
- kurze Beschreibung des Krankheitsbildes

- Symptome
- Ursachen und Risikofaktoren
- Therapievorschläge

## Therapievorschlag Ätherische Öle

Das jeweils erstgenannte ätherische Öl ist das optimal wirksame, die Art der Anwendung und Dosierung ist angegeben. Weiter folgen alternativ anwendbare Öle, falls das erste nicht zur Verfügung steht, nicht vertragen wird oder der Geruch dem Anwender unangenehm ist. Die alternativen ätherischen Öle haben zumindest eine sehr ähnliche Wirkung.

## Therapievorschlag Öl-Stein-Einreibungen

Es folgt die ideale Ergänzung der Anwendung von ätherischen Ölen durch Heilsteine, wie sie sich in den letzten Jahren aus meiner Erfahrung jeweils ergab. Zuerst wird auf die akuten Symptome, wie zum Beispiel Schmerzen, eingegangen. Dann folgen das eigentliche Krankheitsbild und deren Ursache sowie Nebenerscheinungen wie zum Beispiel Abgeschlagenheit oder seelische Komponenten. Schließlich wird auf stabilisierende und vorbeugende Steine eingegangen.

## Therapievorschlag physiologische Anwendungen

Es werden in der Regel für jedes Stichwort mehrere Steine genannt. Hierbei entspricht nach Möglichkeit die Abfolge der Heilsteine ihrer Relevanz, sodass der erstgenannte Stein als erster in Betracht gezogen werden sollte. Dennoch können die anderen Steine zumeist die erstgenannten Steine ersetzen, falls diese nicht zur Hand sein sollten.

Durch Schnittmengen mehrfach genannter Steine kann der Leser eine persönliche Rangordnung bilden. So können kostspielige Fehlinvestitionen verhindert werden. Die weiteren physiologisch wirksamen Anwendungen von Salz-Sole, Borax, kolloidalem Silber oder Klinoptilolith können den Organismus erheblich entlasten. Sie haben sich als wirksame Ergänzung zu den oben genannten Maßnahmen bewährt. Bei Anwendung mit kolloidalem Silber werden die erforderlichen Konzentrationen angegeben, bei Klinoptilolith die empfohlene Anwendungsart und Dosis.

## Zusätzliche Maßnahmen

Auch wenn die akuten Krankheitserscheinungen abgeklungen sind, können schädigende Bedingungen weiter bestehen. Diese auszuräumen, sichert den langfristigen Erfolg der Anwendungen.

## Index im Anhang

Im Anhang befinden sich eine alphabetisch aufgebaute Liste der Krankheitsbilder sowie ein kurzer Überblick über die im Buch verwendeten Heilsteine.

## Literaturhinweise

Hinweise auf weiterführende Literatur, nützliche Adressen sowie eine kurze Information zu den Autoren runden den Anhang ab.

# Aromatherapie – Heilen mit ätherischen Ölen

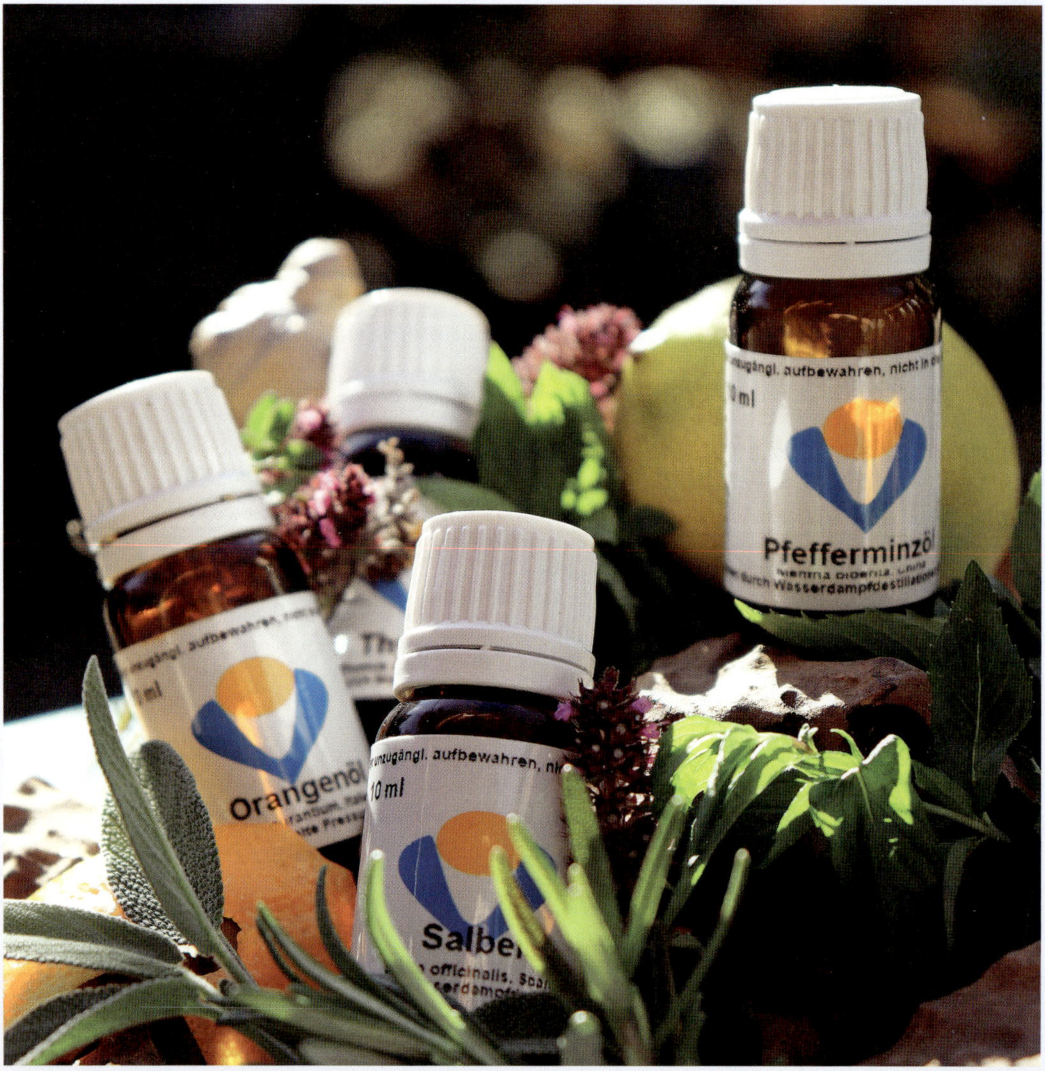

**Ätherische Öle sind – richtig eingesetzt – ein starkes und schnell wirksames Heilmittel. Die ätherischen Öle konzentrieren die Heilkräfte der Pflanzen in sich. Es ist wichtig, auf eine gute Qualität der Öle zu achten. Auch die Lagerung und die richtige und sorgsame Anwendung sind hierbei entscheidend. Aromatherapie verträgt sich sehr gut mit allen anderen Therapieformen – einschließlich der Schulmedizin – außer der Homöopathie ab den Potenzen D6, da sie deren Wirkung oftmals aufheben (antidotieren).**

Alle Pflanzen enthalten als Stoffwechselprodukte ätherische Öle. Doch liegen deren Konzentrationen oft in einem chemisch nicht nachweisbaren Bereich und scheiden damit zur Produktion aus. Von weltweit rund 26 000 ätherisch ölhaltigen gut untersuchten Pflanzen eignen sich ungefähr 350 für eine medizinische, kosmetische und ernährungstechnische Nutzung. Obwohl es neben den ätherischen Ölen noch andere Inhaltsstoffe gibt, die die Wirkung einer Pflanze ausmachen, sind ätherische Öle bestimmend für einige Pflanzen (ätherisch-ölhaltige Drogen). In der modernen medizinischen Praxis kommt man jedoch mit etwa 40 ätherischen Ölen aus.

## Aromatherapie und ätherische Öle

Die Aromatherapie wird heute gerne abwertend als esoterisches Wellness-Produkt bezeichnet. Aber: Ätherische Öle im medizinischen Sinn sollten nicht mit aromatischen Duftstoffen verwechselt werden, wie sie beispielsweise in Duftlampen eingesetzt werden, um das Raumklima zu verbessern bzw. eine gemütliche Atmosphäre der Entspannung zu erzeugen. Wobei nicht gesagt sein soll, dass das nicht auch einen positiven Einfluss auf die Gesundheit des Menschen haben kann. Bis in die 50er-Jahre des letzten Jahrhunderts hatte die Aromatherapie als rationale Therapie im naturwissenschaftlich basierten Medizinsektor noch ihren angestammten Platz. Die Tradition der Aromatherapie reicht weit zurück – bis zum Beginn des 16. Jahrhunderts. Die antiviralen, antiseptischen, entzündungshemmenden, desinfizierenden, den Blutdruck steigernden oder senkenden, schmerzstillenden Wirkungen waren schon frühzeitig wohlbekannt und geschätzt; vor allem auch die schnelle Reaktion, die der Einsatz des jeweiligen Öls hervorrief. Zum Beispiel wirkt Nelkenöl bei Zahnschmerzen – beispielsweise beim Ziehen von Zähnen – innerhalb weniger Sekunden.

Aufgrund des regulären medizinischen Einsatzes von ätherischen Ölen in der Vergangenheit gibt es viele gut dokumentierte Studien. Doch verdrängten in der Nachkriegszeit die biochemischen Stoffe die natürlichen Pflanzenstoffe. Die pharmazeutische Industrie begann ihren Siegeszug mit den Antibiotika, gefolgt von Schmerzmitteln, den Kortikoiden etc. Bemerkenswerten Erfolgen standen und stehen zahlreiche langfristige Nebenwirkungen gegenüber. So führte beispielsweise die Freigabe von Opioiden in den USA im Jahr 2000 zu einer doch bedenklich hohen Zahl an Abhängigen. Und auch der schier aussichtslose Kampf gegen die multiresistenten Keime sorgt immer wieder für Schlagzeilen.

## Wie wirken ätherische Öle?

In den meisten Büchern über Aromatherapie und ätherische Öle wird davon ausgegangen, dass die Öle vor allem über den Geruchssinn aufgenommen werden und direkt ins limbische System eintreten. Es ist aber ebenso gut möglich, die Öle innerlich einzunehmen, mit ihnen zu inhalieren oder sie äußerlich anzuwenden, um bestimmte Wirkungen im physiologischen Ablauf hervorzurufen. Dabei ist es selbstverständlich wichtig, sich genau an die empfohlenen Dosierungsvorschriften zu halten. Der Eingriff in das Herz-Kreislauf-System, in organische Vorgänge oder in ein Infektionsgeschehen mittels ätherischer Öle ermöglicht dem Therapeuten, definierte physiologische Reaktionen hervorzurufen. Das können zum Beispiel Blutdruckerhöhung oder -senkung, Schmerzausschaltung oder Atemvertiefung sein. Sind für einzelne Patienten die ätherischen Öle zu stark in ihrer Wirkung, kann anstelle der Öle auch das entsprechende Pflanzenwasser (bei der Herstellung in Wasser gelöste Öle, auch Hydrolate genannt) verwendet werden.

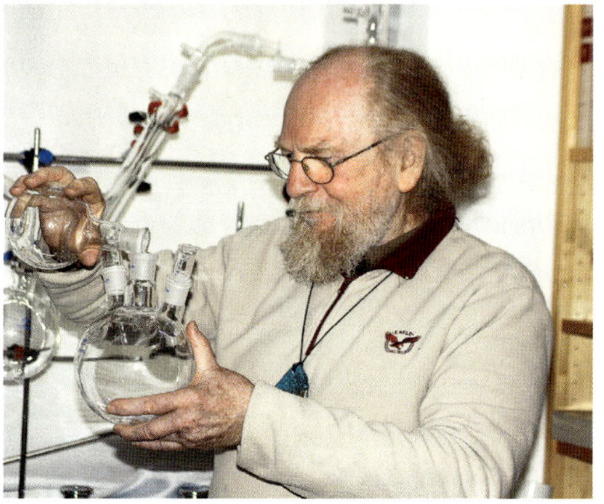

Werner Kühni am Destillierkolben.

### Einteilung der ätherischen Öle n ach Wirkungsgrad

Ätherische Öle können unterschiedlich stark und schnell wirken. Nehmen wir zum Beispiel Atemnot. Bei allen Atemwegserkrankungen (ausgenommen Asthma) ist eine schnelle und starke Atemvertiefung erwünscht. Hier helfen in der Reihenfolge von schwach zu stark: Zitronenöl, Pfefferminzöl und Kampferöl.

Bei Asthma, einer Ausatmungsstörung durch Verkrampfung der Bronchien, würde die Verwendung der oben genannten Öle genau das Gegenteil bewirken. Hier hilft Fenchelöl zur Entkrampfung der Bronchialäste.

Ein anderes Beispiel: Soll der Blutdruck sanft gesenkt werden, ist Indisches Melissenöl das Mittel der Wahl. Geht es aber darum, den Blutdruck schnell und stark zu senken, muss Weihrauchöl verwendet werden. Im Abschnitt zu den ätherischen Ölen werden deshalb die jeweiligen Stärken angegeben (stark – mittel – leicht).

## Qualitätsunterschiede bei den Ölen

Auf dem europäischen Markt werden derzeit etwa 250 ätherische Öle vertrieben, die jedoch keinesfalls einheitlich sind. Viele Öle, die unter gleichem Namen erhältlich sind, stammen dennoch von unterschiedlichen Pflanzen! Das geht deshalb, weil die ätherischen Öle verschiedener Pflanzen eine ähnliche chemische Zusammensetzung haben. So ist zum Beispiel das Terpen »Geraniol« ein Hauptbestandteil der Rose und für Rosenöl wichtig. Dieses Geraniol kann aber auch durch fraktionierte Destillation aus dem viel günstigeren Palmarosa (ein Gras) gewonnen werden.

Werden dann noch ein paar weitere Terpene hinzugefügt, hat man künstliches Rosenöl hergestellt. Dieses ist qualitativ mit echtem Rosenöl nicht vergleichbar. Es hat vollkommen andere physiologische und psychologische Wirkungen. Leider hilft hier auch eine Aussage wie »100 Prozent natürliches ätherisches Öl« auf dem Etikett nicht weiter, weil nur eine Herkunftsangabe der einzelnen Terpene Aufschluss über die Qualität geben würde. Dazu kommt, dass schon rein theoretisch die Natur die Menge an Ölen gar nicht liefern kann, die auf dem Markt erhältlich sind. Es ist also wirklich wichtig, auf die Qualität und Herkunft der ätherischen Öle, die zu Heilzwecken eingesetzt werden, zu achten.

Viele der angebotenen Öle sind synthetisch gestreckt oder verändert und weisen dadurch unter Umständen auch eine veränderte Wirkung auf. Auch die Dauer der Destillation ist mitbestimmend für die Wirkung. Wird beispielsweise Sandelholz destilliert, so müsste die Destillationszeit für hochqualitatives Öl bei 100 Stunden liegen. Wird die Zeit zum Beispiel aus Brennholzmangel verkürzt, macht sich das nachteilig auf die Wirkung bemerkbar. Manche Stoffe entfalten erst nach einer bestimmten Destillationszeit ihre volle Wirkung. Sandelholzöl ist also nicht immer gleich Sandelholzöl!

## Richtige Lagerung der Öle

Im Idealfall werden die Öle kühl (nicht kalt!) gelagert. Fenchelöl gefriert schon bei 7 Grad. Das heißt also, die richtige Lagerung ist nicht im Kühlschrank, sondern an einem dunklen, sonnengeschützten Ort, der auch im Sommer noch kühl ist. Je mehr bereits aus einem Fläschchen entnommen worden ist, je mehr Luft sich also darin befindet, umso schneller verderben die Öle. Wer möchte, kann den Hohlraum mit kleinen Glaskügelchen auffüllen.

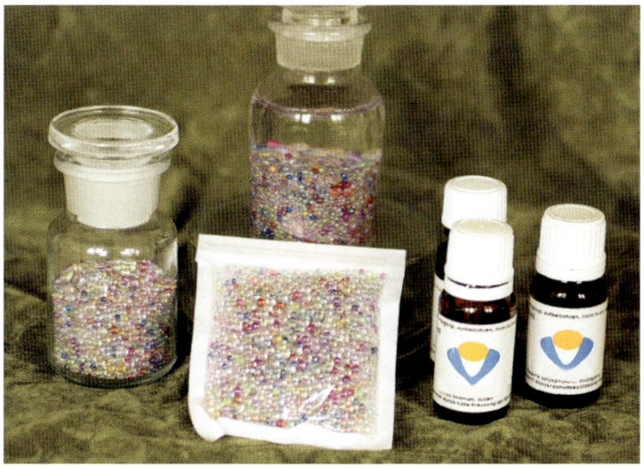

Glasperlen zum Füllen offener Ölfläschchen.

Ansonsten gilt, dass sich die Öle auch angebrochen schon längere Zeit lagern lassen. Voraussetzung ist allerdings, dass es sich dabei um eine reine Qualität handelt, denn Zusatzstoffe können den Verfall beschleunigen.

## Sorgfältige und exakte Dosierung wichtig

Ätherische Öle sind ein mächtiges Instrument im Heilungsprozess. Aber sie müssen mit großer Sorgfalt verwendet werden. Das heißt: Die Diagnose muss stimmen. Denn daraus ergibt sich die jeweilige Anwendungsempfehlung. Bitte halten Sie sich genau an die angegebene Dosierungsanweisung! Bei fast allen Ölen dürfen nicht mehr als ein oder zwei Tropfen verwendet werden, um Gesundheitsschäden zu vermeiden. Wenn man weiß, wie die Öle wirken und wie sie richtig eingesetzt werden, kann nichts passieren.

## Nebenwirkungen

Nebenwirkungen sind bei therapeutisch fundiertem Einsatz kaum zu erwarten, können aber auch bei sachgemäßem Gebrauch auftreten. So gibt es zum Beispiel Menschen, die auf einige Öle absolut empfindlich reagieren – bis hin zu schweren allergischen Schockreaktionen. In diesem Fall hilft eine ärztliche bzw. therapeutische Abklärung vor dem Gebrauch – vor allem bei komplexeren Erkrankungen.

Und: Bitte beachten Sie die Hinweise zu den Nebenwirkungen, die bei den einzelnen ätherischen Ölen im folgenden Kapitel aufgeführt sind.

### Achtung, unbedingt beachten!

**Keine ätherischen Öle bei Kindern unter 6 Jahren verwenden ohne Rücksprache mit einem Arzt oder Heilpraktiker. Außer Fenchelöl und Lavandinöl zur äußerlichen Anwendung, die schon ab dem ersten Tag nach der Geburt eingesetzt werden können. Kinder in diesem Alter verfügen noch nicht über die organischen Mechanismen, um diese Öle schnell genug wieder abzubauen.**

››

Vorsicht bei dem Einsatz von ätherischen Ölen in der Schwangerschaft. Am Anfang der Schwangerschaft (in den ersten zwei Monaten) sind Öle noch unproblematisch anwendbar, später aber können sie gesundheitsschädigende Wirkungen entfalten. Ab dem dritten Monat dürfen ätherische Öle nur noch mit therapeutischer Begleitung verwendet werden.

Blutungen können auftreten, Wehen oder Krämpfe ausgelöst werden, im schlimmsten Fall können sie sogar abortiv wirken. Vor allem starke Öle wie Nelkenöl, Rosmarinöl, Pfefferminzöl, Thymianöl, Wacholderöl oder Muskatellersalbeiöl können starke Nebenwirkungen entfalten, wie Erfahrungsberichte im Internet und den sozialen Medien belegen. Ätherische Öle in geringer Dosis, gelöst in fetten Ölen (zum Beispiel Mandel-, Oliven- oder Jojobaöl), werden dagegen als Massageöle gut vertragen, weil diese Öle die Wirkung abpuffern. Das Mischungsverhältnis ätherisches Öl – fettes Öl beträgt 1:100.

Ätherische Öle und Tiere: Katzen sind hochempfindlich; sie vertragen Öle sehr schlecht, diese können die Nieren angreifen. Pferden scheinen Inhalationen mit Ölen gut zu bekommen. Bei anderen Tieren wie Hunden, Rindern, Nagetieren, Reptilien oder Vögeln etc. ist der Einsatz, die positive Wirkung und vor allem die Verträglichkeit umstritten. Mit fetten Ölen verdünnt und hauptsächlich äußerlich angewendet, scheint eine Behandlung aber gut möglich zu sein. Es gibt wenig Literatur und Erfahrungen dazu – auch nicht in den Social-Media-Gruppen.

# Anwendungsformen in der Aroma-Therapie

Von etwa 15 verschiedenen klinischen Anwendungsmöglichkeiten der Aromatherapie haben sich sechs Anwendungen besonders im Alltagsgebrauch bewährt. Diese lassen sich auch vom Laien leicht verwenden.

Aromatherapie ist eine der sinnvollsten Therapien zur Selbstbehandlung. Damit können im Normalfall die meisten leichten Gesundheitsstörungen zu Hause behandelt werden. In vielen Fällen ist die Aromatherapie auch das erste Mittel der Wahl, zum Beispiel bei Zahnschmerzen, Erkältungen, Stimmungsschwankungen, Menstruationsbeschwerden usw. Hier ist die Aromatherapie allen anderen therapeutischen Maßnahmen haushoch überlegen und dabei auch noch preiswert.

## Einreibungen mit ätherischen Ölen

Einreibungen sind einfacher als Massagen auszuführen und vor allem bei Kindern sehr beliebt. **Technik:** Sie verteilen einige Tropfen eines ätherischen Öles oder einer Flüssigkeit, die ätherische Öle enthält, und reiben diese so lange mit flacher Hand oder oft besser nur mit den Spitzen von Zeige- und Mittelfinger unter mehr oder weniger starkem Druck ein, bis sie vollständig in die Haut eingezogen sind. Je nach Art der Beschwer-

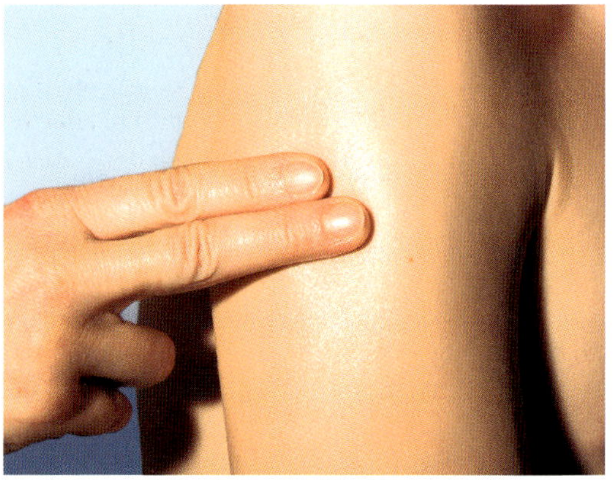

Einreibung mit den Fingerspitzen.

den werden die Öle in den betroffenen Bereich (Arme, Beine, Brust, Bauchraum, Unterleib) eingerieben. Mit sehr sanftem Einreiben kann dies auch auf verbrannter oder verletzter Haut sowie selbst auf nekrotischen Wunden geschehen.
**Anwendungsbereich:** Bei Erkrankungen der Haut und allergischen Hautreaktionen; bei geschwollenen Lymphdrüsen; bei Erkrankungen der Atemwege, der Bronchien und des Herzens; bei Störungen des Verdauungstraktes einschließlich Lebererkrankungen; bei Erkrankungen der weiblichen und männlichen Sexualorgane sowie Nieren-, Blasen- und Prostatabeschwerden; bei lokalen peripheren Schmerzzuständen oder Verbrennungen; bei Wunden und bei Fieber.

## Bauch- und Unterleibsmassage

Durch die Bauchmassage soll in erster Linie die Peristaltik des Dickdarms angeregt werden. Bei der Unterleibsmassage wird vor allem positiv Einfluss auf den Genitalbereich der Frau genommen.
**Technik:** Die Bauch- und Unterleibsmassage ist eine Anwendung im Bereich des Ober- und Unterbauchs auf der Körpervorderseite. Dabei werden Öle oder Flüssigkeiten, die ätherische Öle enthalten, mit streichenden und kreisenden Bewegungen der Handfläche einmassiert. Und zwar abwechselnd über der Bauchdecke im Uhrzeigersinn. Dabei darf durch den Massagedruck kein zusätzlicher Schmerz ausgelöst werden. Eine spezielle Massagetechnik ist nicht notwendig.
**Anwendungsbereich:** Beschwerden und Erkrankungen des Magens, des Dünn- und Dickdarms vor allem bei Verstopfung; Störungen der Gallenblase und bei Menstruationsbeschwerden.

## Slipeinlage und Tampon

Frauen und Mädchen können ätherische Öle auch in ihrer Slipeinlage und in Form von Tampons verwenden.
**Technik:** Die Slipeinlage oder der Tampon werden mit einigen Tropfen reinen ätherischen Öls betropft; die Slipeinlage wird in den Schlüpfer eingeklebt, der Tampon in die Scheide eingeführt.
**Anwendungsbereich:** Bei Beschwerden und Erkrankungen im Zusammenhang mit einem gestörten Hormonhaushalt und einer Menstruationsstörung einschließlich aller klimakterischen Beschwerden.

## Innerliche Anwendungen

Die Erfahrung der letzten 20 Jahre hat gezeigt, dass entgegen der Lehrmeinung fast alle ätherischen Öle auch innerlich eingenommen werden können. Dabei darf die Dosis allerdings in den meisten Fällen nicht über 2 Tropfen liegen – oft sogar auch erheblich weniger. Das ist deshalb der Fall, da die Öle ansonsten entweder zu starke physiologische Reaktionen hervorrufen würden oder aber im Geschmack unerträglich sind.
**Technik:** Am besten nimmt man ätherische Öle in einem zusammengekrümelten Stück Brot ein. Da das kleine Stück leicht herunterzuschlucken ist, kommt der Geschmack des Öles kaum mit der Zunge in Berührung.

Die Tagesdosis von 6 Tropfen ätherischem Öl, verteilt auf drei Einzelgaben, sollte dabei im Normalfall nicht überschritten werden. Ausnahme ist die kurzfristige Einnahme von Nelkenöl zur Wurmbehandlung, von Fenchelöl bei grippalen Infekten und Ingweröl zur Steigerung der Immunabwehr bzw. bei Verdauungsstörungen. Süßes Fenchelöl ist im Übrigen das einzige ätherische Öl, von dem eine Tagesdosis von mehr als 10 Tropfen bis zu 2 Wochen innerlich eingenommen werden kann.

Jeden 6. und 7. Tag sollte eine Behandlungspause eingelegt werden. Diese Pausen brauchen nicht eingehalten zu werden, wenn Hydrolate (bei der Herstellung in Wasser gelöste Öle) verwendet werden.
**Anwendungsbereich:** Beschwerden und Erkrankungen des Verdauungstraktes sowie allgemein systemische Erkrankungen des Kreislaufs; zur Beeinflussung des Immunsystems, des Nervensystems, des Hormonsystems und der Psyche.

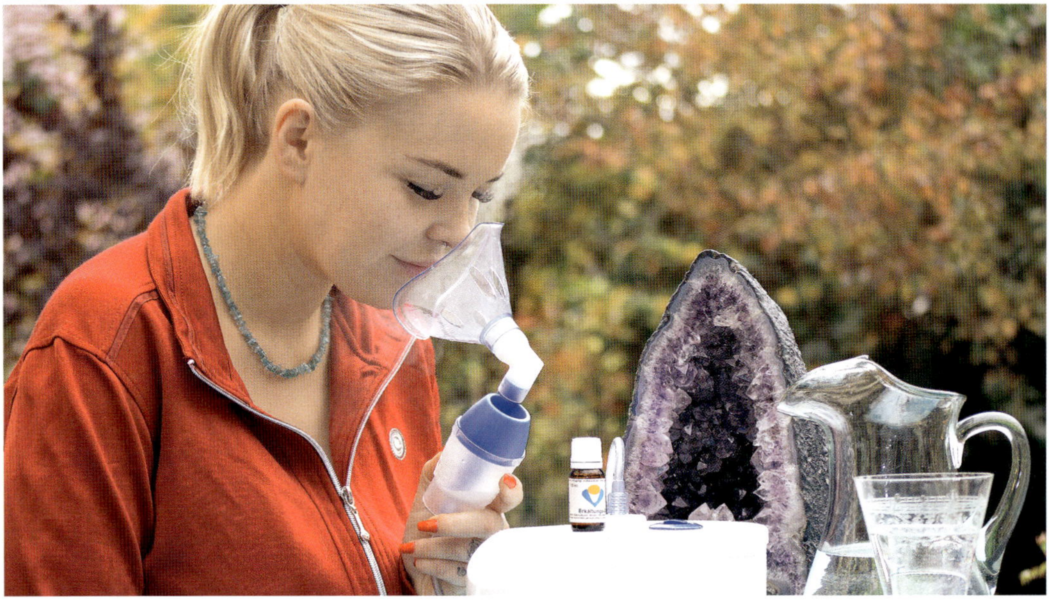

Kalt-feuchte Inhalation mit dem Vernebler ist die wirksamste Inhalationsmethode.

# Techniken der Inhalation

Die Inhalation ist eine schonende Möglichkeit, ätherische Öle anzuwenden. Sie ist auch für Kinder geeignet. Beim Inhalieren muss besonderer Wert auf die ungehinderte Ausatmung gelegt werden (Maske kurz entfernen).

Eine oberflächliche Atmung beeinträchtigt die Wirkung, eine tiefe Atmung verstärkt sie. Es gibt verschiedene Möglichkeiten des Inhalierens: die trockene, die heiß-feuchte und die kalt-feuchte Inhalation.

## Trockene Inhalation

Einige Tropfen des entsprechenden ätherischen Öles werden auf ein Papier- oder Stofftaschentuch aufgetropft. Das betropfte Taschentuch wird anschließend vor die Nase gehalten, um wiederholt tief einzuatmen. Ebenso können einige Tropfen auf oder neben das Kopfkissen oder auf die Brustseite der Kleidung getropft werden.

## Techniken der heiß-feuchten Inhalation

Bekannter, aber weniger effektiv. Sie wird mithilfe von warmem oder heißem Wasserdampf durchgeführt. Es reicht aber schon, wenn 3–5 Tropfen ätherisches Öl in eine Tasse mit heißem Tee gegeben werden und man versucht, den Tee zu trinken. Der hochsteigende aromatisierte Dampf lässt das Trinken kaum zu. So wird so lange inhaliert, bis es möglich wird, den abgekühlten Tee zu trinken. Nach den ersten kleinen Schlucken kann der restliche Tee dann ausgeschüttet werden, Ausnahme bei Fenchelöl: Hier kann der gesamte restliche Tee getrunken werden.

Bei Kindern kann dies auch in einem »Zelt« geschehen, das einfach durch eine große, über den Tisch gelegte Decke entsteht. Das Kind und ein Erwachsener sitzen dann unter dem Tisch und atmen dort den Dampf tief ein, der durch Auftropfen von 1–2 Tropfen des ätherischen Öles (meist Fenchelöl) auf vorgewärmte Steine erzeugt wird. Hier kann auch ausnahmsweise die Aromalampe eingesetzt werden.

**Anwendungsbereiche:** Beschwerden und Erkrankungen der Atemwege, der Bronchien und der Lunge; bei Kopfschmerzen und bei psychischen Beschwerden.

### Kalt-feuchte Inhalation mit Vernebler

Das Zusetzen von 2–3 Tropfen eines ätherischen Öles in einem Kalt-Inhalator (oder Vernebler) bringt die ätherischen Öle tief in die Bronchien, zumindest viel tiefer als bei der heiß-feuchten Inhalation. Damit löst sich der Schleim besser, der damit abhustbar wird. Füllt man einen Vernebler dazu noch mit kolloidalem Silber von 25 ppm, erreicht man damit eine Zusatzwirkung und verhindert bei einer Lungenentzündung eine zusätzliche Ausschüttung von Cytokininen, was besonders bei viralen Lungenentzündungen zu einer viel schnelleren Genesung führt.
**Anwendungsbereich:** Beschwerden und Erkrankungen der Atemwege, der Bronchien und der Lunge, egal ob bakteriell oder viral verursacht und bei psychischen Verstimmungen.

## Essenzen (Tinkturen)

Reagiert eine Person sehr stark auf die innerliche Einnahme eines Tropfens ätherischen Öls, kann durch Verdünnung in Form einer Essenz (Tinktur) eine niedrigere Dosierung erzielt werden. Essenzen werden meist im Verhältnis 1:10 mit einem höherprozentigen alkoholischen Getränk (zum Beispiel Weingeist) gemischt. Gegebenenfalls kann der Alkohol durch Saft ersetzt werden.
**Technik:** Im Normalfall gibt man auf 100 ml Weingeist 10 ml eines ätherischen Öls. Die Reifungszeit (Zeit, bis sich Öl und Flüssigkeit nicht mehr trennen) beträgt etwa 2 Tage. Die Essenzen sind sehr lange haltbar, mindestens jedoch 5 Jahre. Im Allgemeinen werden pro therapeutischer Anwendung je nach Verträglichkeit 10–20 Tropfen der Essenz zur innerlichen oder äußerlichen Anwendung verwendet. Das entspricht etwa der Menge von 1–2 Tropfen des ätherischen Öls.
**Anwendungsbereich:** Beschwerden und Erkrankungen des Verdauungstraktes sowie allgemein systemische Erkrankungen des Kreislaufs; zur Beeinflussung des Immunsystems, des Nervensystems, des Hormonsystems und der Psyche.

# Die wichtigsten ätherischen Öle

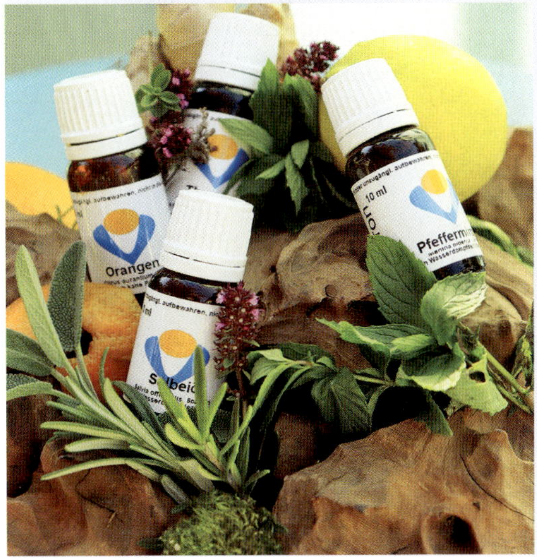

**Mit den nachfolgend beschriebenen ätherischen Ölen habe ich in meiner 35-jährigen Berufspraxis die besten Erfolge erzielt. Sie eignen sich hervorragend, um in Selbstbehandlung die meisten alltäglich auftretenden körperlichen und psychischen Beschwerden zu lindern bzw. zu bessern.**

Im medizinisch-therapeutischen Bereich sind sie auch bei schweren viralen und bakteriellen Infektionserkrankungen und selbst bei schweren Depressionserkrankungen erfolgreich einsetzbar. Ich persönlich bevorzuge den Einsatz der puren Öle, die tropfenweise eingesetzt werden. Die meisten Aromatherapeuten setzen Öle dagegen äußerst selten innerlich ein.

*Als Faustregel gilt:* 2 bis 3-mal täglich anwenden, im Akutfall öfters, wenn es vertragen wird, aber kein Öl in einer höheren Dosis, außer Fenchelöl in Einzelällen.

Die Anwendungsbeispiele sind nach dem Kopf-Fuß-Schema ausgerichtet, das heißt, erst werden die Verwendungen am Kopf bis hinunter zu den Füßen genannt.

## Anisöl

Wichtiges Öl zur Milchbildung

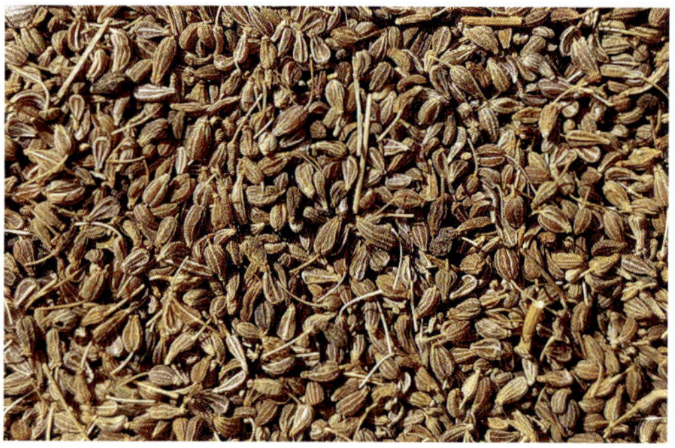

**Gewinnung:** Wird durch Wasserdampfdestillation der reifen, getrockneten Früchte von *Pimpinella anisum* gewonnen.

**Wirkung:** Löst Angst, ist schwach auswurffördernd, mindert Blähungen, fördert die Durchblutung, regt den Gallenfluss an, ist schwach krampflösend, milchbildend und schleimlösend, fördert die Verdauung.

**Nebenwirkungen:** Das Öl sollte wegen dessen lokaler hautreizender Wirkung nicht unverdünnt eingenommen werden. Es kann allergische Hautreaktionen hervorrufen und in hoher Dosis zu Benommenheit und Magenreizung führen.

**Verwendung:**

- 1–2 Tropfen zum Gurgeln bei Zahnfleischentzündung.
- 1–2 Tropfen zum Einreiben in die Brust bei Milchmangel der Wöchnerinnen eine Stunde vor dem Stillen.
- 1–2 Tropfen zum Einreiben bei Asthma, Atemnot, chronischen Bronchialkrämpfen, Husten.
- 1–2 Tropfen zum Einreiben bei Herzkrämpfen und Herzsensationen.
- 1–2 Tropfen zum Einreiben in den Bauch bei Blähungen und Darmkoliken bei Kleinkindern.
- 2–3 Tropfen zum Auftropfen auf die Slipeinlagen bei Menstruationsbeschwerden.
- 3–8 Tropfen als Badezusatz zu Sitz- oder Teilbädern bei rheumatischen Schmerzen.
- 3–4 Tropfen zum Einreiben lokal bei Hautparasiten, besonders bei Flöhen, Läusen und Krätzmilben.
- 1–2 Tropfen innerlich auf etwas Brot oder in Honig gegen Angstzustände.

## Bergamotte-Öl

Wichtiges Öl bei Mandelentzündung

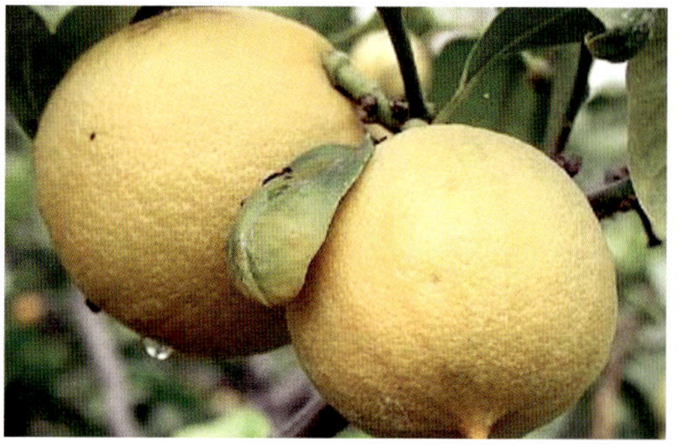

**Gewinnung:** Wird durch das Auspressen der äußeren Schale der grünen Früchte von *Citrus aurantium var. bergami* gewonnen.

**Wirkung:** Fördert den Auswurf, ist antiviral, tötet Bakterien ab, senkt Fieber, löst Krämpfe, regt den Magensaft an, löst Schleim, ist leicht stimmungsaufhellend, fördert die Verdauung.

**Nebenwirkungen:** Es kann in alkoholischer Lösung die Lichtempfindlichkeit der Haut steigern und eine dunkle Pigmentierung hinterlassen sowie in höheren Dosen Krämpfe auslösen.

**Verwendung:**

- 1–3 Tropfen zum Gurgeln bei Mandelentzündung, Mundgeruch, Hals-, Mund- und Zungenentzündung (vor allem bei Kindern).

- 2–3 Tropfen zur Inhalation durch Kalt-Verneblung bei grippalen Infekten und viralen Erkrankungen mit Beteiligung der Lunge
- 2–3 Tropfen zum Einreiben in die Brust bei Bronchitis.
- 2–3 Tropfen lokal auftragen zum sanften Einreiben gegen Abszesse, bei Akne, Ekzemen, Geschwüren, Herpesbläschen sowie über Krampfadern und bei Schuppenflechte.
- 1–3 Tropfen zum Aromatisieren eines Zimmers mittels eines Diffusers bei Angst oder depressiven Zuständen und bei nervösen Spannungen.
- 1–3 Tropfen zur Einnahme in etwas Alkohol bei starken Viruserkrankungen (alle 2 Stunden).

## Eukalyptusöl

Wichtiges Öl bei Bronchialerkrankungen

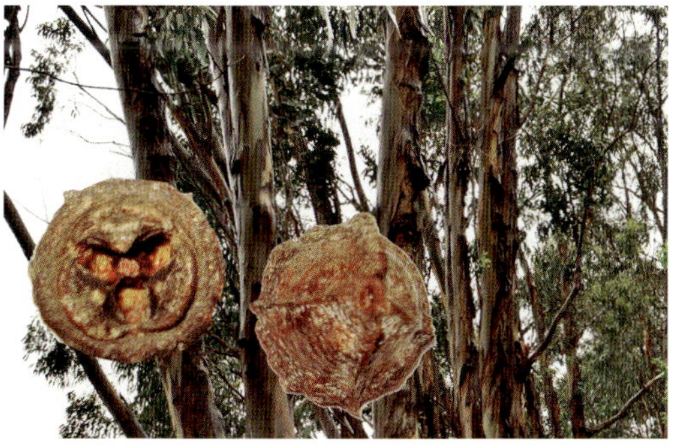

**Gewinnung:** Wird durch Wasserdampfdestillation aus Blättern und jungen Zweigen verschiedener Eukalyptus-Arten, meist *Eucalyptus globulus,* gewonnen.

**Wirkung:** Steigert den Antrieb, ist stark auswurffördernd, vertieft den Atem, tötet Bakterien und Viren ab, stillt Blutungen, senkt den Blutzucker leicht, senkt Fieber, ist harntreibend, reizt die Haut, stillt den Hustenreiz, löst Krämpfe, hemmt Pilze, löst Schleim, lindert Schmerzen.

**Nebenwirkungen:** Das Öl kann Allergien auslösen und Hautquaddeln hervorrufen. Bei empfindlichen Personen können auch bei normaler Dosis Durchfall, Erbrechen und Übelkeit auftreten, höhere Dosen können auch zu Krämpfen und Lähmungen führen oder einen epileptischen Anfall auslösen.

**Verwendung:**

- 2 Tropfen zum Gurgeln bei Diphtherie, Mandel- und Rachenentzündung (vor allem bei Erwachsenen).
- 2–3 Tropfen zum Inhalieren bei Erkältungskrankheiten, Grippe und Nebenhöhlenentzündung.
- 2–3 Tropfen zum Einreiben in die Brust bei Asthma, chronischer Bronchitis, COPD, Lungenemphysem, Husten und Keuchhusten.
- 2–3 Tropfen zum Einreiben in die Brust bei Fieber sowie bei den Kinderkrankheiten Masern, Röteln und Scharlach.
- 2 Tropfen zum Einnehmen bei schweren Verdauungsstörungen wie bei Cholera, Darmparasiten, Durchfällen (auch als Prophylaxe für Tropenreisen).
- 2 Tropfen zum Einreiben in den Bauch bei Nierenentzündung und Gallensteinschmerzen.
- 2–3 Tropfen zur Einreibung in den Unterbauch bei spastischen Blasenstörungen.
- 1–3 Tropfen zur Einreibung in schmerzende Muskeln bei rheumatischen Muskel- und Gelenkschmerzen.
- 2–3 Tropfen zum Einreiben in die Haut (auch die verletzte Haut) bei Eiterabszessen, Fieber, Hautausschlägen, Masern, Parasitenbefall, schlecht heilenden Wunden.
- 2–4 Tropfen zur Inhalation durch Kalt-Verneblung im Raum bei Erschöpfung und Konzentrationsschwäche.

## Fenchelöl

Wichtigstes Öl bei Kindererkrankungen

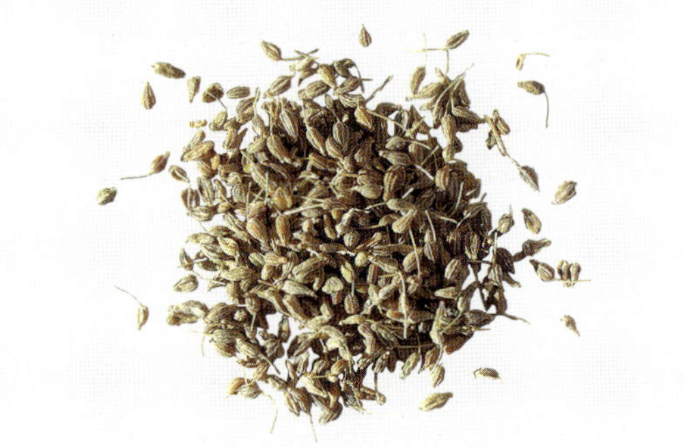

**Gewinnung:** Wird durch Wasserdampfdestillation aus den Früchten von *Foeniculum vulgare dulce* gewonnen.

**Wirkung:** Regt den Appetit an, fördert den Auswurf, löst Blähungen, ist harntreibend, vernichtet Läuse, löst Krämpfe, fördert die Menstruation, ist milchbildend, wirkt östrogenartig, löst Schleim, fördert die Verdauung, ist wurmabtreibend.

**Nebenwirkungen:** Das Öl kann in hohen Dosen Krämpfe und bei Epileptikern einen Anfall auslösen. Es kann in der Schwangerschaft verwendet werden, aber nur niedrig dosiert.

**Verwendung:**

- 2–6 Tropfen zum Einnehmen bei Halsentzündung und Husten; kann auch bei asthmatischen Zuständen eingesetzt werden.
- 2–4 Tropfen zum Einreiben in die Brust bei Brustdrüsenentzündung sowie bei Milchmangel bei jungen Müttern.
- 2–3 Tropfen zum Einreiben in die Brust bei Bronchitis und Erkältungskrankheiten, vor allem bei Kindern.
- 2 Tropfen zum Einreiben in den Bauch bei Darmparasiten, Dickdarmentzündung, Übelkeit und Verdauungsstörungen.
- 1–2 Tropfen bei Blähungskoliken von Säuglingen sowie Nervosität und Unruhe bei Kleinkindern.
- 2–4 Tropfen zum Einreiben in den Unterleib bei Harn- und Nierensteinen.
- 3 Tropfen zum Auftropfen auf die Slipeinlage bei Ausbleiben der Monatsblutung, schmerzhafter Monatsblutung und Beschwerden in den Wechseljahren.

## Ingweröl

Wichtigstes Öl zur Immunstärkung

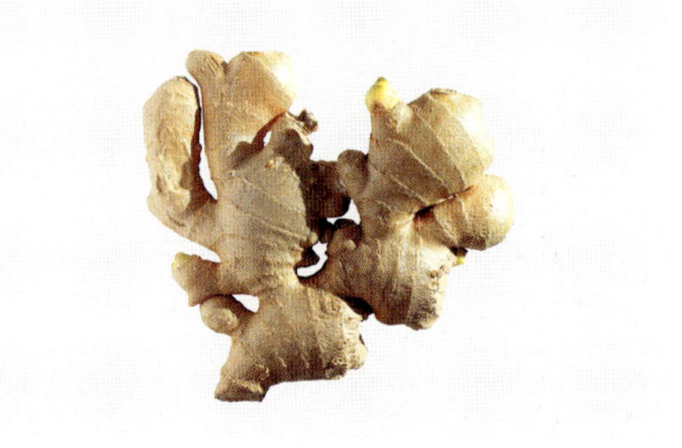

**Gewinnung:** Wird durch Wasserdampfdestillation aus dem getrockneten Wurzelstock von *Zingiber officinale* gewonnen.

**Wirkung:** Regt den Appetit an, verbessert die Durchblutung, ist durchwärmend, senkt Fieber, stärkt das Immunsystem, ist magenstärkend, lindert Schmerzen, fördert die Verdauung.

**Verwendung:**

- 1 Tropfen zum Gurgeln bei Mandelentzündung und Zahnschmerzen.
- 2 Tropfen zur Kalt-Inhalation bei Bronchitis, Grippe und Lungenentzündung.
- 1–3 Tropfen zum Einreiben in die Brust bei Fieber.
- 1–2 Tropfen zum Einnehmen bei Appetitlosigkeit, Durchfällen, Verdauungsstörungen.
- 1–2 Tropfen in Wasser zur Stärkung des Immunsystems.
- 2–4 Tropfen zum Einnehmen zur Wurmabtreibung von Askariden (Spulwürmer).

- 1–2 Tropfen zur Anregung der Gallenflüssigkeit und ihrer verstärkter Abgabe.
- 1–3 Tropfen zum Einreiben in die Beine bei Durchblutungsstörungen.
- 1–2 Tropfen innerlich zur Vorbereitung auf Reisen.

## Lavandinöl

Wichtiges Öl zum Hautschutz

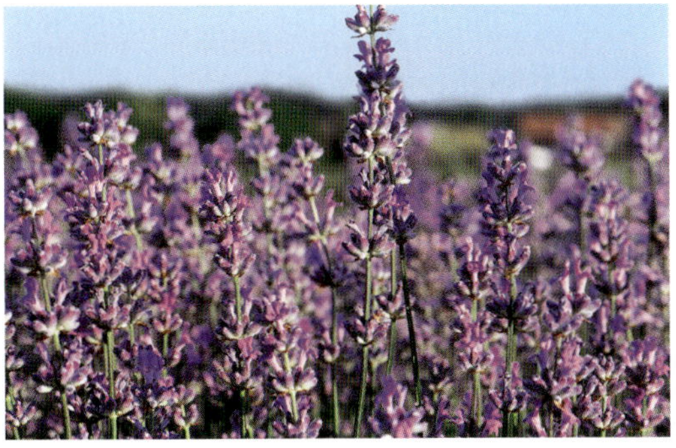

**Gewinnung:** Wird durch Wasserdampfdestillation der ganzen blühenden Pflanze von *Lavandula vera* gewonnen.

**Wirkung:** Ist beruhigend, senkt den Blutdruck, hemmt Entzündungen, ist erfrischend, bekämpft Gerüche, ist harntreibend, regeneriert die Haut, fördert die Menstruation, lindert Schmerzen, heilt Wunden, ist zusammenziehend.

**Verwendung:**

- 1–2 Tropfen zum Gurgeln oder als Mandelspülung bei Diphtherie, Kehlkopfentzündung und Mandelentzündung.
- 2 Tropfen zum Einreiben bei Durchblutungsstörungen, Fieber und Sonnenstich.
- 1–2 Tropfen zum Einreiben in die Brust bei Asthma, akuter Bronchitis und Keuchhusten.
- 1–2 Tropfen zum Einnehmen bei erhöhtem Bluthochdruck.
- 2–3 Tropfen zum Auftropfen auf die Slipeinlage bei Ausfluss, Menstruationsbeschwerden und dem Aussetzen der Regelblutung.
- 2–3 Tropfen zum Einreiben lokal in die Haut bei Abszessen, Akne, Brandwunden, Hautentzündung, Furunkeln, Schuppenflechte, Insektenstichen, Läusen, Verbrennungen, Verrenkungen, Verstauchungen, Wunden (auch brandige Wunden) und Zerrungen.
- 1–2 Tropfen zum Vernebeln im Raum bei nervösen Spannungen, Unruhe und Schlafstörungen.

## Lemongrassöl (Zitronengras)

Wichtiges Öl bei Viruserkrankungen

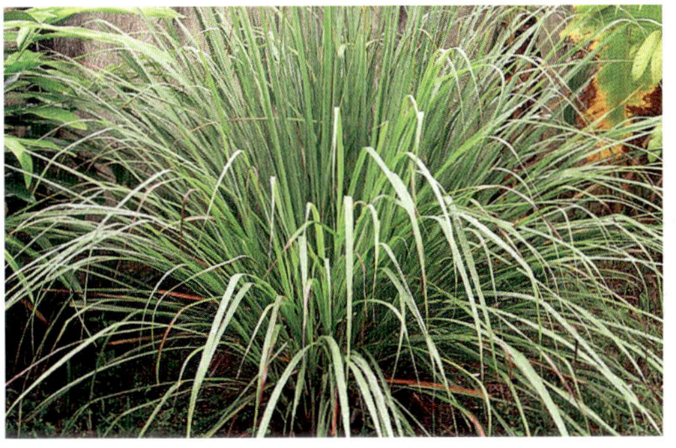

**Gewinnung:** Wird durch Wasserdampfdestillation der Blätter von *Cymbopogon flexuosus* gewonnen.

**Wirkung:** Ist antiviral, vertieft den Atem, beruhigt die Nerven.

### Verwendung:

- 1–2 Tropfen zum Einreiben bei nervös bedingten Kopfschmerzen.
- 1–2 Tropfen zum Einreiben bei Fieber.
- 1–2 Tropfen zum Einreiben in die Brust bei Bronchitis und grippalen Infekten.
- 1–2 Tropfen zum Einnehmen in Saft bei schweren viralen Infekten (auch bei Covid).
- 1–2 Tropfen zum Einreiben lokal in die Haut bei Herpes und Insektenstichen.

## Litsea-cubeba-Öl

Wichtiges Öl bei Covid

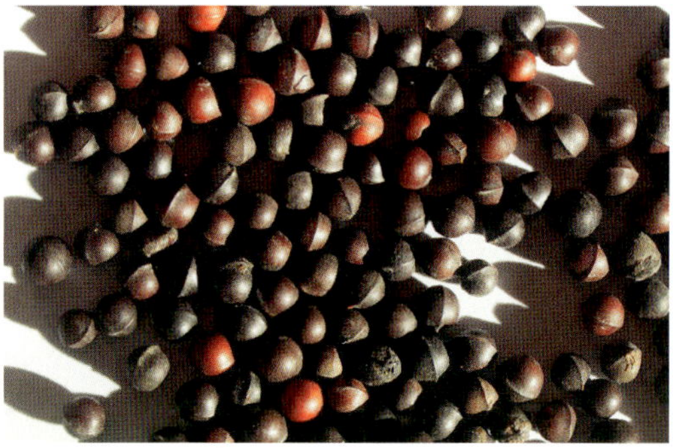

**Gewinnung:** Wird durch Wasserdampfdestillation aus Früchten von *Litsea cubeba* gewonnen.

**Wirkung:** Antiviral, antimykotisch, vertieft den Atem, hemmt Bakterien, fördert die Durchblutung, hemmt Entzündungen, erfrischt, beruhigt die Nerven, stimuliert, fördert die Verdauung.

### Verwendung:

- 1–2 Tropfen zum Einreiben bei nervös bedingten Beschwerden und depressiven Zuständen.
- 1–2 Tropfen zum Einreiben in die Haut bei Fieber vor dem Aufbringen eines fiebersenkenden Wickels über dieser Stelle.
- 3-mal täglich 1–2 Tropfen zum Einnehmen in Saft bei schweren viralen Infekten (auch bei Covid).
- 3-mal täglich 1 Tropfen ins Essen rühren bei Appetitlosigkeit.
- 1–2 Tropfen zum Kalt-Vernebeln im Raum bei Schlafstörungen.

## Indisches Melissenöl

Wichtiges Öl zur Blutdrucksenkung

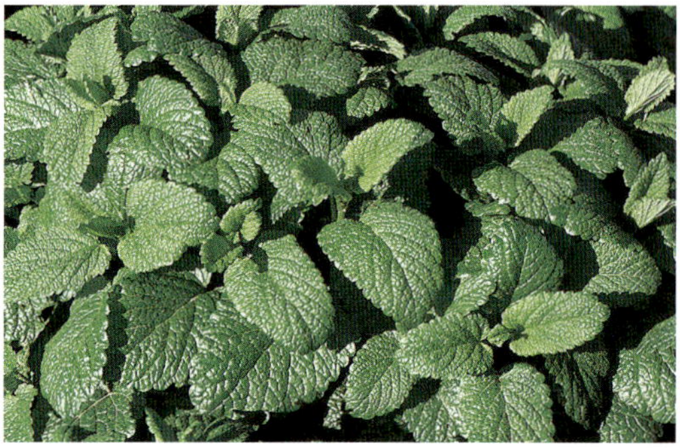

**Gewinnung:** Wird durch Wasserdampfdestillation aus 10 Prozent der frisch blühenden Pflanze von *Melissa officinalis* und 90 Prozent der Narde gewonnen.

**Wirkung:** Ist beruhigend, senkt den Blutdruck, ist entspannend und erfrischend, senkt Fieber, fördert den Gallenfluss, fördert die Menstruation, reizt die Haut, löst Krämpfe, senkt die Pulszahl, fördert den Schlaf, tötet Viren ab.

**Verwendung:**

- 1–2 Tropfen zum Einreiben bei Migräne und nervös bedingten Kopfschmerzen.
- 1–2 Tropfen zum Einreiben bei Fieber, Schwindelgefühl, nervösen Spannungen und Wetterfühligkeit.
- 1–2 Tropfen zum Einreiben in die Brust bei Bronchitis und grippalen Infekten.
- 1–2 Tropfen zum Einnehmen in Saft bei schweren viralen Infekten (auch bei Covid).
- 1–2 Tropfen zum Einnehmen zum langsamen Senken von hohem Bluthochdruck.
- 1–2 Tropfen zum Auftropfen auf die Slipeinlage bei Menstruationsbeschwerden.
- 1–2 Tropfen zum Einreiben lokal in die Haut bei Hautentzündungen, Herpes und Insektenstichen.
- 1–2 Tropfen zum Kalt-Vernebeln im Raum bei Schlafstörungen.

## Muskatellersalbeiöl

Wichtigstes Öl bei Depressionen und hormonellen Schwankungen

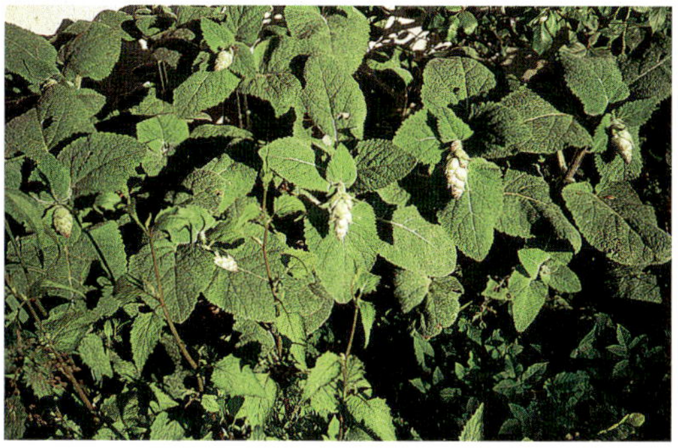

**Gewinnung:** Wird durch Wasserdampfdestillation der frischen, blühenden Pflanze *Salvia sclarea* gewonnen.

**Wirkung:** Regt an, fördert den Auswurf, löst Depressionen, hemmt Entzündungen, ist euphorisierend, löst Krämpfe, fördert die Menstruation, beruhigt die Nerven, ist sexuell anregend, reguliert die Hormone.

**Nebenwirkungen:** Das Öl kann euphorisch wirken und darf deshalb nicht vor Autofahrten verwendet werden.

**Verwendung:**

- 1–2 Tropfen zur Einnahme bei Migräne.
- 1–2 Tropfen zur innerlichen Einnahme bei jugendlicher Akne.
- 1–2 Tropfen zum Gurgeln bei Hals- und Mandelentzündung.
- 1–2 Tropfen zum Einreiben in die Brust bei Asthma, Bronchitis und Keuchhusten.
- 1–2 Tropfen zum Auftropfen auf die Slipeinlage bei Ausfluss und Menstruationsbeschwerden.
- 1–3 Tropfen zur Einreibung in die Umgebung gestörter Nerven, bei Neuropathie.
- 1–2 Tropfen zum Einreiben lokal auf die Haut bei Furunkeln, Hautgeschwüren und Insektenstichen.
- 1–2 Tropfen zum Einnehmen bei depressiven Zuständen und zur Regulierung hormonell bedingter Störungen.
- 3-mal 1 Tropfen zum langsamen Ersetzen von Antidepressiva beim Ausschleichen antidepressiver Medikamente, um das Absetz-Syndrom zu vermeiden (prinzipiell unter therapeutischer Kontrolle).

## Myrtenöl

Wichtigstes Öl für das Zahnfleisch

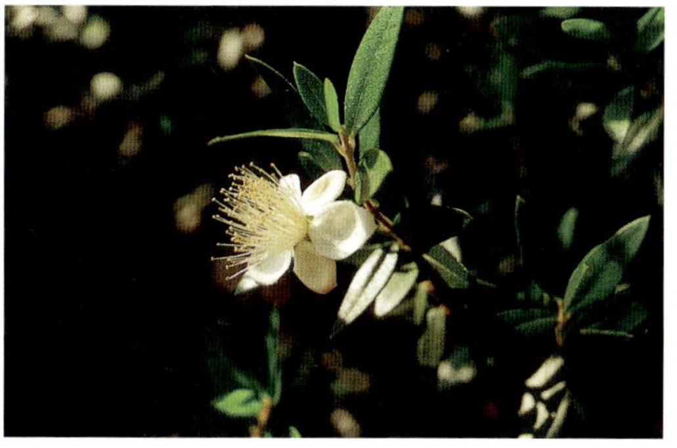

**Gewinnung:** Wird durch Wasserdampfdestillation aus den Blüten und Zweigspitzen von *Myrtus communis* gewonnen.

**Wirkung:** Ist antirheumatisch, hemmt Entzündungen, wohltuend bei Hustenreiz, lindert leichte Schmerzen, ist zusammenziehend.

**Verwendung:**

- 2 Tropfen zum Gurgeln bei Parodontose, Zahnfleischentzündung und Zahnschmerzen.
- 2–3 Tropfen zum Einreiben in die Brust bei chronischer Bronchitis und Keuchhusten.
- 2–3 Tropfen zum Auftropfen auf den Tampon und in die Scheide einführen bei Ausfluss und Blasenentzündung.

## Nelkenöl

Wichtigstes Öl gegen periphere Schmerzen

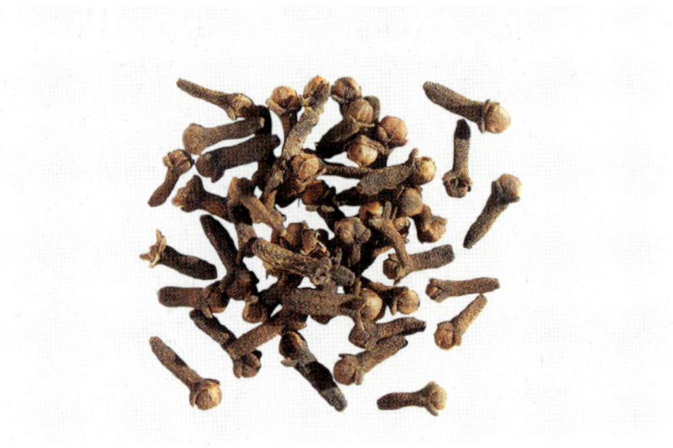

**Gewinnung:** Wird durch Wasserdampfdestillation der getrockneten Blütenknospen von *Eugenia caryophyllata* gewonnen.

**Wirkung:** Ist antibakteriell, betäubt, hemmt Entzündungen, reizt die Haut, löst Krämpfe, bekämpft Parasiten, tötet Pilze ab, lindert Schmerzen, fördert die Verdauung, wärmt, ist wurmabtreibend.

**Verwendung:**

- 1 Tropfen zum Auftropfen auf einen schmerzhaften Zahn, um Zahnschmerzen zu lindern.
- 2–5 Tropfen zum Einnehmen bei Darmparasiten, vor allem bei Bandwürmern.
- 2 Tropfen zum Einreiben in die Haut bei Beingeschwüren und Krätze sowie entlang der Lymphbahnen bei Entzündungen der Lymphe.
- 1–3 Tropfen zum Einreiben in die Haut lokal im Schmerzbereich, bei Schmerzzuständen von Nerven, Gelenken, Sehnen und Bändern.
- 2–3 Tropfen zum Auftragen auf das betroffene Hautareal (Dermatom) bei Gürtelrosen.
- 1 Tropfen zum Kalt-Vernebeln im Raum bei Gedächtnisschwäche.

## Orangenöl (Bitterorange)

Wichtiges Öl bei viralen Erkrankungen

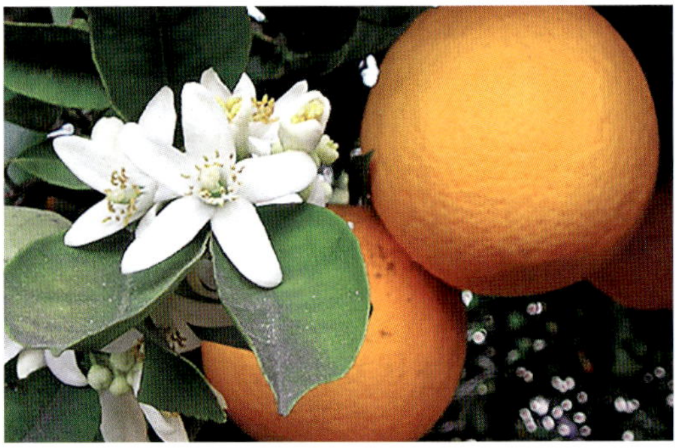

**Gewinnung:** Wird durch kaltes Auspressen der frischen Fruchtschalen von *Citrus sinensis ssp. amara* gewonnen.

**Wirkung:** Steigert die Abwehr, ist antibakteriell, stillt Blutungen, ist leicht entzündungshemmend, ist erfrischend, senkt Fieber, reizt die Haut, fördert den Kreislauf, stärkt die Nerven, löst Schleim, tötet Pilze ab.

**Nebenwirkungen:** Löst in hohen Dosen Krämpfe aus, kann zu Lähmungen führen.

**Verwendung:**

- 1–2 Tropfen zum Inhalieren bei grippalen Infekten und Stirnhöhlenvereiterung.
- 1–2 Tropfen zum Gurgeln bei Halsschmerzen und Mandelentzündung.
- 1–2 Tropfen in etwas Saft zum Einnehmen bei Fieber und grippalen Infekten.
- 2–3 Tropfen zum sanften Verteilen über den Lymphbahnen bei Lymphstau.

## Palmarosa-Öl

Wichtiges Öl bei viralen Erkrankungen

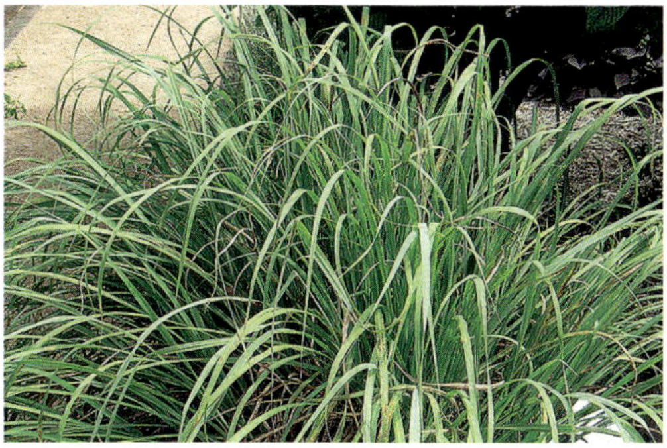

**Gewinnung:** Wird durch Wasserdampfdestillation aus dem frisch blühenden Kraut von *Cymbopogon martinii* gewonnen.

**Wirkung:** Ist antibakteriell, antimykotisch und antiviral, immunausgleichend, wehrt Insekten ab.

**Verwendung:**

- 1–2 Tropfen in 10 ml Wasser zum Ausspülen des Mundraums bei Soor.
- 1–2 Tropfen auf einen Watteträger zum Ausreiben des unteren Nasenbereichs bei Nasennebenhöhlenentzündung.
- 2–3 Tropfen zur Inhalation bei Bronchitis.
- 4-mal 1–2 Tropfen in etwas Saft zum Einnehmen bei viralen Infekten (auch Covid).
- 2–3 Tropfen zur Hauteinreibung gegen Wundliegen.
- 2–3 Tropfen zur Hauteinreibung als Insektenabwehr.

## Pfefferminzöl

Wichtiges Öl bei Kopfschmerzen

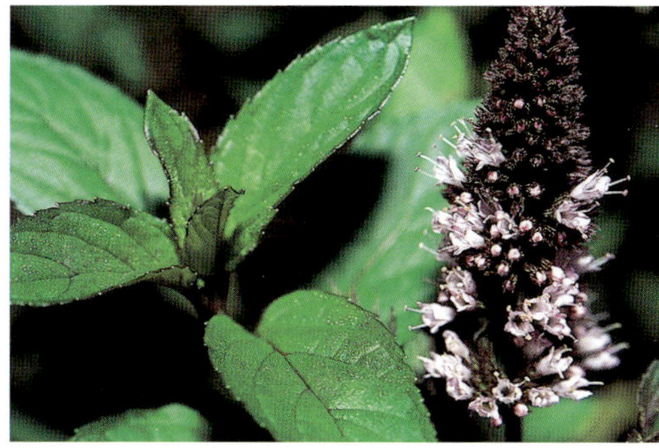

**Gewinnung:** Wird durch Wasserdampfdestillation aus dem frischen blühenden Kraut von *Mentha piperita* gewonnen.

**Wirkung:** Ist antibakteriell, hemmt Entzündungen, ist erfrischend, senkt das Fieber, erhöht den Säureanteil in der Gallenflüssigkeit und steigert die Menge, verengt die Gefäße, fördert die Menstruation, entkrampft die Muskeln, lindert Schmerzen, ist zusammenziehend.

**Nebenwirkungen:** In hohen Dosen sind Erbrechen mit Leibschmerzen und Herzrasen mit Angstgefühl möglich. Überdosis führt zum Koma mit fehlenden Reflexen ohne Muskelsteifheit. In Konzentrationen, die über ein Prozent liegen, kann es die Haut reizen. Nicht anwenden bei Verschluss der Gallenwege und Gallenblasenvereiterung. Bei einer Schwangerschaft ab dem dritten Monat nur nach Rücksprache mit einem Therapeuten einsetzen.

**Verwendung:**

- 1–2 Tropfen zum Einreiben in die Schläfe bei Kopfschmerzen, Migräne, Ohnmacht, Schwindel und Übelkeit.
- 1–2 Tropfen zum Gurgeln oder zur Zahnfleischmassage bei Zahnfleischentzündung und Zahnschmerzen.

››

- 1–2 Tropfen zum Inhalieren bei grippalen Infekten, Mandelentzündung und Nasennebenhöhlenentzündung.
- 1–2 Tropfen zum Einreiben der Brust bei Asthma, Bronchitis, Erkältungskrankheiten und grippalen Infekten.
- 1–2 Tropfen zum Einreiben in den Bauch bei Gallensteinbeschwerden, Koliken, Magenschmerzen, Magenschleimhautentzündung und Verdauungsstörungen.
- 1–2 Tropfen zum Einnehmen bei Verdauungsbeschwerden.
- 1–2 Tropfen zum Einreiben lokal in die Haut bei eiternden Wunden, Akne, Hautentzündungen, Hautreizungen, Haut- und Nagelpilzen, Juckreiz.
- 1–2 Tropfen zum Einreiben lokal in die Haut bei Muskel- und Nervenschmerzen.
- 1–2 Tropfen zur Kalt-Verneblung im Raum bei geistiger Erschöpfung, Nervosität, Schock sowie zur Verbesserung der Konzentration.

## Rosenholzöl

Wichtiges Öl für den Hautschutz

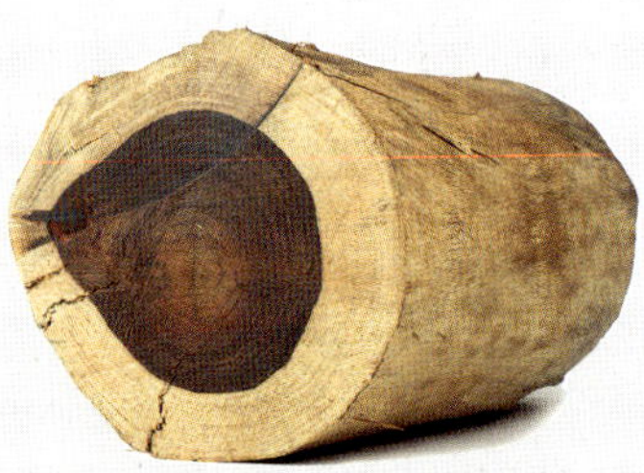

**Gewinnung:** Wird durch Wasserdampfdestillation des Holzes von *Aniba rosaeodora var. amazonica* gewonnen.

**Wirkung:** Senkt den Blutdruck, regeneriert die Haut, hellt die Stimmung auf, heilt Wunden.

**Verwendung:**

- 1 Tropfen innerlich zum sanften Senken des Blutdrucks.
- 1–2 Tropfen zum Einreiben auf geschädigte Haut.
- 1–2 Tropfen zum Vernebeln im Raum bei Angstzuständen, Depressionen, Schlaflosigkeit und Übererregbarkeit.
- 1–2 Tropfen zum Einreiben bei Angstzuständen, Depressionen, Schlaflosigkeit und Übererregbarkeit.

## Rosmarinöl

Wichtiges Öl für die periphere Durchblutung

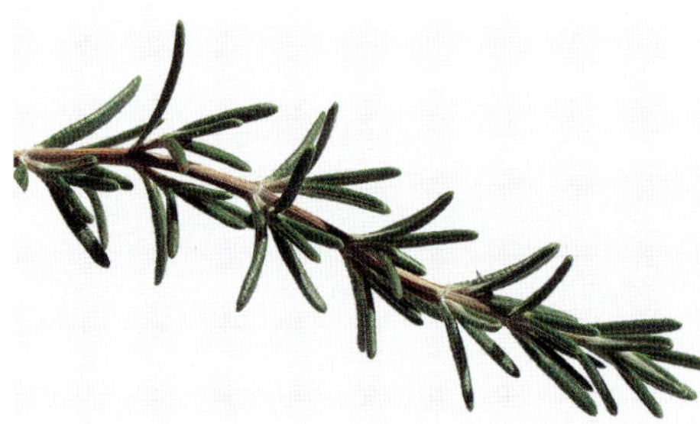

**Gewinnung:** Wird durch Wasserdampfdestillation aus der frischen Pflanze nach der Blüte von *Rosmarinus officinalis* gewonnen.

**Wirkung:** Regt an, steigert den Blutdruck, senkt den Blutzucker leicht, fördert die Durchblutung, ist erfrischend, erhöht die Menge der Gallenflüssigkeit, ist harntreibend, stillt den Hustenreiz, löst Krämpfe, verstärkt die Menstruation, lindert Schmerzen, ist zusammenziehend.

**Nebenwirkungen:** Eine Überdosierung kann zu Krämpfen, Wahnvorstellungen und Schizophrenie führen. Bei empfindlichen Personen oder einem längeren Gebrauch kann es zu einer Reizung des Magen-Darm-Kanals oder zu einer chronischen Nierenschädigung kommen. *Vorsicht:* Nicht in der Schwangerschaft verwenden. Kann eine Gebärmutterblutung auslösen.

**Verwendung:**

- 1–2 Tropfen zum Inhalieren bei Bronchitis, Erkältungskrankheiten, Grippe, Keuchhusten, Nasennebenhöhlen- und Stirnhöhlenentzündung.
- 1–2 Tropfen zum Einreiben in die Brust bei Asthma und Husten.
- 1–2 Tropfen zum Einreiben bei Arterienverkalkung und peripheren Durchblutungsstörungen (zum Beispiel bei Diabetes).
- 1–2 Tropfen bei niedrigem Blutdruck.
- 1–2 Tropfen zur Bauch-Massage bei Darmkrämpfen, Durchfällen und Verdauungsstörungen.
- 1–2 Tropfen zum Einreiben im Bauchbereich bei Gallensteinschmerzen und Gelbsucht.
- 1–2 Tropfen zum Einreiben gegen Parasiten, besonders bei Läusen.
- 1–2 Tropfen zum Einreiben bei Verbrennung.

## Salbeiöl

Wichtiges Öl gegen übermäßiges Schwitzen

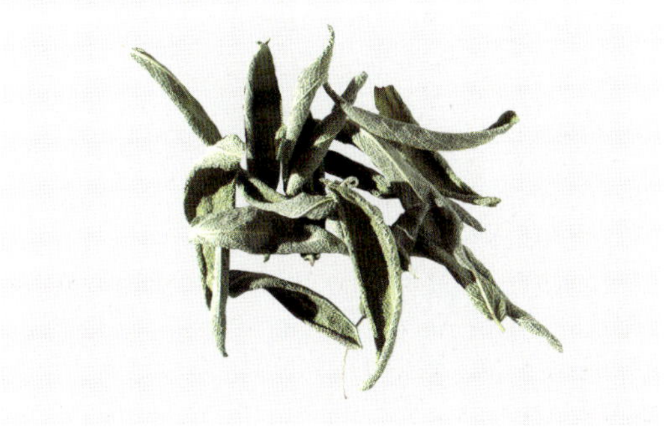

**Gewinnung:** Wird durch Wasserdampfdestillation der frischen Pflanze von *Salvia officinalis* gewonnen.

**Wirkung:** Fördert den Auswurf, steigert den Blutdruck, stillt Blutungen, hemmt Entzündungen, senkt das Fieber, löst Krämpfe, regt die Menstruation an, hemmt den Milchfluss, hemmt die Bildung und Absonderung von Schweiß und Speichel, ist zusammenziehend.

**Nebenwirkungen:** Höhere Dosen können einen Schwitzprozess auslösen. Darf nicht in der Stillzeit angewandt werden. 2 g (40 Tropfen) erzeugen Sehstörungen, Erbrechen, Durchfall (zuerst mit Erregung, dann Krämpfe und Lähmungen). Der Tod erfolgt in Bewusstlosigkeit.

**Verwendung:**

- 1–2 Tropfen zum Massieren des Zahnfleisches bei Zahnfleischentzündung.
- 1–2 Tropfen zum Gurgeln bei Mandel- und Rachenentzündung.
- 1–2 Tropfen zur innerlichen Anwendung als Tee bei Grippe oder grippalen Infekten.
- 1–2 Tropfen zum Einreiben in die Brust bei Asthma und Bronchitis.
- 1–2 Tropfen zum Einreiben beim Abstillen.
- 1–2 Tropfen zum Einreiben bei Fuß- und Nachtschweiß.
- 1–2 Tropfen zum Einreiben lokal auf der Haut bei eitrigen Wunden und Frostbeulen.

## Thymianöl

Wichtiges Öl bei Halsbeschwerden

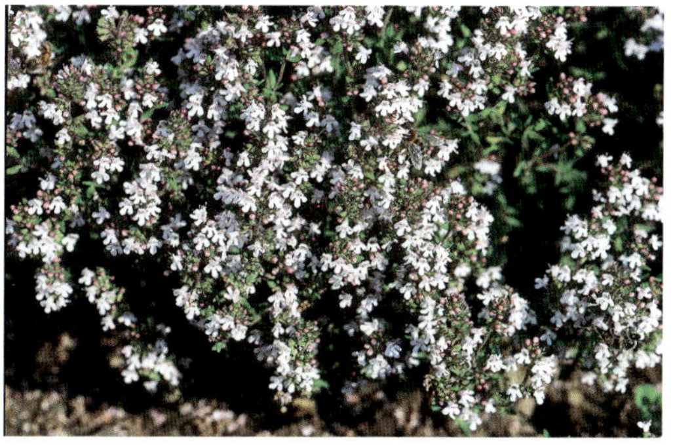

**Gewinnung:** Wird durch Wasserdampfdestillation der frischen Pflanze des spanischen *Thymus vulgaris* gewonnen.

**Wirkung:** Vertieft die Atmung, fördert den Auswurf, tötet Bakterien ab, ist harntreibend, dämpft den Hustenreiz, löst Krämpfe, löst Schleim, heilt Wunden. ››

**Nebenwirkungen:** Kann in höheren Dosen eine Schilddrüsenüberfunktion auslösen; außerdem möglich: Leibschmerzen bis zum Kollaps.

**Verwendung:**

- 1 Tropfen in etwas Wasser zum Gurgeln bei Mandelentzündung, Mundschleimhaut- und Zahnfleischentzündungen sowie bei Soor.
- 1–2 Tropfen zur Inhalation (am besten Kalt-Verneblung) bei Asthma und Bronchitis.
- 1–2 Tropfen zur Inhalation bei Keuchhusten bei Kindern über 10 Jahren.
- 1–2 Tropfen zum Einnehmen bei Kreislaufstörungen, mit Erhöhung oder Stabilisierung des Blutdruckes.
- 1–2 Tropfen zum Einreiben im Bauch bei Darminfektionen oder Durchfall.
- 2 Tropfen zum Einreiben in den Unterbauch über der Blase bei Blasenentzündungen.
- 2–3 Tropfen zum Einreiben lokal bei Akne, Lippenherpes und bei Insektenstichen.
- 2–3 Tropfen zum Einreiben lokal in die Haut über den Gelenken bei rheumatischen Gelenkschmerzen.

## Weihrauchöl

Wichtigstes Öl zum raschen Senken des Blutdrucks

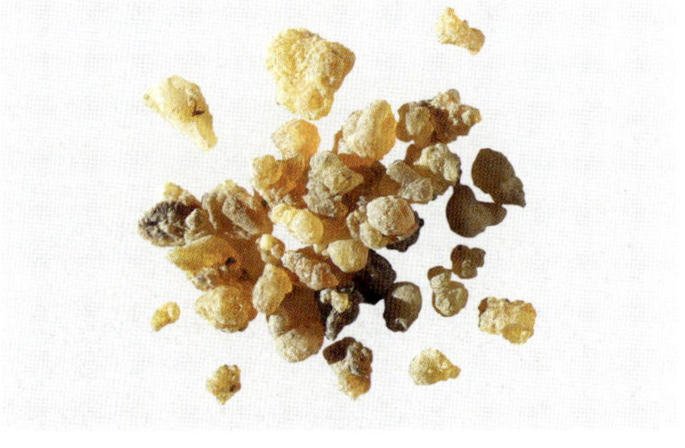

**Gewinnung:** Wird durch Wasserdampfdestillation aus Resinoid (Harzextrakte) von *Boswellia thurifera/carterii* gewonnen.

**Wirkung:** Ist antidepressiv, beruhigt, senkt den Blutdruck, hellt die Stimmung auf, ist zusammenziehend.

**Verwendung:**

- 1 Tropfen zum Gurgeln bei Kehlkopfentzündung.
- 2 Tropfen zur Inhalation bei Bronchitis, grippalen Infekten, Grippe und Husten.
- 1–2 Tropfen zum Einnehmen zur schnellen Senkung bei Bluthochdruck.
- 2 Tropfen zur Einnahme, um die Immunabwehr anzuregen.
- 1–2 Tropfen zum Auftropfen auf einen Tampon bei Ausfluss.
- 2 Tropfen zum Auftragen lokal bei Verletzungen und Wunden.

## Zimtrindenöl

Wichtiges Öl zur Durchwärmung

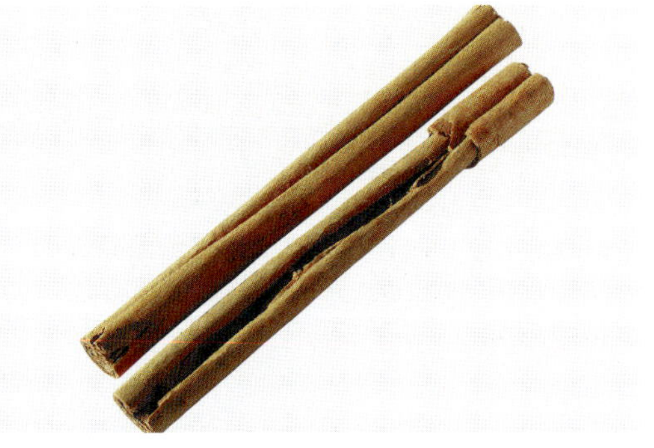

**Gewinnung:** Wird durch Wasserdampfdestillation aus der Rinde von *Cinnamomum ceylonicum* gewonnen.

**Wirkung:** Fördert die Durchblutung, ist durchwärmend, regt den Kreislauf an, löst Krämpfe, lindert Schmerzen, fördert die Verdauung.

**Nebenwirkungen:** Kann in seltenen Fällen zu Hautausschlägen führen; bei hellhäutigen Menschen können Schädigungen der Haut auftreten – bis zu Verbrennungserscheinungen.

**Verwendung:**

- 1–2 Tropfen zum Einreiben in den Bauch bei Darminfektionen, Durchfällen, Magen- und Darmkrämpfen.
- 1–2 Tropfen zum Einreiben zur Entspannung der Muskulatur und zur Erwärmung der Muskeln.
- 1–2 Tropfen zur Einreibung in die Haut bei Durchblutungsstörungen.
- 1–2 Tropfen zum Einreiben lokal bei Muskelschmerzen und rheumatischen Schmerzen.

## Zitronenschalenöl

Wichtiges Öl zur Erfrischung

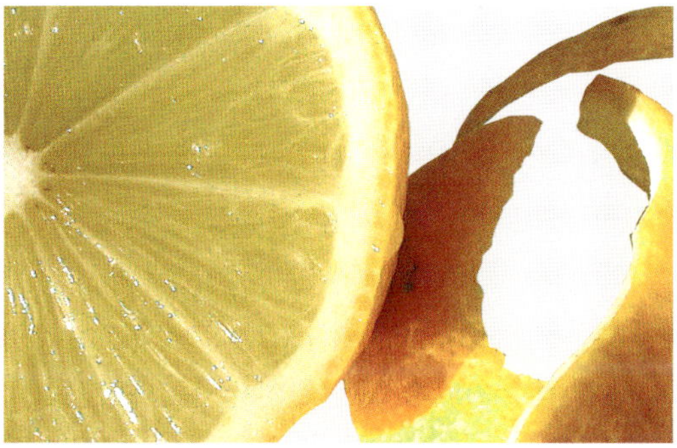

**Gewinnung:** Wird durch kaltes Auspressen der frischen Fruchtschalen von *Citrus medica limonum* gewonnen.

**Wirkung:** Steigert die Abwehrkräfte, ist antibakteriell, stillt Blutungen, erfrischt, senkt das Fieber, reizt die Haut, stärkt die Nerven, löst den Schleim, tötet Pilze ab.

**Nebenwirkungen:** Löst in hohen Dosen Krämpfe aus, kann zu Lähmungen führen.

**Verwendung:**

- 1–2 Tropfen zum Gurgeln bei Halsschmerzen und Mandelentzündung.
- 1–2 Tropfen zum Inhalieren bei grippalen Infekten und Stirnhöhlenvereiterung.
- 1–2 Tropfen zum Einnehmen bei Fieber und grippalen Infekten.
- 1–2 Tropfen zum Einreiben bei Asthma.
- 1–2 Tropfen zum Einreiben bei Gallen- und Lebererkrankungen.
- 1–2 Tropfen zum Einnehmen bei Verdauungsstörungen und Appetitlosigkeit.
- 1–2 Tropfen zum Einreiben bei Harnleiterentzündung.
- 2–3 Tropfen zum Einreiben und für Kompressen bei Bindegewebsschwäche.
- 1–2 Tropfen zum Einreiben lokal bei Venenentzündung, Warzen und eitrigen Wunden.
- 1–2 Tropfen zum Kalt-Vernebeln im Raum bei Kopfschmerzen, Migräne und Nervosität und gegen schlechte Gerüche.

## Meine speziellen ätherischen Öl-Mischungen

Um noch bessere Therapieerfolge bei spezifischer Anwendung zu erzielen, kann es hilfreich sein, ätherische Öle zu mischen, um ihre Wirkung zu verstärken bzw. das Wirkungsspektrum zu erweitern. Daher verwende ich auch einige, in den letzten 30 Jahren durch Anwendungserfahrungen kontinuierlich verbesserte Öl-Kombinationen.

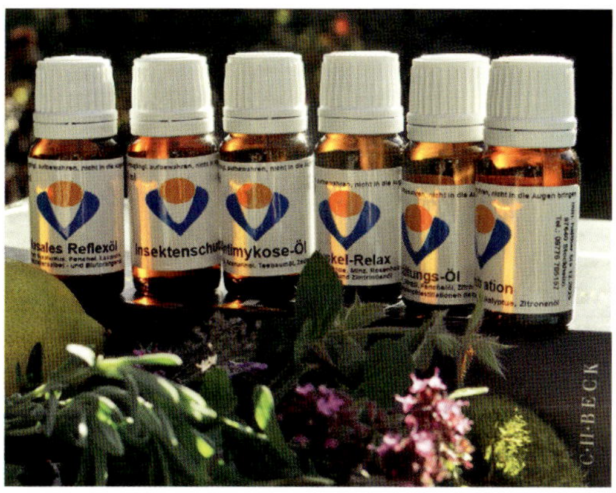

## Antimykose-Öl

Beste Mischung bei äußerlich zugänglichen Pilzerkrankungen

**Zusammensetzung:** Antimykose-Öl ist eine Mischung der ätherischen Öle Lavandinöl, Rosmarinöl, Thymianöl und Teebaumöl.

**Wirkung:** Ist antimykotisch, durchblutungsfördernd, wundabheilend.

**Nebenwirkungen:** Da es nur äußerlich angewendet wird, sind bisher keine Nebenwirkungen bekannt.

**Verwendung:**
- 1–2 Tropfen zum Einreiben lokal direkt zwischen den Fußzehen und auf das betroffene Umgebungsgebiet bei Fußpilz.
- 1–2 Tropfen direkt auf das von Pilzen befallene lokale Hautgebiet auftropfen, das Öl ohne Druck mit den Fingerspitzen verteilen und in die Haut einziehen lassen.
- 1–2 Tropfen zum Einreiben bei Arterienverkalkung und peripheren Durchblutungsstörungen (zum Beispiel bei Diabetes).
- 1–2 Tropfen zum Einreiben lokal auf der Haut bei eitrigen Wunden und Frostbeulen.

## Erkältungs-Öl

Beste Mischung bei Erkältungen

**Zusammensetzung:** Erkältungs-Öl ist eine Mischung ätherischer Öle von Eukalyptus, Fenchel, Nelkenknospe, Lavendel, Lemongrassöl.

**Wirkung:** Ist antibakteriell, antiviral, erfrischt.

**Verwendung:**
- 1–2 Tropfen zum Einreiben mit Wattestäbchen in den unteren Nasenraum; das ätherische Öl kann den Pfropf vor den Nebenhöhlenzugängen lösen.
- 1–2 Tropfen zum Einnehmen in Saft bei schweren viralen Infekten (auch bei Covid).
- 1–2 Tropfen zur Verneblung bei Atemwegserkrankungen.
- 1–2 Tropfen zum Einreiben in die Brust bei Bronchitis und grippalen Infekten.

## Insektenschutz

Wichtige Mischung gegen Insekten

**Zusammensetzung:** Insektenschutz ist eine Mischung ätherischer Öle – hauptsächlich Eukalyptusöl, Lavandinöl, Lemongrassöl und Nelkenöl.

**Wirkung:** Ist antibakteriell und antiviral, fördert die Durchblutung, hemmt Entzündungen, vertreibt Insekten.

**Nebenwirkungen:** Da es bisher fast nur äußerlich angewendet wurde, sind bisher keine Nebenwirkungen bekannt.

**Verwendung:**
- 1–2 Tropfen zum Einreiben lokal in die Haut bei Hautentzündungen, Herpes und Insektenstichen.
- 4-mal 1–2 Tropfen zum Einnehmen in etwas Saft bei viralen Infekten.
- 1–2 Tropfen pur Auftragen auf die Haut zum Vertreiben von Insekten.

## Konzentration

Beste Mischung zur Konzentrationsförderung

**Zusammensetzung:** Konzentration ist eine Mischung ätherischer Öle von Bergamotte, Eukalyptus, Pfefferminze und Zitronenschale.

**Wirkung:** Ist antiviral, vertieft den Atem, erfrischt, fördert die Konzentration.

**Verwendung:**

- 2–5 Tropfen des Öls werden entweder auf einen leicht aufnehmenden Träger aus Holz, porösem Gestein, Stoff oder etwas Vergleichbarem getropft. Das Öl dort einziehen lassen. Durch die Verdunstung verbreitet sich der Duft und erfrischt durch das Riechen, beeinflusst dadurch das Konzentrationsvermögen.
- 2 Tropfen des Öls werden in ein Buch getropft.
- 1–3 Tropfen zum Kalt-Vernebeln im Raum bei Gedächtnisschwäche.
- 1–2 Tropfen zum Einreiben lokal auf der Haut bei Akne, eitrigen Wunden, Frostbeulen, Fußschweiß, Hautentzündung, Hautreizung, Haut- und Nagelpilzen, Juckreiz und Nachtschweiß.
- 1–2 Tropfen zum Einreiben lokal in die Haut bei Hautentzündungen, Herpes und Insektenstichen.
- 1–2 Tropfen zum Einreiben bei Fieber, Migräne, Schwindelgefühl, nervösen Spannungen, nervös bedingten Kopfschmerzen und Wetterfühligkeit.

## Muskel-Relax

Wichtige Mischung gegen Verspannungen

**Zusammensetzung:** Muskel-Relax ist eine Mischung ätherischer Öle von Eukalyptus, Fenchel, Nelkenknospe, Lavendel, Muskatellersalbei, Pfefferminze, Nelke, Rosmarin, Zimtrinde und Zitrone.

**Wirkung:** Ist antibakteriell und antirheumatisch, fördert die Durchblutung, ist durchwärmend, hemmt Entzündungen, senkt das Fieber, regt den Kreislauf an, löst Krämpfe, tötet Pilze ab, lindert Schmerzen, heilt Wunden.

**Nebenwirkungen:** Das Öl kann in seltenen Fällen zu Hautausschlägen führen, die Schleimhäute werden dabei nicht angegriffen.

**Verwendung:**

- 1–2 Tropfen zum Einreiben lokal bei Muskelschmerzen, rheumatischen Schmerzen und Nervenschmerzen.
- 1–2 Tropfen zum Einreiben lokal bei Muskelverspannungen.
- 1–3 Tropfen zum Einreiben in die Beine bei Durchblutungsstörungen.
- 1–2 Tropfen zum sanften Einreiben lokal bei Krampfadern, Venenentzündung.
- 2–3 Tropfen zum Einreiben und für Kompressen bei Bindegewebsschwäche.

## Nasales Reflexöl

Wichtige Mischung gegen Nebenhöhlenentzündungen

**Zusammensetzung:** Nasales Reflexöl ist eine Mischung ätherischer Öle hauptsächlich von Eukalyptus, Fenchel, Lavendel, Muskatellersalbei, Pfefferminze, Rosmarin und Zitronengras.

**Wirkung:** Ist antibakteriell, fördert die Durchblutung, hemmt Entzündungen, senkt Fieber, regt den Kreislauf an, löst Krämpfe.

**Nebenwirkungen:** Das Öl kann in seltenen Fällen zu Hautausschlägen führen, die Schleimhäute werden dabei nicht angegriffen.

**Verwendung:**

- 1–2 Tropfen zum Einreiben mit Wattestäbchen in den unteren Nasenraum; das ätherische Öl kann den Pfropf vor Nebenhöhlen lösen.
- 1–2 Tropfen zur Verneblung bei Atemwegserkrankungen.
- 1–2 Tropfen zum Einreiben äußerlich in den Mandelbereich bei geschwollenen Mandeln oder bei belegten Stimmbändern; hat sich auch im Zusammenhang mit der Behandlung von Covid bewährt.

# Physiologische Steinheilkunde

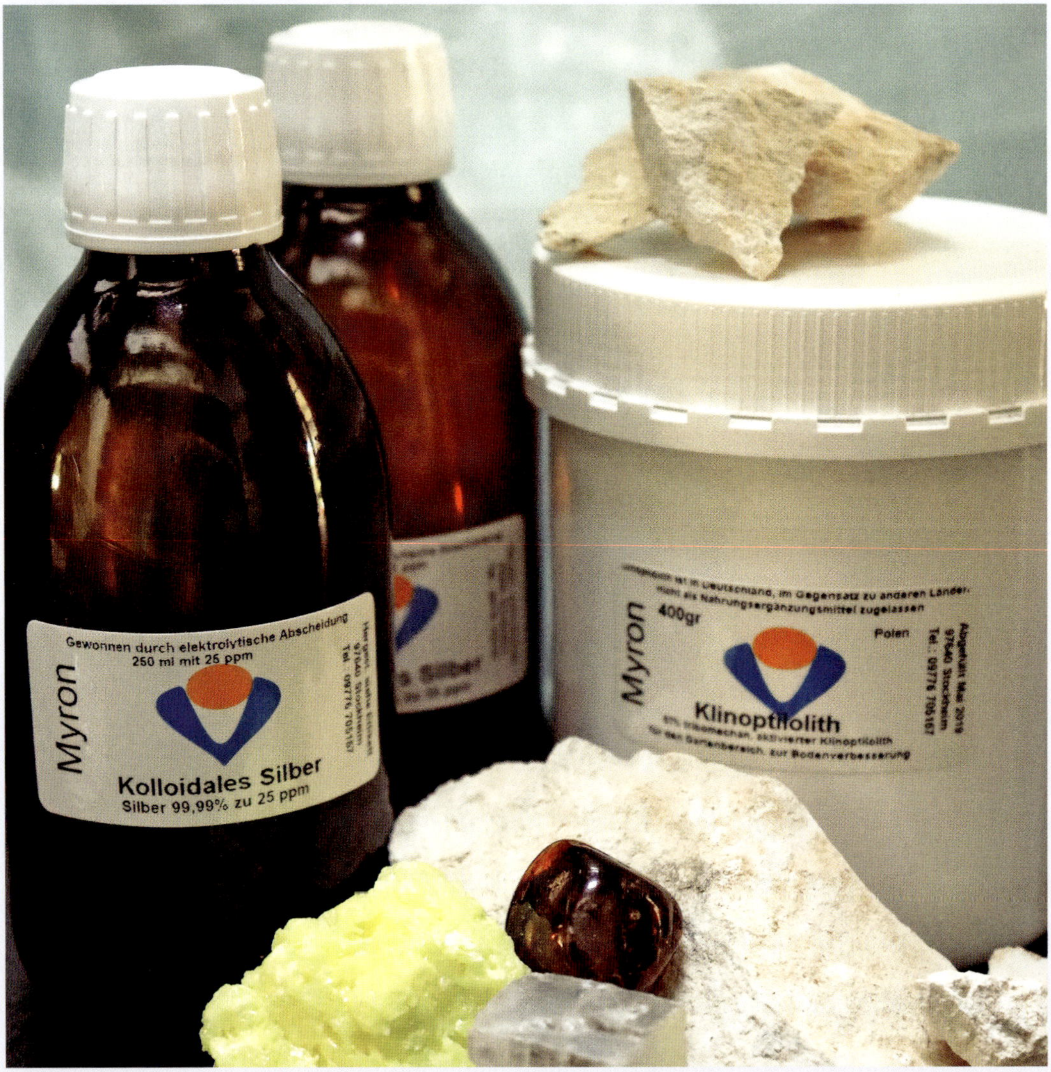

**Die Physiologische Steinheilkunde ist die medizinische Anwendung von Mineralien mit dem Ziel, körperliche oder psychische Störungen zu regulieren, Blockaden zu beseitigen und den Organismus so wieder in einen Gleichgewichtszustand zu versetzen. Sie ist eine pragmatische Anwendung mit einer jahrtausendealten Geschichte. Die Physiologische Steinheilkunde war lange ein Teil der offiziellen Medizin.**

Gegen Ende des 19. Jahrhunderts wurden Mineralien Stück für Stück durch synthetische pharmazeutische Präparate ersetzt. Bis heute haben sich noch einige Elemente in der Alternativmedizin erhalten, zum Beispiel in der medizinischen Balneo-Therapie, der Kneipp-Therapie oder der Steinheilkunde.

Ich habe es mir zur Aufgabe gemacht, die traditionelle Physiologische Steinheilkunde mit naturwissenschaftlichen Erkenntnissen der Physiologie und der Pathologie zu kombinieren.

Das therapeutische Prinzip der Physiologischen Steinheilkunde beruht auf der pathophysiologischen Beeinflussung gestörter Körperregulationsprozesse. Dies kann durch physikalische Wirkmechanismen (zum Beispiel Wärmeableitung durch Wickel) oder physiologische Prozesse (beispielsweise Medikamentengaben zur Blutdrucksenkung) erreicht werden. Verwendet werden dabei die reinen Mineralien als Rohsteine, als gemahlenes Pulver, als gewalzte Feinfolie oder in Wasser aufgelöst bzw. aufgeschlämmt. Die Weiterverarbeitung zu Lösungen in Alkohol oder Essig sowie zu elektro-galvanisch abgeschiedenen Kolloiden sind weitere Methoden. Die Mittel werden aber nicht dynamisiert (Anthroposophische Medizin) oder potenziert (Homöopathie). Auch unterscheiden sie sich von der ayurvedischen Bashma-Zubereitung.

### Klassische mineralische Mittel der Physiologischen Steinheilkunde

| Mittel: | Physiologische Wirkung: |
|---|---|
| Alaun | desinfizierend, zusammenziehend |
| Bentonit | Gifte bindend |
| Bernstein | Schmerzen lindernd, Säure bindend, Entzündungen hemmend |
| Borax | Schmerzen lindernd, Bakterien und Pilze abtötend, Entzündungen hemmend |
| Gold | Entzündungen hemmend, antibakteriell, Pilz abtötend, |
| antiviral | |
| Halit (Salz) | austrocknend, Blutdruck steigernd |
| Klinoptilolith | Gifte bindend, Blutzucker regulierend |
| Kolloidales Silber | Entzündungen hemmend, antibakteriell, antiviral, Haut regenerierend, Pilze abtötend, Schmerzen lindernd |
| Natron | Säure bindend, Magensäure puffernd |
| Schwefel | Haut regenerierend |

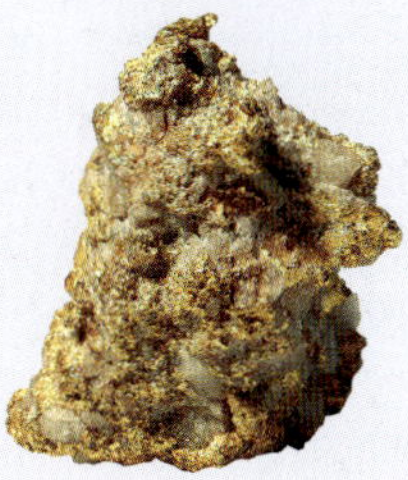

## Einnahmeformen für Menschen

- Zur Einnahme gelöst oder gemischt in alkoholischer Lösung (Bernstein, Gold).
- Zur Einnahme in Wasser oder alkoholischer Lösung als Tinktur oder nach galvanischer kolloidaler Abscheidung (Metalle).
- Mit Wasser vermischt als Feuchtauflage (Bentonit, Klinoptilolith).
- Als dauerfeuchte Kompresse (Borax, kolloidales Silber, Klinoptilolith).
- Mit Wasser gemischt als Brei zum kurzfristigen Auftragen (Bentonit, Klinoptilolith).
- Als Mineral zum direkten Auftragen als trockenes Pulver (Bentonit, Klinoptilolith).
- Zum Abreiben als Hautreinigung (Alaun, Klinoptilolith, Natron).
- In Wasser gelöst für Waschungen (Alaun, Borax, Natron, Salz).
- Als Badezusatz (Bentonit, Borax, Natron, Halit, Schwefel).

## Einnahmeformen bei Tieren

- Einnahme im Futter (Bentonit, Bernstein, Borax, gewalztes Gold, Klinoptilolith, Natron) oder im Trinkwasser (Borax, kolloidales Silber).
- In Wasser gelöst bzw. pur zum Sprühen ins Maul (Borax, Salz, kolloidales Silber).
- Auf die Haut oder Federn aufgetragen oder gesprüht (Borax, Halit, kolloidales Silber).
- Mit Wasser vermischt als Feuchtauflage (Bentonit, Klinoptilolith, Borax).
- Als dauerfeuchte Kompresse (Silber).
- Mit Wasser gemischt als Brei zum Auftragen (Bentonit, Klinoptilolith).
- Als Mineral zum direkten Auftragen als trockenes Pulver (Alaun, Bentonit, Klinoptilolith).
- Zum Abreiben als Hautreinigung (Alaun, Klinoptilolith, Borax, kolloidales Silber).
- In Wasser gelöst für Waschungen (Alaun, Borax, Halit, Natron).
- Als Badezusatz (Borax, Halit, Natron, Schwefel).

# Kolloidales Silber

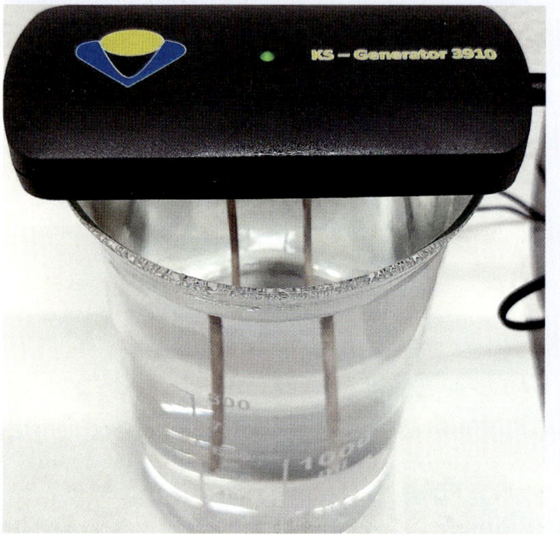


**Ähnlich wie auch die ätherischen Öle war kolloidales Silber in der Medizin des ausgehenden 19. und beginnenden 20. Jahrhunderts ein bewährtes Heilmittel. Erst durch die Einführung der Antibiotika und Kortikoide in der Nachkriegszeit wurde dieses einfache und kostengünstige Heilmittel durch die Pharmaindustrie in das alternativ-medizinische Abseits verdrängt.**

Mit der zunehmenden Kritik an den Nebenwirkungen pharmazeutischer Produkte rückt das nebenwirkungsfreie kolloidale Silber wieder mehr in den Fokus der therapeutischen Praxis. Denn der Anwendungsbereich von kolloidalem Silber hat sich in den letzten Jahren enorm erweitert. So wirkt es nicht nur als natürliches antibakterielles Antibiotikum, sondern leistet auch beim Schließen von Wunden oder sogar im Einsatz gegen Viren und Pilze gute Dienste.

Im Internet gibt es weltweit eine Vielzahl von Seiten, die sich mit den zunehmenden Erfahrungen beim Einsatz von kolloidalem Silber beschäftigen. Ein großer Vorteil von kolloidalem Silber ist, dass Krankheitserreger nicht dagegen resistent werden können.

## Was ist kolloidales Silber?

Kolloidales Silber ist eine spezielle physikalische Form des Silbers, bei der winzige, elektrisch geladene Silberteilchen in kolloidaler Form vorliegen. Sie sind an eine Flüssigkeit (reines Wasser) gebunden und können in dieser lebensnahen Form vom Körper besonders gut aufgenommen werden. Es handelt sich um eine Dispersion aus destilliertem, von Mineralien freien Wasser sowie reinstem metallischen Silber, die durch eine elektrolytische Abscheidung von Silberpartikeln erzeugt wird. Dazu werden zwei Silberstäbe in destilliertes Wasser getaucht, und es wird eine Spannung angelegt. In einer definierten Zeit wandern so Silber-Ionen von der Kathode zur Anode. Dabei reichert sich das dazwischen liegende Wasser mit kleinsten Silberpartikeln an.

Diese Partikel bestehen aus 100 bis zu 10 000 Silber-Atomen und sind in der Regel zwischen 0,001 und 0,01 Mikrometer klein. Sie sind durch einen hauchdünnen, oft kaum wahrnehmbaren, silbrigen Schleier im Wasser sichtbar. Die Silberteilchen sind elektrisch positiv geladen und stoßen sich gegenseitig im Wasser ab, sodass sie sich gleichmäßig im Wasser verteilen. Ihre Konzentration liegt zwischen 3 und 50 ppm (parts per million), das heißt, 3–50 mg Silber verteilen sich in 1 Liter Wasser.

## Wie wirkt kolloidales Silber?

Kolloidales Silber wirkt als Breitspektrum-Antibiotikum und tötet einzellige Parasiten, Bakterien, Viren und Pilze in kürzester Zeit ab. Die winzigen Silbermoleküle dringen zum Beispiel in einzellige Bakterien ein und blockieren dort ein Enzym, das für die Sauerstoffgewinnung zuständig ist. Der Stoffwechsel der Bakterien kommt zum Erliegen, und sie sterben ab. Ein weiterer fundamentaler Unterschied ist die Art der Einnahme: Während beim oral eingenommenen Antibiotikum ein Großteil der gesamten Darmflora zerstört wird, bleiben die Darmbakterien bei kolloidalem Silber weitgehend intakt. Denn Silber wird im Wesentlichen über die Mundschleimhäute aufgenommen.

### Das »Multitool« kolloidales Silber

» Kolloidales Silber tötet Bakterien, Viren, Einzeller, Plasmodien und Pilze einschließlich deren Sporen ab und greift Würmer an.

» Unterdrückt die Histamin-, Prostaglandin- und Cytokininausschüttung bei allergischen und entzündlichen Reaktionen, puffert überschießende Reaktionen des Immunsystems ab und lindert somit allergische und entzündliche Erscheinungen.

» Soll auf die Stammzellenprägung einwirken und könnte somit jedes Gewebe regenerieren.

» Wirkt zusammenziehend auf die Wundoberfläche bei offenen Wunden und sorgt dafür, dass keine Narben bleiben.

» Reagiert im Körper wie ein freies Radikal und bindet überschüssige Elektronen.

» Kann zur Unterstützung von Entgiftung und Schwermetallausleitung eingenommen werden. Es bindet das metallische Quecksilber, wodurch dieses über die Niere leicht ausgeschieden werden kann. Eingelagerte organische Quecksilberverbindungen können jedoch nicht ausgeschieden werden.

» Kann bei allen entzündlichen und eitrigen Prozessen im Mund- und Zahnfleischbereich, der Atemwege und des Verdauungstraktes eingenommen werden.

» Es wirkt auch bei Entzündungen, Eiterungen sowie bei allen infektiösen Hauterkrankungen und -entzündungen einschließlich des Nagelbettes.

» Kann bei atrophischen Hauterkrankungen (zum Beispiel Schuppenflechte) sowie bei Verbrennungen, einschließlich Sonnenbrand und Strahlenschäden, mit seiner kühlenden und reizlindernden Wirkung lokal aufgetragen werden. Es lässt dabei die Haut geschmeidiger werden.

»

» Kann bei Entzündungen und Erkrankungen der weiblichen und männlichen Geschlechtsorgane sowie bei Prostata-Leiden eingenommen werden.

» Kann bei Pilzbefall der Haut, Insektenbissen und -stichen sowie bei Warzen lokal aufgetragen werden. Darüber hinaus kann es das gesamte Hautmilieu verbessern.

» Kann zur Entlastung und Stärkung der humoralen und der spezifischen Abwehr sowie bei verminderter Abwehrlage eingesetzt werden.

» Wirkt über Enzyme auf katalytische Prozesse anregend ein. Ist aufgrund seiner Milde und seiner Durchdringungsfähigkeit ätherischen Ölen dann unbedingt vorzuziehen, wenn die betroffene Körperstelle empfindlich oder nicht direkt zugänglich ist, zum Beispiel Augen, Ohren, Schleimhäute oder Nagelbett.

## Werde ich durch kolloidales Silber zum »Schlumpf«?

Welche Vorurteile gegen kolloidales Silber gibt es, und wie kann man sie entkräften? Zunächst ist zu sagen, dass in Diskussionen um den Einsatz von kolloidalem Silber oftmals auch andere Formen wie zum Beispiel giftige Silbersalze oder Silberproteine – sogenanntes »Nanosilber« (chemisch abgeschiedenes und an Eiweiß gebundenes Silber) mit einbezogen werden. Gerade letztere Form kann bei falscher Dosierung leicht zu einer Agyrie führen, einer Schwermetallanreicherung im Körper mit Silber, die sich durch eine metallische Blaufärbung der Haut zeigt. Dafür gibt es wenige Beispiele vor allem in den USA.

Silbernitrat wurde bis in die 90er-Jahre in Kliniken allen Neugeborenen standardisiert in die Augen geträufelt, um sie vor Augentripper zu schützen. Wegen seiner Nebenwirkungen wurde dieses Verfahren inzwischen jedoch eingestellt. Auch in bestimmten Hustensäften war Silbernitrat enthalten. Damit hat kolloidales Silber absolut nichts zu tun. Es wird vollständig aus dem Körper ausgeschieden, größtenteils über die Nieren, aber auch über den Darm – und es kann selbst bei hochgradiger Nierenschädigung noch eingesetzt werden.

Echte klinische Studien zum Einsatz von kolloidalem Silber zu medizinischen Zwecken sind mir nicht bekannt. Daher werden gerade in Diskussionen mit kritisch eingestellten, naturwissenschaftlich orientierten Menschen oftmals immer wieder dieselben Vorurteile vorgebracht: So sei Silber ein Schwermetall und giftig. Aber in der Realität gibt es kaum Fälle von Schäden. Die ganz wenigen Ausnahmen lassen sich alle entweder auf einen falschen Herstellungsprozess oder aber eine absichtlich oder unabsichtlich falsche Dosierung zurückführen. Wird zum Beispiel normales, nicht-destilliertes Wasser mit Salz versetzt, um die Silbergewinnung zu erhöhen, entsteht kein kolloidales Silber, sondern giftiges Silberchlorid.

Um es einmal plakativ auszudrücken: Um eine echte Schwermetallvergiftung mit Silber (dazu braucht es etwa 8 bis 10 g Silber!) zu bekommen, müssen Sie riesige Mengen von kolloidalem Silber zu sich nehmen. In 20 Liter (!) kolloidalem Silber mit einer Stärke von 50 ppm ist etwa 1 g Silber enthalten. Für die giftige Menge von 10 g müssten Sie ganze 200 Liter (!!) in kurzer Zeit (also innerhalb weniger Tage, da es ja auch wieder vom Körper abgebaut wird) zu sich nehmen.

## Aufbewahrung und Haltbarkeit

Die Flasche sollte vor Sonneneinstrahlung geschützt aufbewahrt und keinen starken elektrischen oder magnetischen Feldern ausgesetzt werden. Denn dadurch werden die Metallpartikel entladen und fallen aus. Aufgrund seiner elektrostatischen Aufladung oder seiner Oberflächenbeschaffenheit entlädt sich kolloidales Silber auch an Plastik (z.B. Deckel der Glasflaschen), was an feinen grauen Ablagerungen zu erkennen ist. Daher sollte kolloidales Silber stehend aufbewahrt werden.

Durch Sedimentation und elektrische Entladung setzt sich das in Lösung befindliche kolloidale Silber normal innerhalb von 3–6 Monaten auf den Boden der Flasche ab. Die Wirkung des kolloidalen Silbers bleibt jedoch für einen viel längeren Zeitraum erhalten. Möglicherweise beruht diese Wirkung auf einer Übernahme der Schwingungsinformation durch das Wasser.

## Anwendungshinweise zum kolloidalen Silber

**Kolloidales Silber kann sowohl innerlich und äußerlich als auch bei der Inhalation angewendet werden.**

### Innerliche Anwendung als Kur

Einmal täglich 20 ml kolloidales Silber oder aber 2 x täglich 10 ml unverdünnt einnehmen. Für die innerliche Anwendung bei grippalen Infekten und Entzündungen wird die Dosis auf bis zu 2x30 ml 100 ppm erhöht, um eine zu frühe Resorption auf dem Weg zum erwünschten Wirkungsort zu verhindern. Treten starke Winde auf (Blähungen), weist dies auf eine falsche Einnahme hin: Das kolloidale Silber wurde zu kurz im Mund gelassen.

Zur Behandlung von Bronchial- und Lungenerkrankungen hat sich die Inhalation mit einem Kalt-Vernebler als die sinnvollste Anwendung erwiesen. Der dadurch entstehende Nebel mit kolloidalem Silber dringt tief in die Lungen-Alveolen ein und entfaltet dort seine optimale Wirkung.

### Äußerliche Anwendung

Obwohl allgemein bei Hautdefekten Lavandinöl das erste Mittel der Wahl ist, stellt kolloidales Silber durch seine optimale Verträglichkeit eine hervorragende Alternative dar.

Kolloidales Silber lässt sich gut tropfenweise, aber auch großflächig, in größerer Menge lokal auf die Haut auftragen. Es kann auch tropfenweise in eine offene oder infizierte Wunde zum Ausspülen eingetropft oder aufgesprüht werden. Dabei kann das kolloidale Silber unproblematisch mit den Fingerspitzen ohne Druckanwendung verteilt werden. Es besteht nie eine Infektionsgefahr. Das aufgesprühte kolloidale Silber trocknet von selbst ein.

Spülungen mit kolloidalem Silber im Vaginal- oder Analbereich werden eingespritzt. Dabei ist die Plastik-Spritzenspitze gekappt, sodass keine Verletzungsgefahr besteht. Hier haben sich Konzentrationen von 25–50 ppm bewährt.

#### Dauerfeuchte Anwendungen

**Die dauerfeuchte Anwendung ist eine spezielle Technik, um kolloidales Silber lange über einem verletzten Gewebe oder die Haut zu halten und damit die Regeneration zu beschleunigen und zu vervollständigen. Diese Anwendung ist geeignet, eine Hautverletzung zu einem vollkommen intakten Abschluss zu bringen, ohne dass es zu einer Defektheilung mit Narbenbildung kommt. Wichtig dabei ist, dass die verletzte Haut oder Wunde bis zu ihrer vollständigen Heilung permanent feucht gehalten wird.**

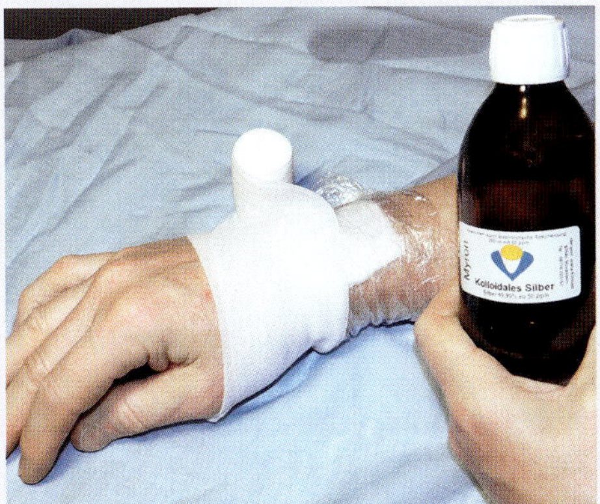


Dauerfeuchte Kompresse.

## Mundspülungen

Mundspülungen werden mit etwa 10–20 ml 25 ppm kolloidalem Silber durchgeführt, wobei das Silber so lange wie nur möglich – mindestens aber eineinhalb Minuten – im Mund behalten wird. Hier wirkt das kolloidale Silber tiefgreifend über die Mundschleimhaut. Obwohl eine Verbesserung rasch eintritt, sollte diese Anwendung eine Woche lang weitergeführt werden.

## Risiken und Nebenwirkungen

Kolloidales Silber ist bei korrekter Herstellung, richtiger Dosierung und Anwendung ungiftig und frei von Nebenwirkungen. Kolloidales Silber wird vollständig aus dem Körper ausgeschieden. Vorübergehend können selten Blähungen auftreten.

### Paradoxe Reaktionen

Es gibt Menschen, bei denen in seltenen Fällen (1:1 000 000) ein Heilmittel genau das Gegenteil von dem bewirkt, was es bei fast allen anderen Menschen tut. Das wird paradoxe Reaktion genannt. Diese ist keine Allergie.

So wirkt beispielsweise ein Schlafmittel in diesem seltenen Fall aufputschend. Dieses Phänomen kann bei schulmedizinischen Pharmaka ebenso auftreten wie bei kolloidalem Silber und bei ätherischen Ölen. Kolloidales Silber beschleunigt normalerweise die Wundheilung. Wenn es eine paradoxe Reaktion gibt, dann wird die Wunde zunehmend größer! In diesem Fall muss es sofort abgesetzt werden.

## Wirkungsausschluss

Es liegen bisher nur wenige wirklich glaubhafte und nachvollziehbare Erfahrungen mit dem Einsatz von kolloidalem Silber bei Bluterkrankungen, Knochenwachstumsstörungen, Herzmuskel- und Durchblutungsstörungen, Lähmungen und spastischen Krämpfen sowie bei angeborenen Defekten vor. Hier erscheint eine Anwendung des kolloidalen Silbers nicht sinnvoll. Diese Liste enthielt noch vor wenigen Jahren weitere Krankheitsbilder wie etwa Asthma, Tumorerkrankungen, Nervenstörungen, Sinnesstörungen, Gehirn- und Gedächtnisleistungsstörungen sowie psychosomatische und psychiatrische Beschwerden. Bei diesen Krankheitsbildern wurden jedoch in den letzten Jahren Behandlungserfolge festgestellt. Möglicherweise kann kolloidales Silber hier doch therapeutisch sinnvoll verwendet werden. Die weitere Erfahrung wird das zeigen.

## Kolloidales Silber in den sozialen Medien

Die Anwendung von elektrolytisch hergestelltem kolloidalem Silber ist noch nicht so alt. Als ich mich vor etwa 30 Jahren erstmals damit beschäftigte, hieß es noch, dass kolloidales Silber bei Asthma keinen Sinn mache. Das übernahm ich 2005 so, als ich die erste Auflage des Buches schrieb. Inzwischen sind jedoch 15 Jahre vergangen, und kolloidales Silber gehört mit zu meinen bevorzugten Mitteln bei Asthma.

Ähnlich wie bei Asthma gab es lange Zeit Fehlinformationen zur Anwendung von kolloidalem Silber: Noch bis etwa ins Jahr 2000 wurde kolloidales Silber nicht in der Schwangerschaft eingesetzt, da man Schädigungen der kindlichen Entwicklung fürchtete. Ebenso in der Stillphase, dem ersten Jahr nach der Geburt.

Durch medizinische Beratungen in den sozialen Medien in den letzten zehn Jahren wurden jedoch zunehmend mehr Fälle bekannt, in denen werdende Mütter verschiedene Erkrankungen mit kolloidalem Silber mit Erfolg behandelten, ohne dass es bisher zu einer Komplikation kam.

In den sozialen Medien gab es in den letzten zehn Jahren immer mehr Erfahrungsberichte über die Wirksamkeit von kolloidalem Silber bei sehr vielen Erkrankungen, sodass man inzwischen die Erfolgsaussichten einer Behandlung mit kolloidalem Silber besser einschätzen kann.

Es liegen inzwischen weit über 100 000 Erfahrungen vor, die ohne Facebook und andere Social-Media-Kanäle nie in dieser kurzen Zeit hätten zusammengetragen werden können.

### Kombination mit anderen Therapien

Kolloidales Silber kann mit fast allen anderen alternativen Therapien kombiniert werden. Es verträgt sich besonders gut mit ätherischen Ölen, aber auch mit Bachblüten, homöopathischen Medikamenten oder biochemischen Salzen und weiteren Therapien.

Manchmal jedoch sollten zeitliche Abstände zwischen der Einnahme der einzelnen Mittel eingehalten werden. Kolloidales Silber sollte mindestens 15 Minuten, besser jedoch 30 Minuten, zeitlich versetzt zu anderen Mitteln wie etwa einer Solelösung, einer Kieselsäure-Gel-Lösung oder einem Heilstein-Wasser eingenommen werden.

Bis jetzt gibt es aus meiner Erfahrung keinen Fall, in dem kolloidales Silber mit schulmedizinischen Medikamenten wie Alpha- oder Betablockern, Psychopharmaka, Schmerzmitteln, Antibiotika etc. in eine negative Wechselwirkung getreten wäre. Im Gegenteil: Es gibt in den USA Studien, nach denen Nanosilber resistente Keime für Antibiotika angreifbar machen soll und damit die Resistenz wieder aufheben würde.

# Klinoptilolith

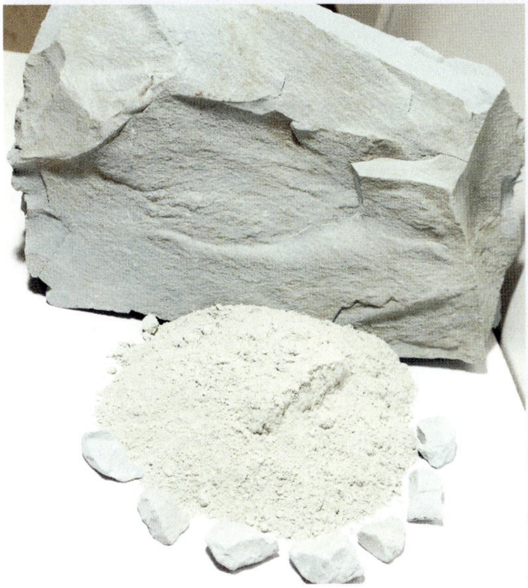

**Klinoptilolith ist ein natürliches Zeolith-Mineral, das mineralogisch zur Gruppe der Alumo-Gerüstsilikate (eine Struktur von Aluminiumoxid- und Siliziumoxid-Tetraedern) gehört. Er besitzt aufgrund seiner Hohlraumstruktur mit zahlreichen Poren und Kanälen eine große innere Oberfläche, die einen außerordentlich hohen Adsorptionsgrad aufweist. Das meint die Fähigkeit, Moleküle aus Flüssigkeiten oder Gasen an sich zu binden. Klinoptilolith ist daher sehr geeignet, Schwermetalle und Schadstoffe aus dem Verdauungstrakt aufzunehmen und auszuscheiden. Klinoptilolith ist mein wichtigstes Heilmittel zur Darmsanierung und Symbioselenkung. Klinoptilolith wird meist innerlich angewendet.**

Der Mensch besteht zu einem unvorstellbar großen Anteil aus Mikroorganismen, die in einer Symbiose mit ihm leben. Wir sind gerade erst dabei zu verstehen, welche Funktionen sie in unserem Organismus ausüben. Auf jeden Fall ist klar, dass sie einen wesentlichen Anteil an unserem Immunsystem haben. Wir sind also abhängig von den vielen kleinen Lebewesen! Allerdings stehen die Bakterien untereinander in einer Art

Wettstreit, und nur wenn sie in einem ausgewogenen Verhältnis vorliegen, nützen sie dem Menschen. Kommt es zu einer Art Übergewicht, kann es zu vermehrten Störungen im Stoffwechselsystem des Menschen kommen. Anscheinend sind sie in diesem Fall auch für eine Vielzahl von Erkrankungen verantwortlich, vor allem wohl deshalb, weil unser Immunsystem dann nicht richtig arbeitet. An dieser Stelle greife ich mit einer Symbioselenkung ein. Und der Klinoptilolith spielt dabei die Hauptrolle.

## Zeolith ist nicht gleich Zeolith

Klinoptilolith ist ein vulkanisches Mineral und kommt weltweit vor. Er wird zumeist industriell abgebaut, gereinigt und extrem fein pulverisiert. Da es auch synthetisch hergestellte Zeolithe gibt, ist es wichtig, bei der Beurteilung der medizinischen Qualität beim Kauf darauf zu achten, um welche Art von Zeolith es sich handelt. Im Gegensatz zu mineralreicher Heilerde besteht Klinoptilolith aus einem Monomineral, das heißt, im Idealfall nur aus Klinoptilolith, das aber durch dessen Entstehung mit 3 bis 8 Prozent Fremdmineralien, meist Quarz, Feldspat, Glimmer vermischt ist. Je reiner er also ist, umso besser die Wirkung. Interessant ist, dass einige Studien in den letzten Jahren mit synthetischen Zeolithen durchgeführt wurden, wobei festgestellt wurde, dass diese Aluminium und andere Stoffe an das Blut abgaben. Bei natürlichen Zeolithen wurde das noch nie beobachtet.

## Wie wirkt Klinoptilolith?

Dieses Mineral der Zeolith-Gruppe hat einige hervorragende Eigenschaften, die sich als wichtig in der Steinheilkunde erwiesen haben. Es bindet Ammoniak und Schwermetalle in sein Kristallgitter ein und gehört damit zu den vermutlich besten Entgiftungsmitteln. Dadurch wird die Leber entlastet, deren wichtigste Aufgabe es ist, Giftstoffe (wie eben Ammoniak) aus dem Blutkreislauf zu entfernen. Ebenso bindet der durch die Leber gebildete Gallenfarbstoff die Schwermetalle wie zum Beispiel Arsen, Blei, Cadmium, Nickel, Palladium, Quecksilber und Uran. So wird der Organismus auch von einer möglichen radioaktiven Belastung durch Caesium oder Strontium befreit.

In den letzten Jahren hat sich der Einsatz von Klinoptilolith bei vielen Erkrankungen als sehr sinnvoll erwiesen und die physiologische Steinheilkunde um einen effektiven therapeutischen Ansatz erweitert.

Die allgemein verbreitete wissenschaftliche Annahme, Klinoptilolith habe keine biochemische, sondern nur eine biophysikalische Wirkung, kann ich aus meiner persönlichen therapeutischen Erfahrung nicht teilen oder bestätigen. Vielmehr zeigen sich viele physiologische Reaktionen wie zum Beispiel Aktivierung des Knochenwachstums, Beeinflussung des Insulinhaushalts oder gar psychische Wirkungen.

Neben der entgiftenden Metallbindung hat Klinoptilolith noch eine andere Wirkung: Es lässt auch eine Dotierung mit bestimmten organischen Stoffen zu. Damit eignet es sich besonders gut als Trägersubstanz, um Wirkstoffe wie ätherische Öle länger und damit effektiver im Körper wirken zu lassen. Die magensäurebindende Wirkung des Klinoptilolith kann somit mit der schleimhautschützenden Wirkung von Fenchelöl oder der fettabbauenden Wirkung von Ingweröl gekoppelt werden. Das wirkt sich besonders bei Magengeschwüren, aber auch bei schweren Erkrankungen des Verdauungstraktes positiv aus.

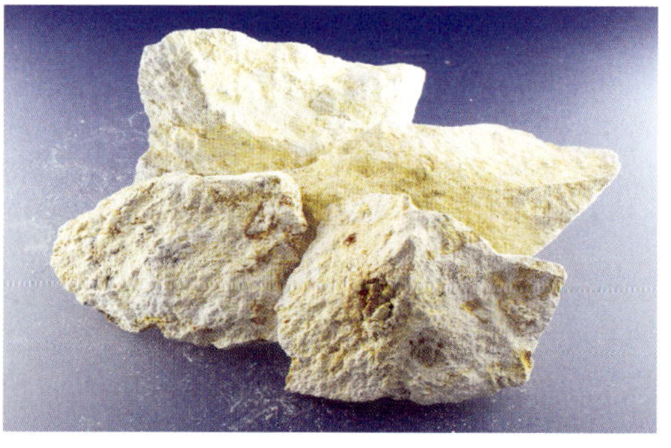

Klinoptilolith-Rohsteine.

## Hinweise zur Lagerung und Anwendung

Klinoptilolith wird als gemahlenes Pulver in gut verschlossenen Dosen verkauft. Das Mineral selbst ist rund 200 Millionen Jahre alt – da wird es die trockene Lagerung in der Dose leicht ein paar Jahre unbeschadet überstehen.

## Nebenwirkungen

Gravierende Nebenwirkungen sind weder in der Literatur oder dem Internet beschrieben worden, noch in meiner persönlichen Praxis aufgetaucht. Anzumerken ist lediglich, dass es in einigen Fällen zu Verstopfung (Obstipation), in anderen Fällen zu Durchfall gekommen ist. Diese Unregelmäßigkeit reguliert sich fast immer nach ein paar Tagen von selbst wieder. Dennoch sollte eine etwaige Neigung dazu vor Therapiebeginn bei der Festlegung der Dosis berücksichtigt werden und die Einnahme des Klinoptiloliths durch gequollenen, indischen Flohsamen (als ganze Samen) ergänzt werden, wodurch der Stuhlgang reguliert wird.

## Verwendung bei Tieren

Der Einsatz von Klinoptilolith in der Tierheilkunde hat ähnliche Voraussetzungen wie in der Humanmedizin. Erfahrungen mit Klinoptilolith liegen bisher bei der Behandlung von kranken Hühnern und Enten, Katzen, Hunden, Schafen, Ferkeln, Schweinen, Kälbern, Milchkühen, Rennpferden, Rehen und Damwild, aber auch exotischen Echsen, Vögeln, Fischen und Pelztieren, vor allem Frettchen, vor.

Klinoptilolith unterstützt dabei deren Immunsystem und hilft Haustieren, mit Stresssituationen besser fertig zu werden. Diese liegen zum Beispiel vor bei Trächtigkeit, bei der Aufzucht der Jungtiere, bei Zahnwechsel, Haarwechsel, bei psychischem Stress und Stoffwechselentgleisung sowie bei Entzündungen, Infekten, Verletzungen und Verdauungsstörungen.

Auch bei der Behandlung von Pferden liegen inzwischen Erfahrungen vor. Mit Klinoptilolith wurden beispielsweise Bindehautentzündung, Druse, Hautpilz, Hufrehe, Mauke, Pferdegrippe, Mondblindheit, Rotz und Strahlfäule behandelt. Als Pflanzenfresser haben Pferde einen verhältnismäßig langen Darm. Im Gegensatz zu Wieder-

### Klinoptilolith, der Tausendsassa

» Greift in den Regulationsmechanismus der Zellen des Immunsystems ein.

» Hemmt Proteinkinase B (KPKBa/beta/y) mit der Übertragung einer Phosphatgruppe auf andere Proteine.

» Ruft die Expression von p21WAF1/CiP1 und p27KIP1-Tumorunterdrückungsproteine hervor.

» Blockiert das Zellwachstum mehrerer Krebszell-Linien.

» Adsorbiert Mykotoxine (Pilzgifte).

» Lässt die Werte der Erythrozyten und des Blutfarbstoffes Hämoglobin im Blut ansteigen.

» Resorbiert Ammoniak im Darm und entlastet die Leber in ihrer Entgiftungsfunktion.

» Verbessert die Bioverfügbarkeit des Eisens.

» Greift extra- und intrazellulär in die Regulation des Säure-Basen-Haushaltes ein.

» Reguliert den gestörten Lipid-, Eiweiß- und Kohlehydratstoffwechsel.

» Greift über den Mineralhaushalt in den Elektrolyt- und Wasserhaushalt ein.

» Stellt Silizium für physiologische Prozesse zur Verfügung.

» Schützt den Organismus vor der Wirkung freier Radikale.

» Wird wieder vollkommen aus dem Körper ausgeschieden.

käuern, die bereits im Pansen zahlreiche Symbiosen zur Verdauung von Zellulose besitzen, findet die Aufspaltung bei Pferden erst im Blind- und Dickdarm statt. Die Mikroorganismen im Dickdarm schlüsseln die komplexen Kohlenhydrate auf und verwerten sie.

Pferde reagieren empfindlich auf Futterumstellungen oder nicht optimale Fütterungsbedingungen. Stress, zu hohe Kraftfuttergaben, Heu von minderer Qualität, häufige Fütterung von Heulage können zu Übersäuerung im Dünndarm, Fehlgärungen, Verdauungsproblemen, Durchfall und zu Koliken führen. Hier kann die Zugabe von Klinoptilolith zum Futter einen wichtigen Beitrag zur Stabilisierung der Darmflora leisten.

In der Nutztierhaltung wird Klinoptilolith zur Behandlung von Erkrankungen des Verdauungs- und Atmungstrakts verwendet. Durch die Regulierung des Mineralhaushalts und eine bessere Verwertung von Kalzium- und Eiweißfutter kann das Auftreten von Infektions- und Stoffwechselerkrankungen eingeschränkt werden.

Auch über das Grünfutter oder auf der Weide aufgenommene Schadstoffe können mithilfe von Klinoptilolith aus dem Körper ausgeleitet werden.

Ferner verläuft auch der Fellwechsel für die Tiere weniger belastend, zudem wurde öfters eine Verbesserung der Fellqualität beobachtet.

In den letzten Jahren wurden öfter Schimmelpilze und Pilzgifte (Aflatoxine) in Futtermitteln wie Getreide, Mais, Heu und Stroh nachgewiesen. Aflatoxine vergiften die Leber schon in geringer Dosis. Sie schwächen das Immunsystem und können karzinogene Wirkung entfalten. Auch hier hat sich die Behandlung mit Klinoptilolith bewährt.

Zu den Anwendungsmöglichkeiten zählt auch die Verbesserung der Luftverhältnisse in Ställen durch Zugabe von großkörnigem Klinoptilolith zur Einstreu. Dies bringt für Pferde mit Allergien oder Atemwegserkrankungen, wie zum Beispiel der Lungenkrankheit COPD (Chronic Obstructive Pulmonary Disease), eine große Erleichterung.

Eigene Erfahrungen bei kranken Tieren konnte ich bisher nur bei Hunden und Katzen machen, wobei jedes Mal Klinoptilolith ins Nassfutter untergemischt wurde. Bei einer Euterentzündung einer Milchkuh, die ich beobachtete, wurde Klinoptilolith mit warmem Wasser als Brei auf das Euter aufgetragen; nach dem Eintrocknen wurde das Mineral wieder abgewaschen. Diese Prozedur musste einige Male wiederholt werden, linderte jedoch die Schmerzen schon nach der ersten Anwendung.

Erfahrungsberichte mit der Behandlung von Tieren sammle ich erst seit 2011. Demnach liegen noch wenig Forschungsergebnisse vor. Meine Fallsammlungen und Internetrecherchen zu Tiererkrankungen habe ich seitdem systematisch intensiviert.

Aus Internetaufzeichnungen geht hervor, dass Klinoptilolith in Futter untergemischt, als Ballaststoff im Verdauungstrakt wirkt und den Harnstoffgehalt im Blut um circa 10 Prozent senkt.

In verschiedenen Facebook-Gruppen wurden in den letzten Jahren immer mehr Fälle von privaten Anwendern beschrieben, die Klinoptilolith bei ihren Pferden oder Haustieren eingesetzt haben. Es handelt sich teilweise um sehr ausführliche Berichte - oft mit Bildern illustriert.

# Bentonit

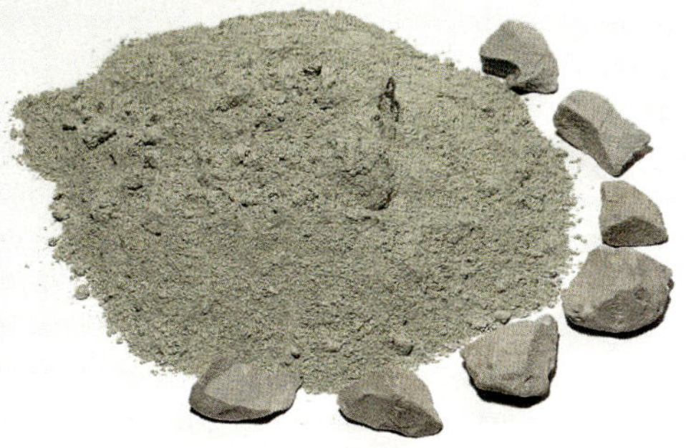

Bentonit ist eine Mischung aus verschiedenen Tonmineralien und entsteht durch Verwitterung von Vulkanasche. In Bentonit ist bis zu 95 Prozent Montmorillonit enthalten, ein Mineral aus der Klasse der Schichtsilikate. Die Hauptbestandteile sind Aluminium und Silizium sowie Natrium, Calcium, Magnesium und Wasser. Ähnlich wie der Klinoptilolith besitzt der Bentonit eine sehr große und dazu noch negativ geladene Oberfläche, was zu einer erstaunlich hohen Aufnahmekapazität für Schadstoffe aller Art führt.

Wie der Klinoptilolith wird er – wenn innerlich eingenommen – vor allem zur Darmsanierung eingesetzt. Seine besondere Stärke liegt bei unspezifischen Vergiftungen. Er kann auch große Stoffe auf seiner Oberfläche aufnehmen. Darüber hinaus gibt es aber auch noch weitere Anwendungsbereiche, zum Beispiel in Form von Mineralbädern, Packungen und Umschlägen.

## So wirkt Bentonit

Mit seiner negativen ionischen Ladung zieht er alle Stoffe mit einer positiven Ionenladung an – vor allem Metalle und Schadstoffe. Der Darm hat die Aufgabe, Nahrungsstoffe aufzunehmen und Abfallstoffe auszuscheiden. Die feinen Teilchen des Bentonit bilden eine große Oberfläche, die große Mengen Schad- und Giftstoffe aufnehmen und Gase binden kann. Auf diese Weise kann der Darm entgiftet und die im Darm befindliche körpereigene Abwehr angeregt werden.

Bentonit bewirkt eine Mikromassage im Darm, verstärkt die Sekretion ohne Reizung, regt die Verdauung an und wirkt als Ballaststoff.

Die aus ihm gelösten Mineralstoffe werden über den Darm aufgenommen und dem Körper zugeführt. Das kann nur Bentonit! Die Mineralerde enthält als zusätzliche lebenswichtige Spurenelemente Eisen, Kalium, Kobalt, Kupfer, Lithium, Magnesium, Mangan, Molybdän, Natrium und Phosphor.

## Einsatzgebiete für Bentonit

- So kann Bentonit bei körperlicher Erschöpfung die Leistungsfähigkeit wieder steigern und bei geistiger Ermüdung erhöhte psychische Spannkraft verleihen.
- Die Mineralerde wird nicht nur innerlich, sondern auch äußerlich in Form von Packungen, Umschlägen, Masken oder Bädern angewendet.
- Bentonit kann bei auftretenden Schmerzen eine große Hilfe sein, indem eine Schicht des Breis auf die schmerzende Stelle gestrichen, darüber eine Folie gelegt und das Ganze zugebunden wird.
- Darüber hinaus gibt er beim Durchwandern des Darms verschiedene Mineralstoffe und Spurenelemente ab und regt damit zusätzlich die Darmbewegung (Peristaltik) an.
- Bei Migräne und Kopfschmerzen werden Umschläge auf die Stirn oder den Nacken, bei Ohrenschmerzen um die Ohrmuschel und bei Halsschmerzen um den Hals gelegt.
- Bei Hals- oder Mandelentzündung wird 1 Teelöffel Bentonit in einem Glas warmem Wasser als Gurgelmittel verwendet.
- Bei Gelenkschmerzen den Brei so warm wie möglich aufgetragen und durch einen festen Umschlag möglichst lange warm erhalten. Solange die Umschläge nicht als störend empfunden werden, können sie liegen bleiben.

## Bentonit-Bäder

Bei Mineralerde-Bädern werden 1–2 Tassen Bentonit verwendet. Wirksamer ist es, sich nach dem Bad nicht trocken zu reiben, sondern, feucht in ein Badetuch gewickelt, im Bett auszuschwitzen.

Masken und Packungen regen die Hautdurchblutung an, führen der Haut Feuchtigkeit zu, straffen das Gewebe, beruhigen die Hautnerven und verbessern die Qualität von Haaren, Nägeln und auch der Haut.

## Bentonit in der Trinkkur

Zuerst wird die Mineralerde in ein Gefäß gegeben und erst danach mit Wasser aufgefüllt. Die Dosis beträgt 1 Teelöffel Bentonit auf ein Glas Wasser. Im Internet findet man den Hinweis, dass man nach dem Mineralerde-Trunk noch circa 30 Minuten nüchtern bleiben sollte. Das ist aus meiner Sicht nicht unbedingt für einen Heilungserfolg notwendig. Das Pulver kann auch direkt in ein Müsli untergemischt werden.

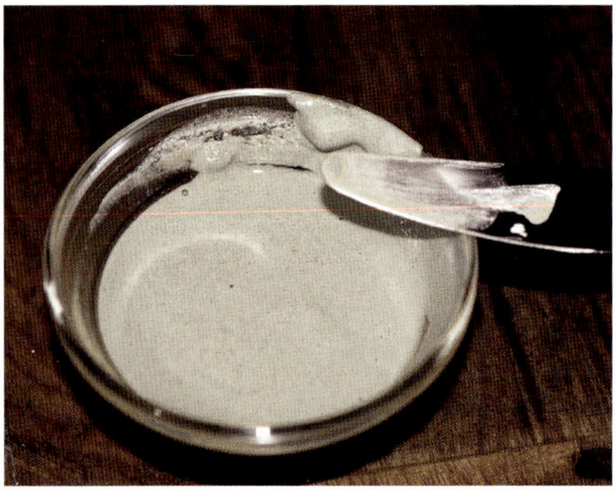

Bentonit-Pulver in Wasser eingerührt.

# Borax

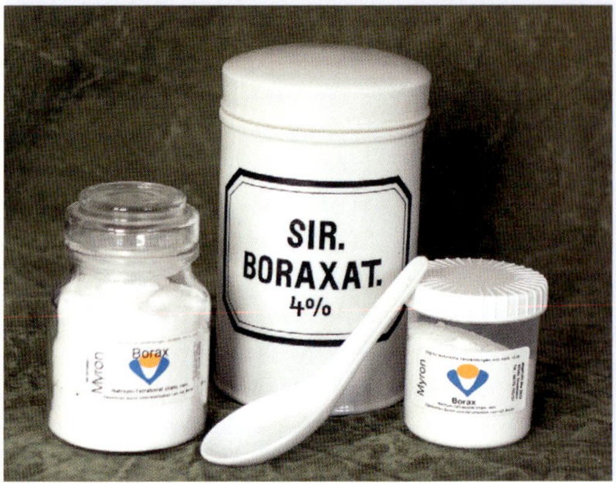


**Das alte Hausmittel Borax ist ein selten vorkommendes Mineral aus der Mineralklasse der Borate. Es ist chemisch gesehen ein Natrium-Tetraborat, das Natriumsalz der Borsäure. In der Natur kommt es in kristalliner oder derber Form ähnlich wie Anhydrit oder Gips als Evaporit vor. In reiner Form ist Borax farblos und durchsichtig. Es entsteht hauptsächlich bei der Austrocknung von Borax-Salzseen. Daneben findet sich das Mineral auch als Bodenausblühung in ariden Gebieten oder als Sinterabsatz an Thermalquellen. Borax ist das Mittel der Wahl bei allen Pilzerkrankungen, die therapeutisch gut erreichbar sind. Lungen- oder Darmpilze sind deswegen nicht mit Borax zu behandeln.**

Borax wurde schon im Alten Ägypten zum Einbalsamieren benutzt. Ob es die Griechen in ihrer Medizin verwendeten, ist unklar. Von den Venetianern wurde Borax aus Ostindien (als Tinkal) importiert. Sicher belegt ist jedoch die Benutzung von Borax zu Heilzwecken im Spätmittelalter – zunächst bei den Arabern, später dann bei europäischen Ärzten.

Borax ist meist ein weißes, hygroskopisches Salz, das im Freien rasch verläuft. In der Alternativmedizin wird es häufiger verwendet, im Internet wird es sogar als »Modedroge« gehandelt. Es gibt zahlreiche Bücher zu Borax, allerdings bezweifle ich, dass Borax bei den vielen (teilweise sogar widersprüchlichen) aufgeführten Krankheitsbildern tatsächlich hilft.

## Risiken und Nebenwirkungen

In der EU darf Borax nur an bestimmte Berufsgruppen verkauft werden, da dieser Stoff als vermeintlich krebserregend eingestuft worden ist, allerdings erst in höherer Dosierung; 20 g sind unschädlich. Deshalb ist Borax auch in Apotheken nicht erhältlich.

## Physiologische Prozesse

Physiologisch gesehen, ist Bor ein wichtiges Spurenelement, das an der Knochen- und Zahnbildung beteiligt ist. Es ist im Stoffwechsel genauso aktiv wie im Immunsystem, der Zellmembran oder im Calcium- und Vitaminhaushalt. Auch bei der Zellteilung spielt es eine wichtige Rolle.

## So wirkt Borax

Borax hilft in der physiologischen Steinheilkunde bei Erkrankungen des Magen-Darm-Traktes, an denen der Muskel-Apparat beteiligt ist. Es bessert zudem Erbrechen, Koliken, Krämpfe und Übelkeit. Es lindert Beschwerden der Haut und des Nervensystems. Borax kann zu Beginn einer Arthrose den Prozess noch aufhalten und umkehren.

## Einsatzgebiete für Borax

- Borax ist stark antibakteriell – und wäre somit auch bei Wunden einsetzbar. Besser ist hier aber der Einsatz von kolloidalem Silber.
- Ich verwende Borax therapeutisch äußerlich vor allem bei Pilzerkrankungen, die gut erreichbar sind – zum Beispiel bei Babys am Po (durch Windeltragen), auf den Fußnägeln, auf der Haut. Hier nehme ich Abwaschungen vor.
- Im Mundbereich (zum Beispiel bei Soor) kann Gurgeln mit einer Borax-Lösung helfen.
- Bei Arthrose kann auch eine innerliche Einnahme angezeigt sein. Hier ist eine medizinisch saubere Diagnose notwendig.
- Für alle Anwendungen empfehle ich eine Dosis von 10 ml Stammlösung (aus 12 g Borax in 1 Liter Wasser) 2–3 x täglich.
- Achtung: Borax ist nicht so einfach zur Selbstmedikation geeignet! Seine Anwendung sollte prinzipiell immer therapeutisch begleitet und kontrolliert werden.

### Dosierung einer Borax-Stammlösung

**Stammlösung herstellen: In 1 Liter Wasser werden – je nach Patient – 12 bis 18 g Borax aufgelöst. Daraus werden täglich 2 x 10 ml entnommen. Dadurch enthält jede Entnahme 150 bzw. 180 mg Borax. Diese Menge reicht für eineinhalb Monate.**

# Schwefel

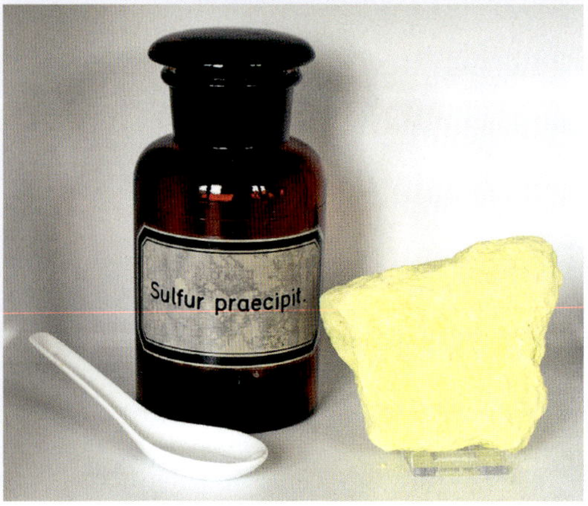


Schwefel gehört zu den ältesten Heilmitteln der physiologischen Steinheilkunde. Bereits in der Antike wurden Kranke mit Schwefelbädern behandelt. Schon die antiken Griechen und Römer wussten um die heilsame Wirkung von Schwefelquellen. Schwefel ist ein chemisches Element und ein Wirkstoff mit keratolytischen (abschuppend, hornhautlösend), antimikrobiellen und antiparasitären Eigenschaften, der in der Medizin hauptsächlich für die Behandlung von Hauterkrankungen eingesetzt wird. Schwefelbäder dienen auch zur unterstützenden Therapie bei rheumatischen Erkrankungen. Schwefel kommt oft in der Nähe von Vulkanen vor und tritt aus ihnen auch in Form von Schwefeldämpfen aus.

## So wirkt Schwefel

Schwefel ist von Sulfat, den Salzen der Schwefelsäure, zu unterscheiden. Er wirkt direkt durch seine elementare Funktion und hat mit seiner an Sauerstoff gebundenen Form mit Sulfat nichts gemeinsam.

### Sulfatwässer und die Salze der Schwefelsäure in der Steinheilkunde

Sulfate sind natürliche Schwefelverbindungen – zum Beispiel Natrium-, Magnesium-, Kalzium- oder Eisensulfat, die sowohl äußerlich als auch innerlich angewendet werden können. Die Wirkung erfolgt bei Trinkkuren über die Schleimhaut der Verdauungsorgane, die durch sulfathaltiges Wasser aktiviert oder beruhigt wird. Bei Bädern wird die heilende Substanz über die Haut aufgenommen, aber auch eingeatmet.

Sulfatbäder werden traditionellerweise angewendet bei Erkrankungen des Bewegungsapparates (Entzündungen, Abnützung, zum Beispiel Arthrosen), nach Unfällen bzw. Schäden am Bewegungsapparat, bei Neuralgien, Nervenentzündungen, bei funktionellen Herz-Kreislauf-Erkrankungen (beispielsweise Durchblutungsstörungen) oder bei Rheuma. Trinkkuren sind Sulfat-Anwendungen (meist Magnesiumsulfat).

Zu den Salzen der Schwefelsäure gehören zum Beispiel Natriumsulfat (besser bekannt als Glaubersalz), bei Verstopfung oder zur Darmreinigung verwendet; oder Magnesiumsulfat (Bittersalz), verabreicht beispielsweise bei Durchfall oder Lebererkrankungen.

## Physiologische Prozesse

Schwefel ist im menschlichen Organismus am Aufbau von Aminosäuren, Insulin, Heparin, Vitamin B1 und Bindegewebe beteiligt. In der physiologischen Steinheilkunde wird Schwefel dazu verwendet, den Aufbau von Haut, Nägeln oder Haaren zu unterstützen. Schwefel reguliert Entgiftungsprozesse, fördert Ausscheidungsprozesse des Verdauungstraktes und greift in die Körperabwehr ein.

## Einsatzgebiete für Schwefel

Reiner Schwefel bzw. Schwefelblüte (feines Schwefelpulver) ist in Apotheken und Drogerien erhältlich. Er ist unter anderem in Cremes, Shampoos und Schwefelbädern enthalten.

Ich verwende Schwefel fast nur in Form von Bädern in heißem Wasser mit bis zu 30 g Schwefelzusatz vor allem bei verschiedenen Hauterkrankungen. Zu den traditionellen Anwendungsgebieten gehören Akne, Seborrhö (Überproduktion von Hautfetten aus Talgdrüsen), Hautschuppungen, Läuse, Krätze, Ekzeme, Neurodermitis oder Rosazea (eine nicht ansteckende, entzündliche und chronisch verlaufende Hauterkrankung, die schubweise im Gesicht auftritt und mit einer Rötung beginnt).

Schwefelbäder werden auch für die Behandlung rheumatischer Erkrankungen verwendet. Worauf dabei zu achten ist, dass keine offenen Wunden vorhanden sind.

## Dosierung

Für ein Vollbad werden bis zu 30 g Schwefel in die Badewanne gegeben. Danach wird das Wasser aufgefüllt und gut durchmischt. Badedauer: 10–20 Minuten.

## Risiken und Nebenwirkungen

Zu den möglichen unerwünschten Nebenwirkungen gehören lokale Reaktionen wie Hautreizungen. Gegenanzeigen sind beispielsweise Überempfindlichkeit und Allergien. Schwefel darf nicht am Auge und auf Schleimhäuten oder auf verletzter Haut angewandt werden. Vorsicht ist ebenfalls geboten beim Einsatz bei Kindern, während der Schwangerschaft und der Stillzeit. Elementarer Schwefel hat einen starken Geruch, der bei vielen Menschen lange auf der Haut haften bleiben kann.

# Halit (Steinsalz)

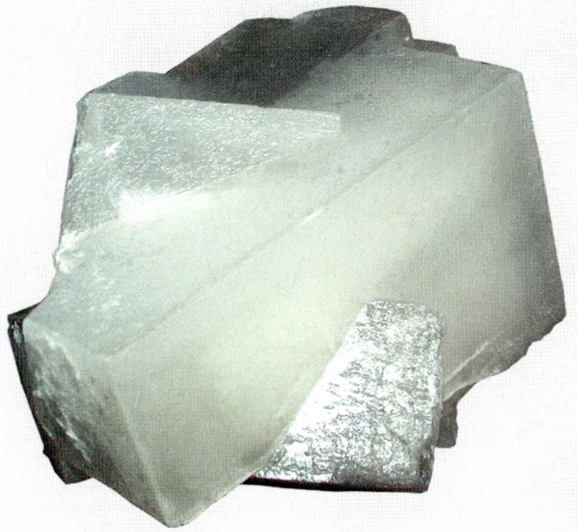

**Kristallines Steinsalz hat sich in den letzten Jahren immer stärker als therapeutisches Mittel durchgesetzt und ist heute hauptsächlich als sogenanntes Himalaja-Salz mit rötlicher Färbung aus dem pakistanischen Salt Range des Hindukusch im Handel. In der physiologischen Steinheilkunde eingesetzt, sorgt Halit für das richtige und reibungslose Funktionieren komplexer regulativer Zusammenhänge im menschlichen Organismus. Das besonders wertvolle, transparente, würfelförmig erscheinende Kristallsalz kann als wasserhaltige Solelösung physiologisch im medizinischen Sinne oder als Einzelkristall energetisch im Sinne der Steinheilkunde verwendet werden. Physiologisch garantiert Salz das Funktionieren komplexer regulativer Zusammenhänge.**

## Mineralogie der Halitkristalle

Steinsalz bildet sich durch Austrocknung des Meeres in Küstennähe. Durch Verdunstung kommt es zur Übersättigung an schweren Mineralsalzen, weshalb zunächst Schwermetalle, dann Gips, dann Calcit und schließlich die hervorragend wasserlöslichen Stoffe Natrium und Chlorit als Kochsalz ausfallen.

### Physiologische Prozesse

Salz gewährleistet durch Osmose eine ausgewogene Flüssigkeitsverteilung in den Zellen und dem sie umgebenden Bindegewebe.

» Salz reguliert das Durst- und Trinkverhalten und greift in die Bildung von Ödemen oder Gewebeaustrocknung ein.

» Salz greift in die Transportprozesse des Blutes ein und fördert die Entgiftung sowie Reinigung des Gewebes durch Ausschwemmung über die Niere.

» Salz stabilisiert den Kreislauf und die orthostatische Funktionsfähigkeit des Blutes.

» Salz steuert die Nierenfunktion über den Wasser- und Elektrolytaustausch der Nephronen und sorgt für eine Entgiftung der mit Wasser ausscheidbaren Stoffe. Es sorgt für einen ausgeglichenen Mineralhaushalt.

» Salz reguliert die Verdauung im Magen durch Bildung der Salzsäure und Bildung von Natriumbicarbonat in der Bauchspeicheldrüse und beeinflusst damit die Aufschließung der Nahrung sowie den Säure-Basen-Haushalt und die Blutpufferung.

» Salz greift in die Erregbarkeit und Leitfähigkeit der Nerven ein und damit auch in die Hirntätigkeit und die Kontraktionsgeschwindigkeit und -stärke der Muskeln.

» Salz bildet durch seine Ausscheidung über den Schweiß zu einem Teil den Säureschutzmantel der Haut.

» Der Zusammenhang des Salzes mit der Hormonregulation der Periode ist noch nicht vollständig geklärt.

# Anwendungen mit Halit

Halitsalz kann sowohl innerlich als auch äußerlich angewendet werden. Die in der Steinheilkunde oft verwendete äußerliche energetische Kristallsetzung ohne Körperkontakt verwende ich dagegen nie.

## Einspeicheln

Zum Einspeicheln wird ein Salzkristall kurzfristig in den Mund genommen und nach der Herausnahme des Kristalls der Speichel noch einige Zeit im Mund gehalten. Der gesalzene Speichel kann geschluckt oder ausgespuckt werden.
**Anwendungsbeispiele:** Atemwegserkrankungen, Mund- und Bronchialerkrankungen, Zahnfleischerkrankungen, Allergien.

## Trinken

Morgens 1 Teelöffel konzentrierte, 26-prozentige Halit-Kristall-Sole in einem Glas Wasser (125 ml) mischen und nüchtern trinken. Dazu über den Tag verteilt 2 Liter reines Wasser zu sich nehmen, um die Ausscheidung zu verstärken.
**Anwendungsbeispiele:** Antriebslosigkeit, Asthma, Blasen- und Nierenbeschwerden, Darmbeschwerden und -reinigung, Menstruationsbeschwerden, niedriger Blutdruck.

## Sole-Trinkkuren

Bei einer Sole-Trinkkur wird über einen längeren Zeitraum eine geringe Menge Sole verdünnt oder pur innerlich eingenommen. Einen Teelöffel konzentrierte Sole in ein Glas mit Wasser (125 ml), am besten mit Quellwasser, geben und morgens nüchtern trinken, dann einen Teelöffel konzentrierte Sole in einen Glaskrug mit Wasser (125 ml) geben und über den Tag verteilt trinken. Dazu über den Tag verteilt 2 Liter Wasser zusätzlich trinken, um die Ausscheidung zu verstärken.
**Anwendungsbeispiele:** Blasen- und Nierenbeschwerden, Asthma, Antriebslosigkeit, Darmbeschwerden und -reinigung, Hauterkrankungen.

## Baden

Verdünnte einprozentige Halitkristall-Sole kann für ein Vollbad verwendet werden, das durch Lösen von ca. 1 kg Salzbrocken in 100 l Badewasser hergestellt wird.

**Anwendungsbeispiele:** Akne, Bindegewebsentgiftung, Durchblutungsstörungen, Nervenberuhigung und Entspannung, atrophische und entzündliche Hauterkrankungen, rheumatische Beschwerden, Juckreiz unterschiedlicher Ursache, Herz-Kreislauf-Beschwerden, Kinderkrankheiten mit juckender Haut.

## Auftragen

Nach dem Waschen trägt man eine gesättigte 26-prozentige Halitkristall-Sole auf die noch feuchte Haut auf, die anschließend nur damit abgetupft wird.

**Anwendungsbeispiele:** Hautinfektionen, atrophische und entzündliche Hauterkrankungen, Blutergüsse, Durchblutungsstörungen, Hautverletzungen, Insektenbisse und -stiche, rheumatische Beschwerden, Juckreiz unterschiedlicher Ursache, Kinderkrankheiten mit juckender Haut.

## Gurgeln

Eine gesättigte 26-prozentige oder auch verdünnte zweiprozentige Halitkristall-Sole von 10 ml kann zum Gurgeln eingesetzt werden.

**Anwendungsbeispiele:** Entzündungen in Mund- und Rachenraum, Zahnfleischbeschwerden, Erkältungsbeschwerden.

## Nasenspülung

Zur Nasenspülung gibt es im Fachhandel spezielle Kännchen aus Glas oder Porzellan, die auch als Nasenduschen angeboten werden. Eine lauwarme, einprozentige Halitkristall-Solelösung wird daraus in die Nase gezogen.

**Anwendungsbeispiele:** Erkältungskrankheiten und grippale Infekte.

### Herstellung einer Halit-Kristall-Sole

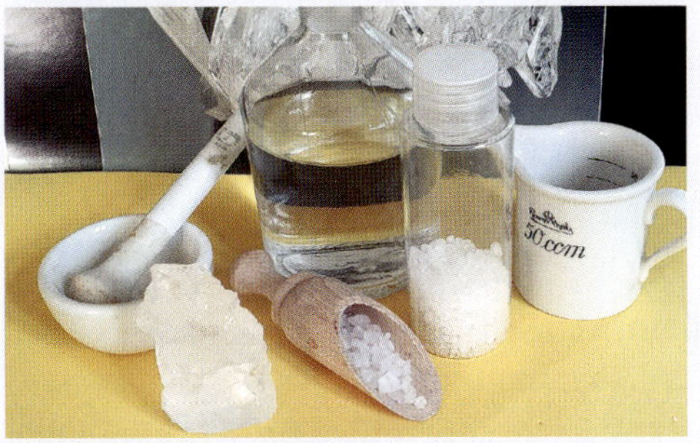


### Gesättigte 26-prozentige Halit-Kristall-Sole:

Wasser kann bei normaler Zimmertemperatur nur 26 Prozent Salz lösen. Erst bei höherer Temperatur löst sich bis zu 33 Prozent des Salzes im Wasser. Zur Herstellung einer gesättigten 26-prozentigen Sole reicht es, mehrere Salzbrocken in ein mit Wasser gefülltes Gas einzulegen. Nach etwa 3–5 Stunden hat sich so viel Salz gelöst, dass eine gesättigte Sole entstanden ist; zu erkennen daran, dass noch ungelöstes Salz übrig ist. Möchte man jedoch kein Restsalz in der Sole haben, kann man 260 g Salz in 1 Liter Wasser lösen.

### Einprozentige und zweiprozentige Halit-Kristall-Sole:

Eine verdünnte ein- oder zweiprozentige Solelösung kann man herstellen, indem man 4 ml der konzentrierten Sole auf 100 ml Wasser (einprozentig) auffüllt bzw. auf 50 ml (zweiprozentig). Diese verdünnten Solelösungen lassen sich natürlich auch durch direktes Auflösen von 10 g Salz (einprozentig) auf 1 Liter Wasser bzw. 20 g (zweiprozentig) Salz auf 1 Liter Wasser herstellen. Eine einprozentige Solelösung zum Baden kann auch durch Lösen von 1 kg Salz auf 100 Liter Wasser in der Badewanne hergestellt werden.

## Inhalation mit Kalt-Vernebler

Verdünnte ein- oder zweiprozentige Halitkristall-Sole kann mit einem Kalt-Vernebler inhaliert werden.

**Anwendungsbeispiele:** Atemwegs- und Bronchialbeschwerden, Grippe und grippale Infekte, Erkältungsvorbeugung.

## Kombinationsausschluss

- Halit kann zusammen mit fast allen anderen Therapien verwendet werden, wenn die zeitliche Versetzung der physiologischen Methoden berücksichtigt wird.

- Halit sollte zeitlich versetzt zu anderen Anwendungen wie etwa der Einnahme von kolloidalem Silber, einer Kieselsäure-Gel-Lösung oder Klinoptilolith-Pulver eingenommen werden. Gute Erfahrungen liegen mit einem zeitlichen Abstand von mindestens 30 Minuten vor, besser jedoch über 60 Minuten.

- Halit kann gleichzeitig an gleicher Stelle mit ätherischen Ölen verwendet werden. Dabei ist kein zeitlicher Abstand zu beachten.

- Halit kann die Therapie mit Bachblüten-, spagyrischen Essenzen oder homöopathischen Mitteln bzw. biochemischen Salzen unterstützen, muss jedoch auch dann zeitlich versetzt eingenommen werden.

## Risiken und Nebenwirkungen

Eine kurzfristige schwere Schädigung des Organismus durch Salz ist relativ unwahrscheinlich. Langfristig ruft ein übermäßiger Salzverbrauch aber viele chronische Erkrankungen hervor, von denen Blutdruckerhöhung nur die bekannteste ist. Dies sollte bei einer Halit-Kur auf jeden Fall mitbedacht werden.

Gerade Menschen mit Vorerkrankungen wie Bluthochdruck, einem Herzleiden, einer Nierenfunktionsstörung oder bei einer Refluxkrankheit sollten Salz nicht bedenkenlos zu sich nehmen.

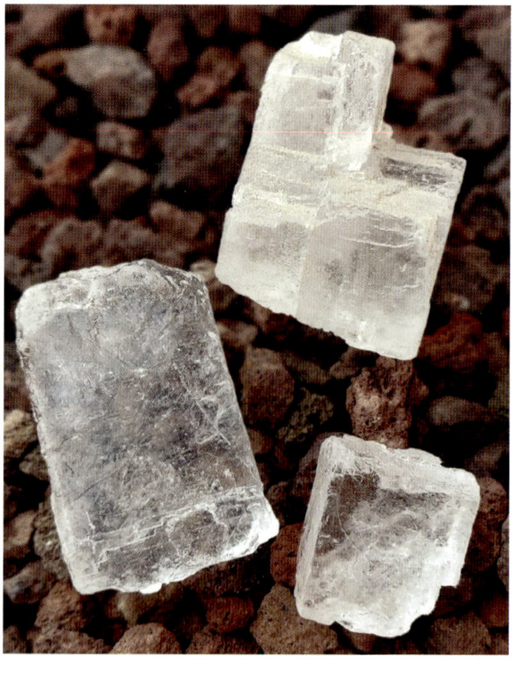

# Natron (Natriumhydrogencarbonat)

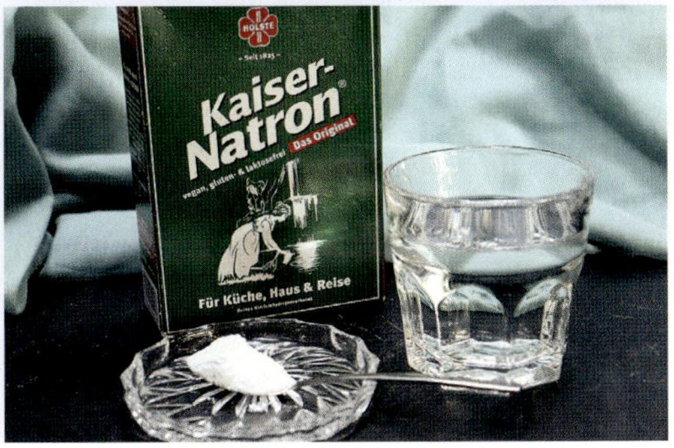


**Natron (Natriumhydrogencarbonat) ist ein Natriumsalz der Kohlensäure und zählt zu den Hydrogencarbonaten. Die Verbindung sollte nicht mit dem ätzenden Natriumcarbonat (Soda) verwechselt werden. Im Handel wird Natron auch als Backpulver, Speisesoda, Backsoda, Backnatron, Kaiser-Natron oder Bullrichsalz angeboten. Natron puffert überschüssige Magensäure ab. Natriumhydrogencarbonat wurde bereits von den alten Ägyptern zum Mumifizieren verwendet. Es wird – ähnlich wie Halitsalz – aus den sogenannten Natronseen gewonnen. Natron wirkt antibakteriell, antiseptisch, hemmt Entzündungen und gleicht Säuren aus.**

## Physiologie von Natron

Rund 1,5 Liter Natriumhydrogencarbonat stellt der menschliche Organismus täglich her, um die Magensäure im Zwölffingerdarm zu neutralisieren, damit die Darmwand nicht angegriffen wird. Erst dann geht der Mageninhalt in den sich anschließenden Dünn- und Dickdarm über. Natron wirkt nach der Einnahme schnell und gut gegen die Symptome von Sodbrennen, da er aufsteigende Magensäure bindet. Auch bei Blähungen hilft Natron durch seine abpuffernde Wirkung. Dabei kommt vor allem seine basische Eigenschaft (hoher pH-Wert) zum Tragen.

## Risiken und Nebenwirkungen

Natron kann im Akutfall eingenommen werden, nicht aber als Dauermedikation, weil sich Natron mit der überschüssigen Magensäure zu Salz verbindet und damit langfristig die Symptome sogar noch verstärkt. Übermäßige oder längere Einnahme von Natron kann zu einer Alkalose führen. Natron beseitigt nicht die Ursache der Erkrankung. Bei Bluthochdruck, Herz- und Nierenerkrankungen sollte Natron sparsam eingesetzt werden.

## Einsatzgebiete von Natron

- Ein Teelöffel (5 g) Natron, aufgelöst in einem Glas Wasser, kann die Übersäuerung des Magens kurzfristig neutralisieren – am besten eine Stunde nach dem Essen.
- Natron wird aufgrund des basischen pH-Wertes auch eine entzündungshemmende Eigenschaft nachgesagt. Es ist leicht antiseptisch. Bei einer Blasenentzündung wird in einigen Internetgruppen das Trinken von aufgelöstem Natron in Wasser empfohlen, um die Säure im Urin zu reduzieren. Ich bezweifle, dass dies funktioniert.
- Bei Halsschmerzen kann beispielsweise das Gurgeln mit Natronwasser Abhilfe schaffen.
- Die nach einer massiven sportlichen Aktivität auftretenden Schmerzen (Muskelkater) können durch die Einnahme einer Natronlösung gemildert werden. Natron entsäuert das Blut und hilft, die im Muskel auftretende Milchsäure schneller abzubauen.
- Eine Schmerzlinderung bei Sonnenbrand kann mit einen in Natronlösung getauchten T-Shirt behandelt werden. Dazu zieht man das T-Shirt nass an und lässt es auf der Haut trocknen.
- Dosierung: 1 Teelöffel Natron in 50–100 ml Wasser auflösen und trinken oder ½ Teelöffel Natron in 30 ml Wasser lösen, damit 2–3 Minuten gurgeln und dann ausspucken.

# Empirische Steinheilkunde: Heilsteine und ihre therapeutische Anwendung

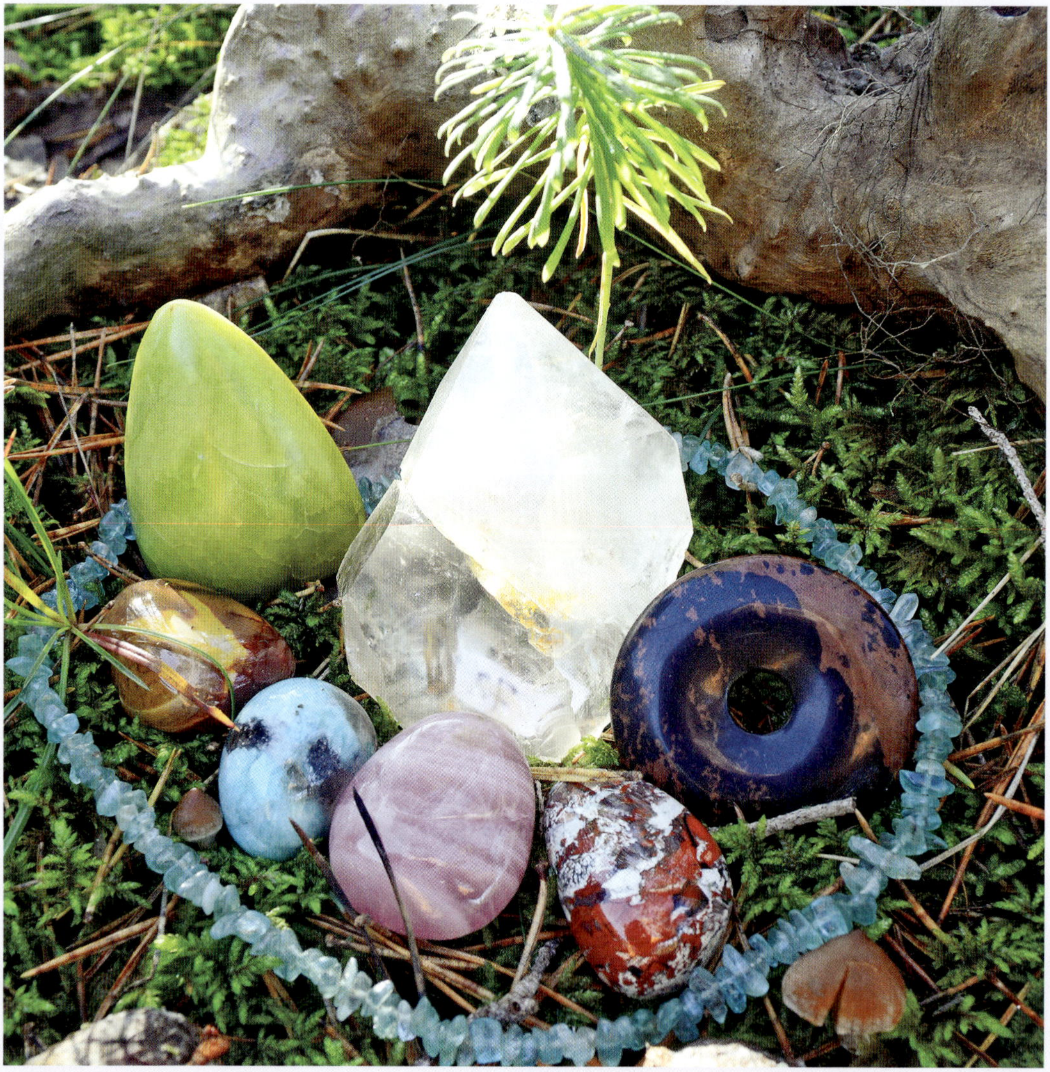

**Als empirische Steinheilkunde kann man die gesammelte und wiederholbare Erfahrung mit der heilenden Wirkung von Steinen bezeichnen, die in Selbstversuchen, Forschungsgruppen und therapeutischen Praxen sowie durch Erfahrungsberichte in Social-Media-Gruppen gewonnen worden sind. Das steinheilkundliche Wissen aus 5000 Jahre Medizingeschichte muss dazu noch überprüft werden. Zu berücksichtigen ist, dass jede Kultur ihre eigene Steinheilkunde entwickelt hat. Die in der Praxis bewährten Erfahrungen der empirischen Steinheilkunde werden oft erst im Nachhinein durch die Theorie der mineralogischen Steinheilkunde erklärt.**

Die Anwendung der Mineralien und deren Beschreibung in den Arzneimittellehren im Laufe der Medizingeschichte zeigen, dass die empirische Steinheilkunde lange Zeit ein Bestandteil der Medizin war. Deshalb ist die empirische Steinheilkunde selbst heute noch eine wichtige Grundlage für meine therapeutische Arbeit.

## Über das Wirken der Steine

Die Wirkung der Heilsteine in der praktischen Anwendung unterliegt naturgemäß anderen Beurteilungskriterien als zum Beispiel biochemisch hergestellte Pharmaka, die in klinischen Studien evaluiert werden. Heilsteine sind natürliche Mineralien oder Gesteine, deren Wirkung auf die Körperfunktionen des Menschen oder sein Verhalten, seine Befindlichkeit und seine inneren Einstellungen durch empirische Testungen mehrfach bestätigt wurde. Die so gewonnenen Kriterien erleichtern die Einschätzung für Nutzer erheblich und geben Therapeuten wie Selbstanwendern eine größere Sicherheit im Umgang mit der enormen Fülle möglicher Heilsteine. Auch beim Aufbau eines Heilsteinsortiments ist dieses Wissen hilfreich.

Letztlich kann ich nicht abschließend erklären, warum manche Steine tatsächlich eine Wirkung im Heilungsprozess zeigen. Ich weiß aber, dass es Menschen gibt, die dafür empfänglich sind und die die feinen Wirkungen auch erspüren können. Ist es nicht faszinierend zu sehen, wie zum Beispiel ein aufgelegter Rubin bei manchen Menschen den Blutdruck empirisch nachvollziehbar auf einem Blutdruckmessgerät ansteigen lässt?

Ein wichtiges Element sind die zahlreichen Ergebnisse der Überprüfung im therapeutischen Einsatz am Patienten. So gelang es mir, die physiologische Wirkung einiger Steine an mehreren hundert Personen zu erproben. Es gibt demnach bestimmte Steine, die besonders auf die Leber, die Lymphe, den Blutdruck, die Konzentrationsfähigkeit etc. wirken.

## Auswahl des richtigen Steins

Die verwendeten Heilsteine sollten von guter Qualität sein und idealerweise ohne fremde Begleitstoffe (monomineralisch). Je qualitativ hochwertiger der Heilstein, desto sicherer ist dessen therapeutischer Einsatz. Der verwendete Heilstein sollte also mineralogisch vollständig seinem Namen entsprechen und nicht nur in geringem Anteil enthalten sein. Ich bevorzuge deswegen monomineralische Stoffe, wenn möglich ohne paragenetisches Begleitmineral, das sind andere Minerale oder Gesteine, mit denen das infrage kommende Mineral vergesellschaftet ist. Natürlich ist es am besten, qualitativ hochwertige Cabochons oder reine, klare Kristalle einzusetzen. Aber wenn diese nicht verfügbar sind, sind auch Trommelsteine verwendbar. Wichtig ist bei manchen Steinen auch die Farbe, denn manchmal wirken nicht alle Farbvarianten gleich gut. Im Kapitel »Ätherische Öle, Heilsteine und Silber in der therapeutischen Praxis: Krankheitsbilder von A bis Z« biete ich für alle vorgeschlagenen Steinanwendungen auch Alternativen an, die eine ähnliche Wirkung aufweisen. Wohl wissend, dass manche Mineralien nicht zu jeder Zeit am Markt verfügbar sind.

## Kriterien zum Erwerb eines Heilsteins

Es gibt verschiedene Kriterien, mit denen man nach einem Heilstein suchen kann:

- **Qualität:** ist ein wichtiges Kriterium der Heilsteine, wobei nicht die gemmologische Werteinstufung im Sinne des Juweliers oder Edelsteingutachters ausschlaggebend ist, sondern eher das Charakteristische des Steines. Als qualitativ besser wird der Heilstein definiert, der die typischen Merkmale eines Minerals am ausgeprägtesten zeigt. Ein blauer Chalcedon sollte auch wirklich schön blau sein, ein Bergkristall wasserklar und durchsichtig. Eine handwerklich gute Bearbeitung lässt die inneren Werte des Steines unter Umständen sogar noch besser sichtbar werden.

- **Größe:** Die Größe eines Steines bestimmt natürlich auch dessen Wirkung. So nimmt die Reichweite der Ausstrahlung mit dessen Größe zu. Ein kleiner Bergkristall-Trommelstein hat eine Reichweite von wenigen Zentimetern, eine große Amethystdruse im Zimmer dagegen ein Einflussgebiet von mehreren Metern.

- **Verarbeitungsform:** Die Gestalt eines Heilsteins kann ebenso ein wichtiges Kriterium der Wahl sein, da die Anwendung oft bestimmte Formen erfordert bzw. bestimmte Formen manche Anwendungen ausschließen. Zum Aufkleben sind grobe scharfkantige Rohsteine ungeeignet, dafür eignen sich besser Platten oder flache Trommelsteine. Oft ist es sinnvoll, mehrere Steine der gleichen Sorte in verschiedenen Formen anzuwenden.

- **Auswahl:** Natürlich kann ein Heilstein auch intuitiv oder aber mittels eines energetischen Testverfahrens ermittelt werden. Zu den energetischen Testverfahren gehören das physikalische und mentale Pendeln bzw. das Arbeiten mit der Einhandrute. Ebenso populär sind Muskeltests aus der Kinesiologie. Daneben gibt es die aus der Bioresonanz und der Radionik bekannten computergestützten Messverfahren wie Mora, Vega, Oberon, Auramed, Bruce Copen und viele weitere. Hier kann entsprechende Literatur weiterhelfen. In meiner Enzyklopädie der Steinheilkunde werden alle weiteren Unterscheidungsmerkmale ausführlich beschrieben wie die Entstehung, die chemische Zusammensetzung und Spurenelemente, das Kristallsystem, das spezifische Gewicht, die Härte, der Bruch, Glanz, Farbe, Magnetismus und die Radioaktivität.

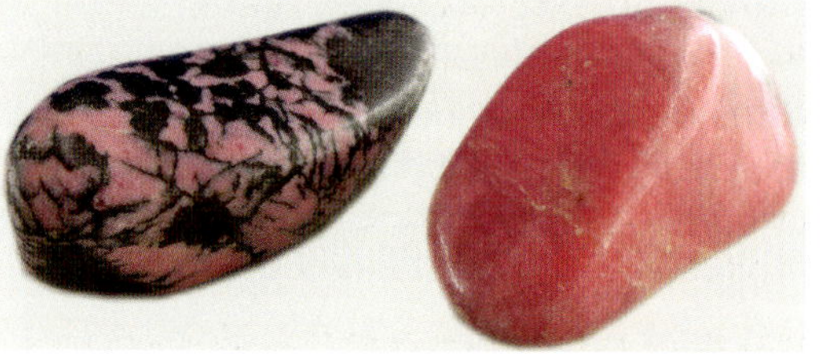

Zwei qualitativ sehr verschiedene Rhodonit-Trommelsteine: Während der linke viele störende schwarze Mangan-Einschlüsse aufweist, ist der rechte von einem schönen, satten Himbeer-Rot.

## Reinigen und Aufladen von Steinen

Es ist tatsächlich so, dass Heilsteine sich durch den Einsatz am Patienten »verbrauchen«. Sie verlieren ihre Wirkung und müssen wieder »aufgeladen« werden. Heilsteine, die therapeutisch eingesetzt wurden, sollten deshalb nach jeder Anwendung zunächst durch Abwaschen mit Wasser von aufgenommener Ladung befreit werden, dann auf der Informationsebene gereinigt werden und erst anschließend mit frischer

Energie aufgeladen werden. Die verschiedenen Möglichkeiten der Ent- bzw. Aufladung von Heilsteinen und auch die richtige Technik dafür (Sonnen- oder Mondlicht etc.) sind alle in der »Enzyklopädie der Steinheilkunde« von Werner Kühni und Walter von Holst, ebenfalls im AT-Verlag erschienen, dargestellt.

### Hinweise zum Umgang mit Heilsteinen

Im Schlafzimmer sollten nach Möglichkeit keine Steine gelagert werden, es sei denn, sie werden mit therapeutischer Absicht für den Schlaf eingesetzt. Auch dies ist ein Aspekt der Anwendung, dass steinfreie Plätze und Zeiträume geschaffen werden, um die beabsichtigte Wirkung deutlich abzusetzen.

## Anwendungen mit Heilsteinen

In der Heilsteintherapie können die gewählten Steine auf unterschiedliche Art eingesetzt werden. Die Art der Anwendung ist abhängig von der Art der Beschwerden oder Erkrankungen, deren Lokalisation und deren Stärke.

## Auflegen der Heilsteinen

Das Auflegen von Heilsteinen bedeutet, dass der Stein direkt auf die Haut über einer bestimmten Körperstelle gelegt wird. Diese Vorgehensweise ist therapeutisch oft sinnvoll, zumal der Stein auf Schmerzstellen oder andere direkt zu beeinflussende Körperstellen gelegt werden kann und sogleich seine Wirkung zeigt.

Sind die Beschwerden abgeklungen oder die Wirkung unangenehm, kann der Stein sofort entfernt oder ausgewechselt werden. Das Auflegen durch einen erfahrenen Therapeuten kann ein außerordentlich wirksames Instrument zur Umstimmung des Stoffwechsels darstellen.

Bei empfindlichen Personen kann unter dem aufgelegten Stein eine Unterlage aus Papier oder Stoff gelegt werden, beispielsweise um den Stein nicht einer verschwitzten Haut auszusetzen. Dies wird vor allem bei giftigen Mineralien gemacht, aber auch bei Mineralien, wie Türkis oder Malachit, die durch den Hautschweiß angegriffen werden.

Es gibt Heilsteine, die durch ihre Beschaffenheit keine andere Anwendungsmethode zulassen, zum Beispiel wegen ihrer Zerbrechlichkeit, da ein Mitführen in der Hosentasche zu riskant ist. Die

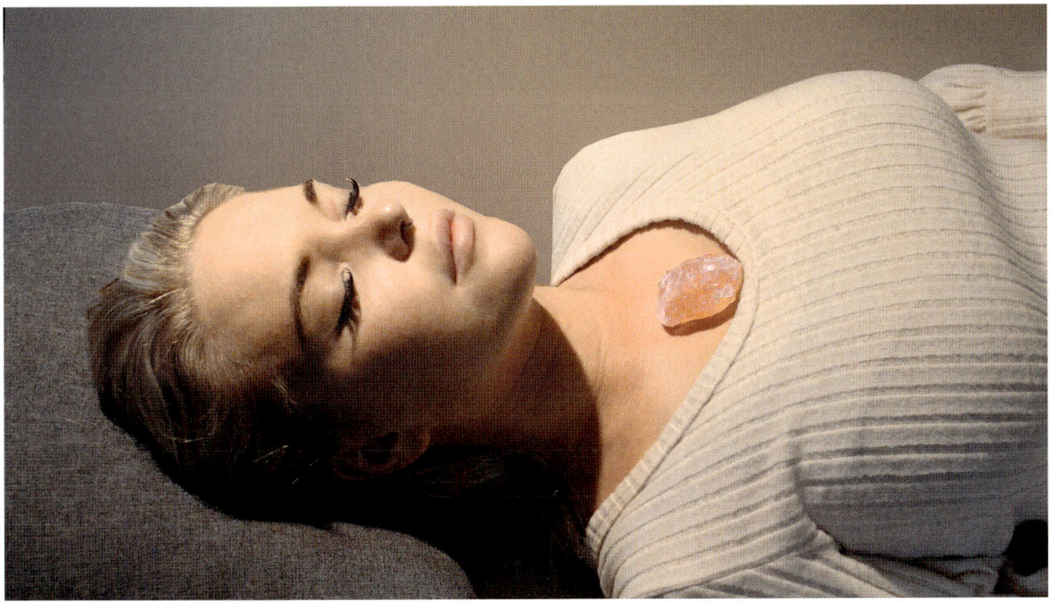

Auflegen eines Rosenquarz-Trommelsteines auf den Thymus (Stärkung des Immunsystems).

im vorliegenden Buch verwendeten Steine sind weder zerbrechlich noch bei normaler Verwendung giftig.
**Anwendungsbeispiele:** Hauterkrankungen mit Ausschlägen, Augenerkrankungen, lokalisierbare Schmerzen, vor allem Nervenschmerzen, Lymphschwellungen oder Blutergüsse, arterielle und venöse Beschwerden, Warzen, Stimulierung bestimmter Organe und Umstimmung des Organismus.

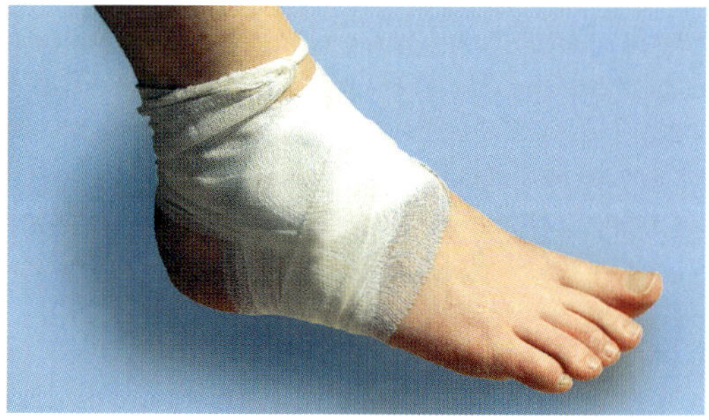

Fixierung mit einer elastischen Binde.

## Aufkleben der Heilsteine

Das Aufkleben von Heilsteinen mithilfe eines hautverträglichen Pflasters, das auch mehrere Tage halten kann, ist die einfachste Art, einen Heilstein lokal zu fixieren. Hier wird ein Stein eingesetzt, der sich bereits als wirksam und gut verträglich erwiesen hat und längeren konstanten Einfluss haben soll.
**Anwendungsbeispiele:** Leber- und Gallenblasenbeschwerden, Erschöpfungs- und Regenerationszustände, rheumatische Schmerzen.

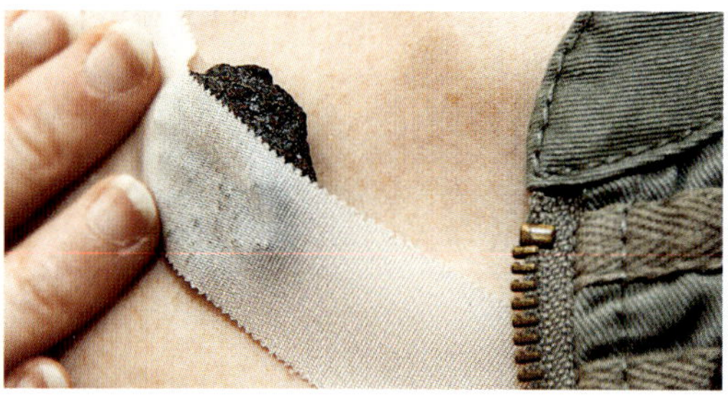

Aufkleben von Steinen mit Pflaster.

## Fixierung der Heilsteine

Wenn ein Heilstein über eine längere Zeit direkt auf dem Körper, insbesondere aber auf den Gelenken, getragen werden soll, kann es sinnvoll sein, ihn mit einer festen oder elastischen Binde zu fixieren.
**Anwendungsbeispiele:** Knochenerkrankungen, Gelenkbeschwerden, Leber- und Herzerkrankungen.

### Asymmetrische Anwendung

Die asymmetrische Anwendung ist eine wichtige Methode der mineralogischen Steinheilkunde, die auf Erkenntnisse der Regulationsmedizin zurückgreift und erstmals in der Enzyklopädie der Steinheilkunde formuliert wurde.

In der Therapie mit Heilsteinen steht der Therapeut häufig vor der Situation, seinem Patienten verschiedene Steine verordnen zu müssen, die sich gegenseitig stören können, wenn sie gleichzeitig am gleichen Ort wirken sollen. Die asymmetrische Anwendung sieht nun vor, den Einfluss dieser Steine strategisch zu steuern.

» Steine, die den Lymphfluss anregen, werden bevorzugt als Wasser verabreicht oder zur Lymphmassage verwendet.

» Steine, die eine Beeinflussung des sozialen Verhaltens bewirken, werden bevorzugt als Schmuck getragen.

» Steine, die gezielt ein Organ ansprechen, werden nach Möglichkeit auf der entsprechenden Hautpartie fixiert.

» Steine, welche alle Ebenen beeinflussen, werden bevorzugt in der Hosentasche getragen. Neben der räumlichen Trennung ist auch die zeitliche Trennung ein wichtiges Instrument.

Grundsätzlich wird eine Anwendung tagsüber vorgezogen, nachts sollte der Körper zur vollständigen Regeneration so wenig als möglich beeinflusst werden. Ferner gibt es bestimmte Abfolgen von Steinen, wie eben auch Erkrankungen in verschiedenen Stadien verlaufen.

Das Verständnis der asymmetrischen Anwendung ermöglicht in der Praxis eine individuelle Vorgehensweise, die der Situation des Klienten in hohem Maße gerecht werden kann. Dem kommt die vorgenommene Gliederung der Empfehlungen der Heilsteine entgegen.

## Tragen von Heilsteinen

Tragen von Heilsteinen bedeutet generell, dass der Stein direkt am Körper, eventuell mit einer Stoffzwischenlage, mit sich geführt wird. Wichtig beim Tragen eines Heilsteines ist die etwa vierwöchige Anwendungsdauer. Dabei ist die Form des Steines weniger wichtig.

## Tragen in einem BH

Wenn Frauen einen Heilstein direkt auf der Haut im Brustbereich tragen möchten, kann es einfacher sein, ihn in einem BH zu tragen. Der Heilstein kann als flacher Trommelstein oder Cabochon direkt auf der Haut getragen werden.
**Anwendungsbeispiele:** Beschwerden und Erkrankungen der Bronchien und der Lunge, des Herzens und Erkrankungen der weiblichen Brust, mit Störungen der Milchbildung und des hormonellen Systems.

## Tragen in der Hemdtasche

Das Tragen in der Hemdtasche ist vor allem für diejenigen Steine sinnvoll, die das Herz oder die Organe im Brustraum ansprechen sollen, wie etwa Heliotrop bei Herzrhythmusstörungen.

## Tragen in der Hosentasche

Da alle Steine einen Wirkungsradius von mehreren Zentimetern bis einige Dezimeter haben und die Kleidung durchdringen, können Steine auch im Kleidungsbereich, etwa in der Hosentasche, Hemdtasche, Rocktasche oder Manteltasche getragen werden.

Das Mitführen in der Hosentasche und der Hemdtasche kann noch als direktes Tragen bezeichnet werden, da der Stein immer wieder unbewusst in die Hand genommen wird.

## Tragen von Heilsteinschmuck

Das Tragen von Steinschmuck ist die edelste Art der Edelsteintherapie, da viele Ebenen des Menschseins berührt werden.

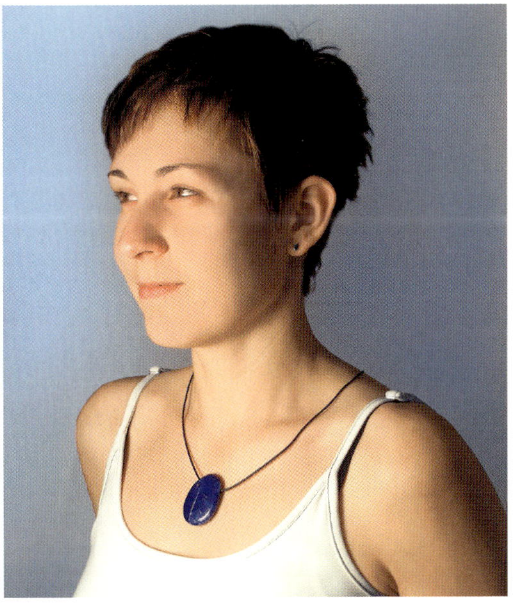

Lapislazuli-Scheibe an einer Kette.

Schmuck sagt etwas über das Selbstwertgefühl des Trägers aus, darüber, wie sich jemand selbst sieht und wie er gerne gesehen werden möchte. Insofern Schmuck mit Anerkennung zu tun hat, hilft er, den Platz in der Gemeinschaft zu finden und zwischenmenschliche Beziehungsgefüge definieren. Zweifelsohne sind Schmuckgeschenke immer eine liebevolle Geste der Wertschätzung und Zuneigung.

In der modernen Steinheilkunde hat Schmuck noch nicht den Stellenwert erreicht, der seinem Potenzial gerecht wird. In anderen Kulturen, wie in der asiatischen, amerikanischen und nordafrikanischen, ebenso wie in Europa bis ins späte Mittelalter reichend, hatte Schmuck auch eine religiöse und kultische Bedeutungsebene. Gesegneter Schmuck wurde noch im letzten Jahrhundert in katholischen Gegenden von den Soldaten an der Front getragen, um vor Schaden bewahrt zu werden oder um die Verbindung mit der Familie zu Hause aufrechtzuhalten.

Das Tragen von Schmuck, sei es als Zeichen einer besonderen Würde, aus modischen Gründen oder bewusst zu Heilzwecken wirkt sich immer auf das Energiefeld des Körpers aus. Das metallische Fassungsmaterial hat dazu eine eigene Wirkung, die verstärkend oder abschwächend eingesetzt werden kann.

Das Tragen von Steinen in Form einer Kette, eines gebohrten Steines oder einer Bi-Scheibe, wenn diese direkt auf der Haut liegen, kann ihre Wirkung oft noch verstärken. Sind die Steine jedoch durch eine Metallplatte von der Haut abgeschirmt, ist ihre Wirkung vermindert.

## Tragen als Anhänger

Heilsteinanhänger wirken im Gegensatz zur Kette noch spezifischer und lokaler, meist in der direkten Umgebung des Anhängers.

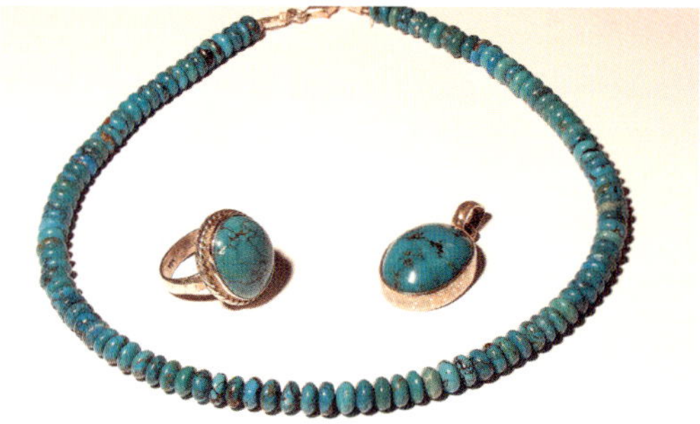

Anhänger, Ring und Kette aus edlen Steinen.

**Anwendungsbeispiele:** Beschwerden oder Erkrankungen im Brust-, Herz- oder Bauchbereich, systemische Erkrankungen des Kreislaufs und der Nerven, Störungen des Immun- oder Lymphsystems.

## Tragen als Bi-Scheibe

Aus der chinesischen Tradition kommend, wurden Heilsteine in einer Scheibenform getragen, deren Mittelbereich herausgeschnitten wurde. Durch ein längenverstellbares Band kann die Bi-Scheibe in Höhe kurz unterhalb des Kehlkopfes, über der Thymusdrüse, im Lungenbereich oder über dem Magenbereich getragen werden.

Eine Bi-Scheibe kann auch an einer Silberkette getragen werden. Es ist darauf zu achten, dass der Stein Zugang zur Haut hat und nicht durch eine Metallplatte abgeschirmt ist.

**Anwendungsbeispiele:** Erkrankungen und Beschwerden der Schilddrüse, der Lunge und des Herzens sowie systemische Erkrankungen des Kreislaufs und der Nerven, Störungen des Immun- oder Lymphsystems.

## Tragen als Halskette

Eine Kette beeinflusst den Bereich der Wirbelsäule samt Rückenmark und je nach deren Länge den Kehlkopf mit dem Halsbereich, das Herz mit dem Brustbereich oder den Solarplexus mit dem Bauchbereich.

Die Länge einer Heilsteinkette ist auf deren Anwendungsbereich abzustimmen. Da Ketten meist sichtbar sind, auch wenn sie direkt auf der Haut getragen werden, haben sie eine Funktion im zwischenmenschlichen Bereich. Jedenfalls sollten sie auch ästhetischen Gesichtspunkten genügen und ebenso bei preisgünstigen Sorten gut verarbeitet und gefällig sein.

**Anwendungsbeispiele:** Erkrankungen und Beschwerden der Schilddrüse, der Lunge und des Herzens sowie systemische Erkrankungen des Kreislaufs und der Nerven, Störungen des Immun- oder Lymphsystems.

# Weitere Anwendungsmethoden

Heilsteine können auch innerlich angewendet werden – in Form von Wässern, Essenzen, Bädern oder Umschlägen.

## Heilstein-Wasser

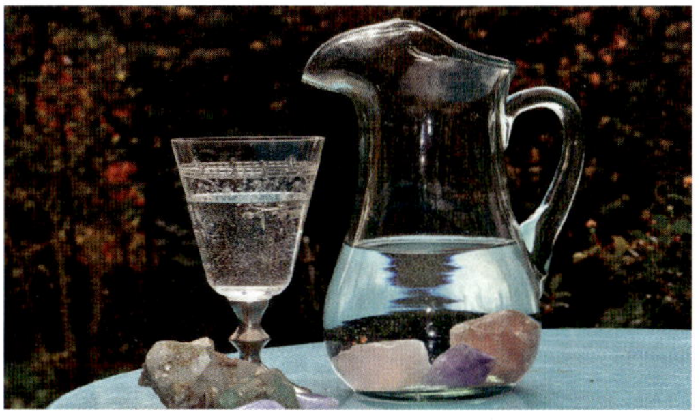

Wasserkrug mit Bergkristallen.

Heilstein-Wasser ist Wasser, in das Edelsteine eingelegt wurden, um deren Informationen aufzunehmen. Dadurch liegt die Wirkung in optimal verfügbarer Form vor.

Üblicherweise werden hierzu Rohsteine von Rosenquarz, Amethyst und Bergkristall oder besser eine individuell abgestimmte Mischung ausgewählter Rohsteine direkt ins Trinkwasser eingelegt. Dies ist mit trommelpolierten Steinen nicht empfehlenswert, da diese für schöneren Glanz und für bessere Haltbarkeit mit farblosen Wachsen und Ölen poliert werden. So sind sie ideal geeignet für direkten Hautkontakt, aber nicht für längeres Einlegen in Wasser, da die Fremdstoffe sich herauslösen könnten.

Die Wirkung giftiger oder leicht zerbrechlicher Steine sollte mittels eines Bergkristalls in das Trinkwasser eingeleitet werden. Für Rohsteine gilt, dass sie nicht mehr splittern dürfen, ölfrei sind (im Zweifelsfalle gut auskochen) und dass sie spätestens alle 2 Tage aus dem Krug geholt und hygienisch mit Wasser gereinigt werden. Diese Zubereitung ersetzt das normale Trinkwasser. Es sollten täglich ca. 2 l konsumiert werden.

## Auftragen von Heilstein-Wasser

Heilstein-Wasser ist zwar in erster Linie zur inneren Einnahme gedacht, kann jedoch auch wie eine Heilpflanzentinktur zum äußerlichen Auftragen verwendet werden.

Heilstein-Wasser kann pur oder verdünnt auf die Haut aufgetragen werden.

**Anwendungsbeispiele:** Allergische, atrophische und entzündliche Hauterkrankungen, Krampfaderbeschwerden und Besenreiser, Insektenbisse und -stiche, Schwellungen, Verbrennungen, Verletzungen, Quetschungen.

## Umschläge mit Heilstein-Wasser

Heilstein-Wasser eignet sich auch gut für Umschläge und Wickel. 20 ml des Wassers werden in 100 ml Wasser eingerührt. Ein sauberes Baumwolltuch wird damit getränkt und auf die betroffene Stelle gelegt.

**Anwendungsbeispiele:** Schwellungen, stumpfe Verletzungen (Quetschungen, Verrenkungen), Krampfadern.

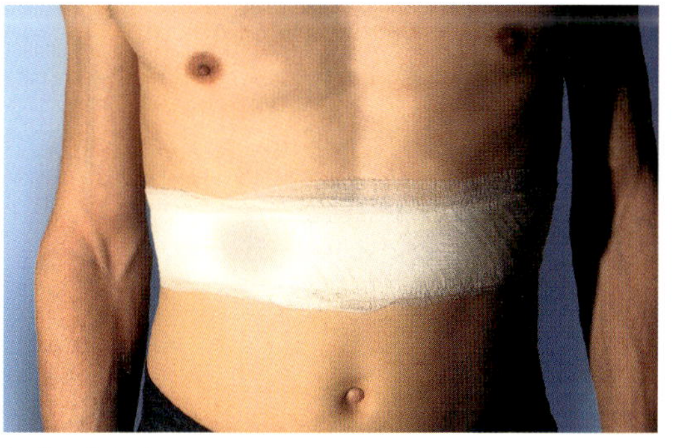

Leibwickel.

## Heilsteinbäder

Heilsteine können auch als Zusatz für ein Heilbad verwendet werden. 60–100 ml eines Heilstein-Wassers werden in die mit Wasser halbvoll gefüllte Badewanne gegeben. Anstelle des Wassers können in das warme Badewasser auch mehrere Kristalle oder Rohsteine, aber auch Trommelsteine gelegt werden. ››

**Anwendungsbeispiele:** Muskelverspannungen, großflächige Ekzeme, Hauterkrankungen, zur Lösung psychischer Blockaden.

## Heilstein-Essenzen

Heilstein-Essenzen sind im allgemeinen alkoholhaltige Lösungen, in denen Heilsteine über einen längeren Zeitraum eingelegt wurden und durch deren Alkoholgehalt auch sehr lange haltbar sind. Es gibt verschiedene Heilsteinessenzen, die in unterschiedlichen Verfahren hergestellt wurden und dadurch oft nicht miteinander vergleichbar sind. Was jedoch allen Heilsteinessenzen gemeinsam ist, ist ihre längere Haltbarkeit und die Möglichkeit der tropfenweisen Anwendung.

Da diese verschiedenen Essenzen auch sehr unterschiedlich eingesetzt werden, werden sie hier nur erwähnt, im Heilstein-Museum, soweit es möglich war, unterschieden. Die Erfahrungen mit den Myron-Heilstein-Essenzen der letzten 20 Jahre hat jedoch gezeigt, dass die Essenzen gut durch die Kombination von ätherischen Ölen und Heilsteinen ersetzt werden können. Das ist der Grund, warum die Heilstein-Essenzen nicht mehr ins Buch aufgenommen werden, aber um der Vollständigkeit willen aufgeführt werden.

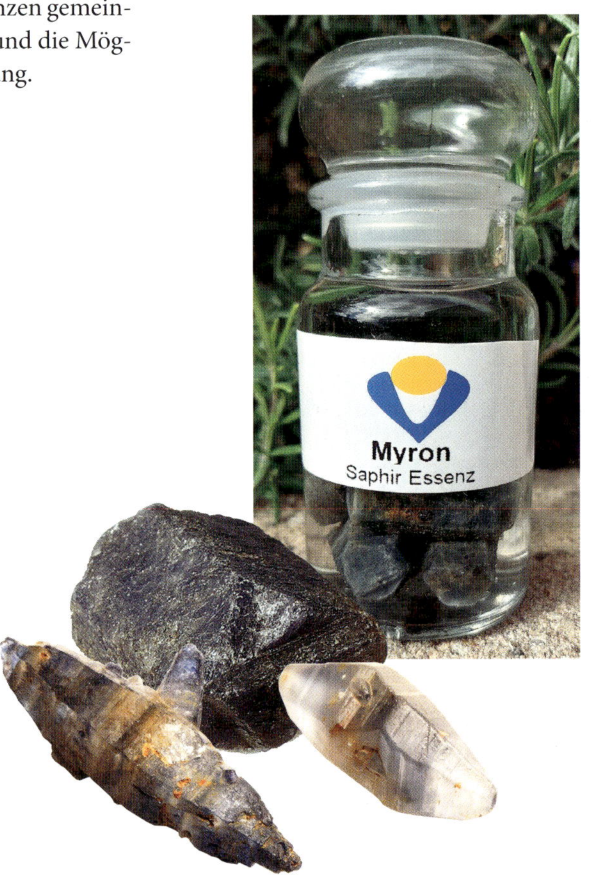

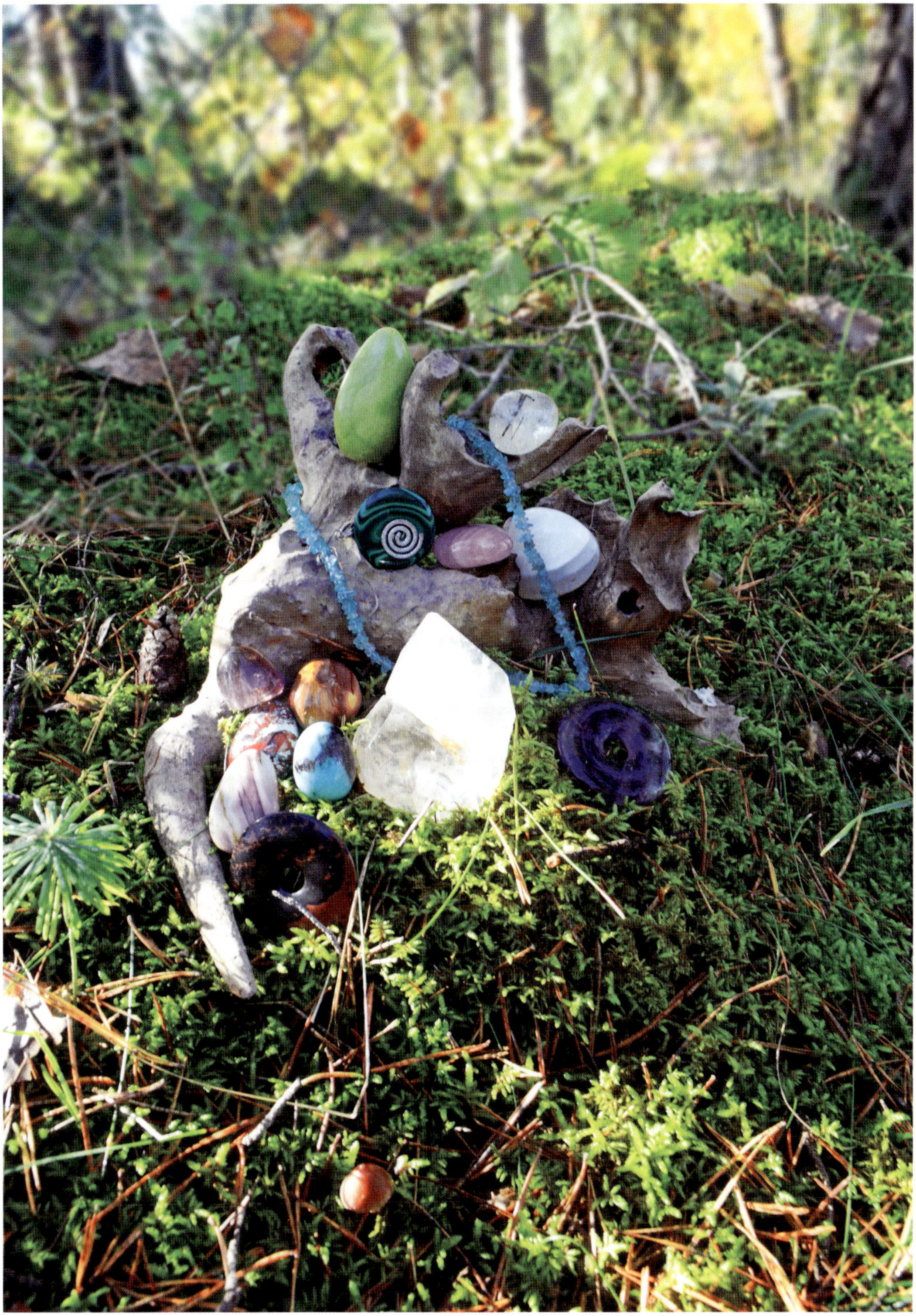

# Die Kombination von Öl und Stein

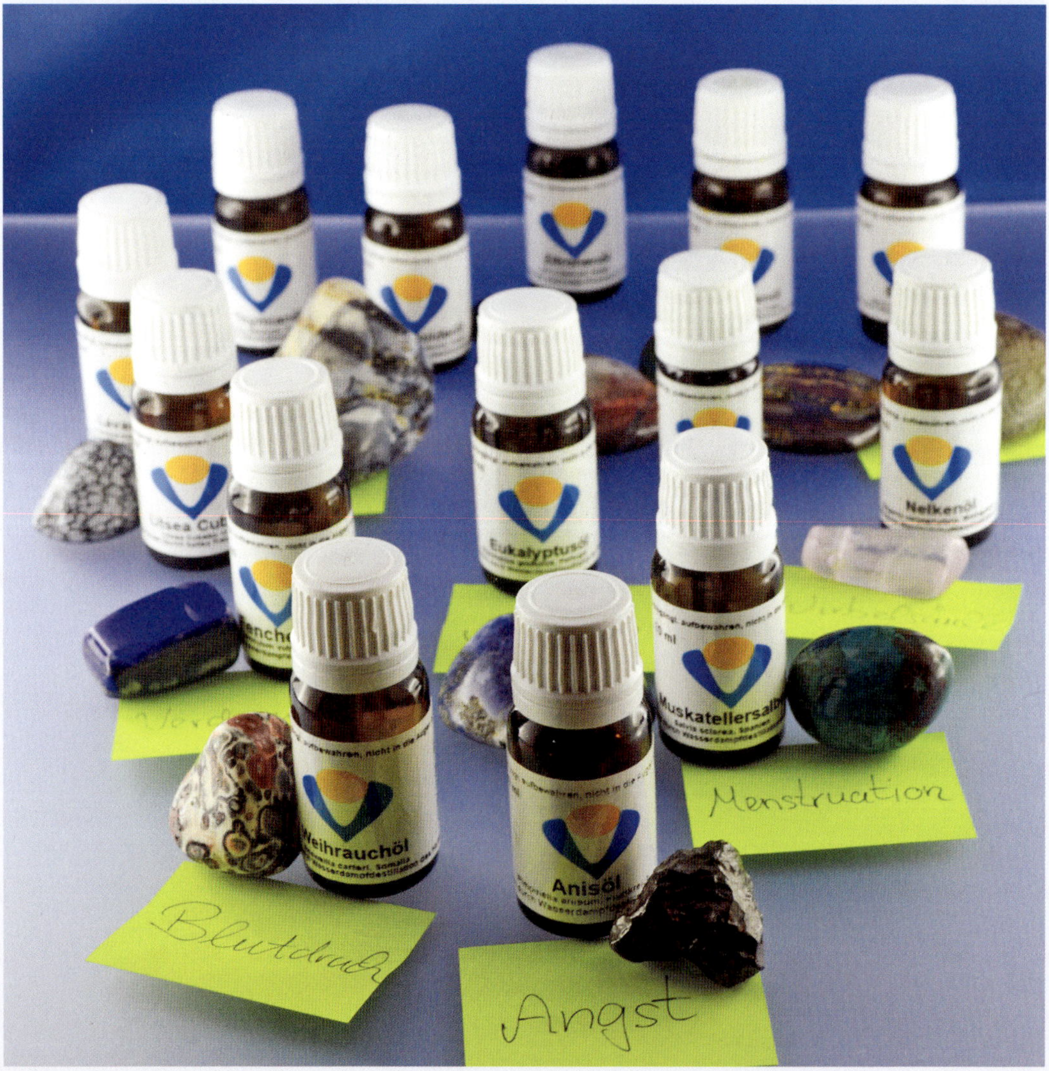

**Ätherische Öle wirken schnell und zuverlässig, aber die Wirkung hält nicht lange an. Daher wird vor allem für chronische Erkrankungen oder eine längerfristige Therapie ein Heilmittel benötigt, das auch die Konstitution der Patienten nachhaltig positiv beeinflusst. Meine Forschungen im Rahmen der Testungen des Heilstein-Museums haben eindrucksvoll gezeigt, dass durch den ergänzenden Einsatz von Heilsteinen eine intensivere und vor allem länger anhaltende Wirkung erzielt werden kann. Mit dieser Kombination wird auch der Ansatz der klassischen empirischen Steinheilkunde fruchtbar erweitert. Durch die Kombination von Öl mit Stein kann im Übrigen auch die Intensität der Heilsteine verstärkt werden.**

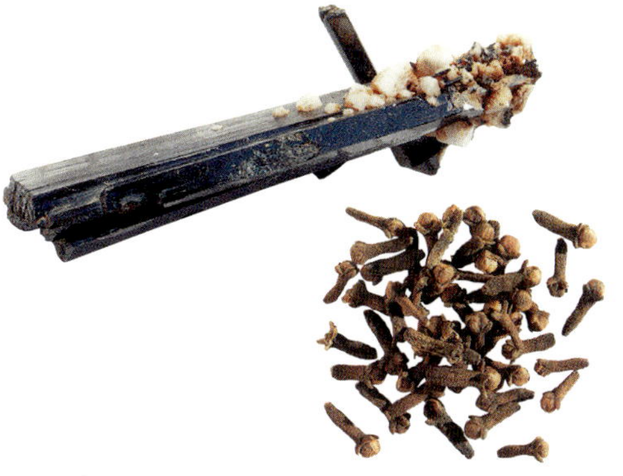

Ätherisches Öl und Heilstein, wie hier Nelkennöl und Ägirin, können sich beim Einreiben in der Wirkung noch verstärken.

Heilsteine haben in den meisten Fällen eine relativ breite, aber auch eine individuelle Wirkung und können beim Menschen bei sehr verschiedenen Beschwerden eingesetzt werden. Ätherische Öle dagegen wirken viel spezifischer und grundlegender. Die Kombination von Heilsteinen und einem analog wirkenden ätherischen Öl verstärkt die Wirkung des Heilsteines in einem bestimmten Wirkungsbereich.

## Öl und Stein – ein tolles Team

Ägirin fördert zum Beispiel die schmerzlindernde Wirkung des Nelkenöls. Mit einem anderen Öl, beispielsweise Fenchelöl, erreicht man diese Wirkung nicht, da Fenchelöl keinen Einfluss auf das Schmerzgeschehen hat. Oder aber: Stromatolith verlängert die immunsystemstärkende und magenverträgliche Wirkung von Ingweröl.

Anders herum funktioniert es aber nicht: Ein Heilstein, der kein schmerzlinderndes Potenzial hat – beispielsweise der Opal –, kann auch durch ein ätherisches Öl keine schmerzlindernde Wirkung enfalten. In diesem Fall kann es sogar sein, dass das Öl den Opal schädigt und er seinen Opaleffekt verliert. Öle können sogar schwach ausgeprägte Potenziale in manchen Steinen verstärken. Beispiel: Bei Chalzedon spielt die schmerzlindernde Wirkung nur eine untergeordnete Rolle. Durch Nelkenöl (starkes, lokal wirkendes schmerzlinderndes Heilmittel) wird diese Eigenschaft im Stein jedoch potenziert.

Das entspricht in etwa der Parallele zur Homöopathie, bei der manche Mittel nur eine einwertige, andere jedoch eine zwei- oder dreiwertige Wirkung haben.

Da die besten Erfahrungen mit dieser Kombinationsmethode mit reinen Ölen gemacht wurden, muss man sich sehr intensiv mit der Wirkung der ätherischen Öle befassen. Im Gegensatz zu Auszügen aus Heilpflanzen sind deren ätherische Öle viel wirkungsvoller. Sie sind erheblich höher konzentriert.

Die kombinierte Anwendung von ätherischen Ölen und Heilsteinen erhöht den therapeutischen Erfolg der Heilsteine sowie der ätherischen Öle. Dies konnte im Lauf der letzten 20 Jahre an Hunderten Patientenfällen gezeigt werden.

## Beispiele für gute Kombinationen von Öl und Stein

So kann zum Beispiel die krampflösende Wirkung von Muskatellersalbeiöl bei Menstruationsbeschwerden durch den ergänzenden Einsatz von Chrysokoll verbessert werden. Chrysokoll hilft in diesem Fall, längerfristig aus dem Kreis der regelmäßig auftretenden Krämpfe auszusteigen.

Im Laufe der letzten 30 Jahre haben sich verschiedene ätherische Öl- und Heilsteinkombinationen bewährt. Diese Kombinationen haben inzwischen in vielen Naturheilpraxen ihren festen Platz, nicht nur in der Schmerztherapie, gefunden.

## Gut zusammen harmonieren auch:

- **Anisöl** und **Tsesit** bei Angstzuständen und psychischen Störungen,
- **Eukalyptusöl** und **Sodalith** bei Atemwegs- und Bronchialerkrankungen,
- **Fenchelöl** und **Stromatolith** bei diffusen Verdauungsbeschwerden,
- **Indisches Melissenöl** und **Chrysokoll** zur sanften Blutdrucksenkung,
- **Ingweröl** und **sphärolithischer Chalcedon** bei unspezifischen Immundefiziten,
- **Lavendelöl** und **Fluorit** bei chronischen nicht atrophischen Hauterkrankungen,
- **Muskatellersalbeiöl** und **Mondstein** bei allen hormonell bedingten Störungen,
- **Nelkenöl, Tsesit** oder **Kunzit** bei Schmerzzuständen der Wirbelsäule und Gelenke,
- **Rosmarinöl** und **Mahagoni-Obsidian** zur peripheren Durchblutungsverbesserung,
- **Weihrauchöl** und **Lapislazuli** (pyritfrei) bei starken Blutdruckschwankungen,
- **Chrysopras** und **Ingweröl** für den Leberbereich,
- **Indisches Melissenöl** und **Heliotrop** zur Anregung im Herzbereich,
- **Indisches Melissenöl** und **Amethyst** zur Beruhigung des nervösen Herzens,
- **Muskatellersalbeiöl** und **Mondstein** bei allen Hormon- und Menstruationsstörungen.

### Muskel-Relax-Öl mit Heilsteinen kombiniert

Muskel-Relax-Öl ist eine Mischung unter anderem aus Lavendelöl, Pfefferminzöl, Rosmarinöl, Zimtrinde und Nelkenöl. Das Muskel-Relax-Öl bewährt sich immer wieder bei allen Schmerzzuständen an Knochen, Muskeln, Nerven, Sehnen und Gelenken, unabhängig von ihrer Entstehung. Dieses Öl wird entweder mit Tsesit oder Kunzit in die schmerzenden Stellen eingerieben oder einmassiert. Bei Schmerzzuständen der Knochen verstärkt Apatit durch Auflegen, Einreiben oder gar Aufkleben auf die überlagernde Haut die Wirkung von Muskel-Relax-Öl. Aber auch der Fluorit verstärkt diese Wirkung auf schmerzhafte Gelenke und Sehnenansätze.

## Einreibung mit puren Ölen

Die am häufigsten verwendete Anwendungstechnik dieser Kombinationen von Heilsteinen und Ölen ist das Einreiben eines ätherischen Öls mithilfe eines Steins. Am leichtesten geht das mit speziell dafür gemachten Daumen- oder Massagesteinen. Aber natürlich funktioniert es auch mit Trommelsteinen oder Kristallspitzen.

Zuerst wird das pure ätherische Öl auf die betroffene Körperstelle getropft. Dann wird es sanft und ohne Druck mithilfe des dazugehörigen Steins in die Haut eingerieben oder massiert.

Das ätherische Öl wird nicht mit einem fetten Öl gemischt, sondern pur aufgetragen. Eine Zumischung mit fettem Öl würde dessen Wirkung abpuffern, seine Wirkung wäre abgeschwächt. Trocknet die Haut dabei aus, kann nach den Anwendungen diese Hautregion nachgefettet werden. Es sollte jedoch eine Mindesteinwirkzeit von 20–30 Minuten eingehalten werden.

## Verdünnte Öleinreibung

Die verdünnte Öleinreibung mit Steinen wird bei Patienten verwendet, die zu stark auf das pure Öl reagieren. Darüber hinaus wird die verdünnte Öleinreibung auch bei Gelenks- und Muskelschmerzen eingesetzt. Hierbei wird das ätherische Öl im Verhältnis 1:3 bis 1:5 mit fettem Öl (Mandel, Olive, Jojoba) verdünnt. Durch diese Methode wirkt es sanfter und wird länger auf der Haut gehalten. Bei reinen Knochen- und Nervenschmerzen ist diese Methode nicht so gut geeignet. Hier ist die Einreibung mit purem Öl effektiver.

## Auflegen und Tragen von Steinen

Ähnlich verhält es sich mit den lokalen Anwendungen, etwa wenn Steine auf bestimmte Körperstellen aufgelegt (Amethyst), mit einem hautverträglichen Pflaster aufgeklebt (Chrysokoll, Kunzit, Obsidian) oder mit einer Binde befestigt werden (Aegirin, Tsesit) und das entsprechende Öl entweder darunter oder anderswo am Körper aufgebracht worden ist.

Auch ist eine Kombination des Tragens von Steinen (Chrysokoll, Mondstein) und der inneren Einnahme eines analogen Öls (Ingweröl, Muskatellersalbeiöl) möglich. Vor allem bei psychischen Beschwerden oder allen hormonell bedingten Erkrankungen kann Muskatellersalbeiöl durch das Tragen von Tsesit ergänzt werden.

## Orale Einnahme gemahlener Steine

Zu den neueren Techniken der Steinheilkunde zählt die Einnahme von extrem fein gemahlenen Steinen, um den Körper zu entgiften, vor allem mit Klinoptilolith. Dieser unterstützt das ebenfalls oral eingenommene Ingweröl bei der Entgiftung der Leber.

Möglicherweise funktioniert die Kombination von Stein und Öl auch mit Edelsteinessenzen und ätherischen Ölen.

### Muskatellersalbeiöl und Aquamarin zur Schilddrüsenbeeinflussung bei Hyper- und Hypothyreose

Muskatellersalbeiöl hat eine hormonelle Wirkung, die vermutlich durch die Beeinflussung der Hypophyse ausgelöst wird. Da die Hypophyse mit vielen anderen Hormonsystemen in übergeordneter Verbindung steht, sind über die Hypophyse unter Umständen deren Hormone beeinflussbar. Wie das genau funktioniert, ist noch nicht genau bekannt.

Es ist sogar so, dass die Therapie andere Wirkungen und Ergebnisse hervorbringt, als physiologisch zu erwarten gewesen wäre. So kann zum Beispiel Muskatellersalbeiöl bei psychischen Störungen eines gleichzeitig hormonproliferierenden Brusttumors eingesetzt werden. Muskatellersalbeiöl beeinflusst hier zwar positiv die Psyche, nicht jedoch das hormongesteuerte Tumorgeschehen.

In der Kombination von Muskatellersalbeiöl und Aquamarin wird einerseits die Schilddrüsenüberfunktion, aber auch die Schilddrüsenunterfunktion beeinflusst. Der Mechanismus ist hier wie bei vielen anderen Prozessen der Aromatherapie und der Steinheilkunde noch nicht abschließend geklärt.

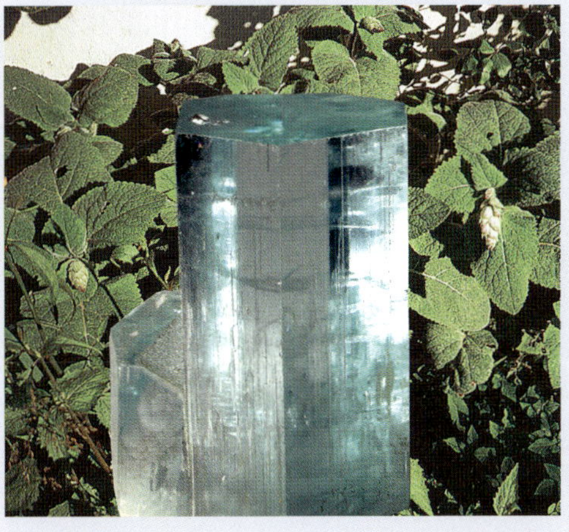

# Ätherische Öle, Heilsteine und Silber in der therapeutischen Praxis: Krankheitsbilder von A bis Z

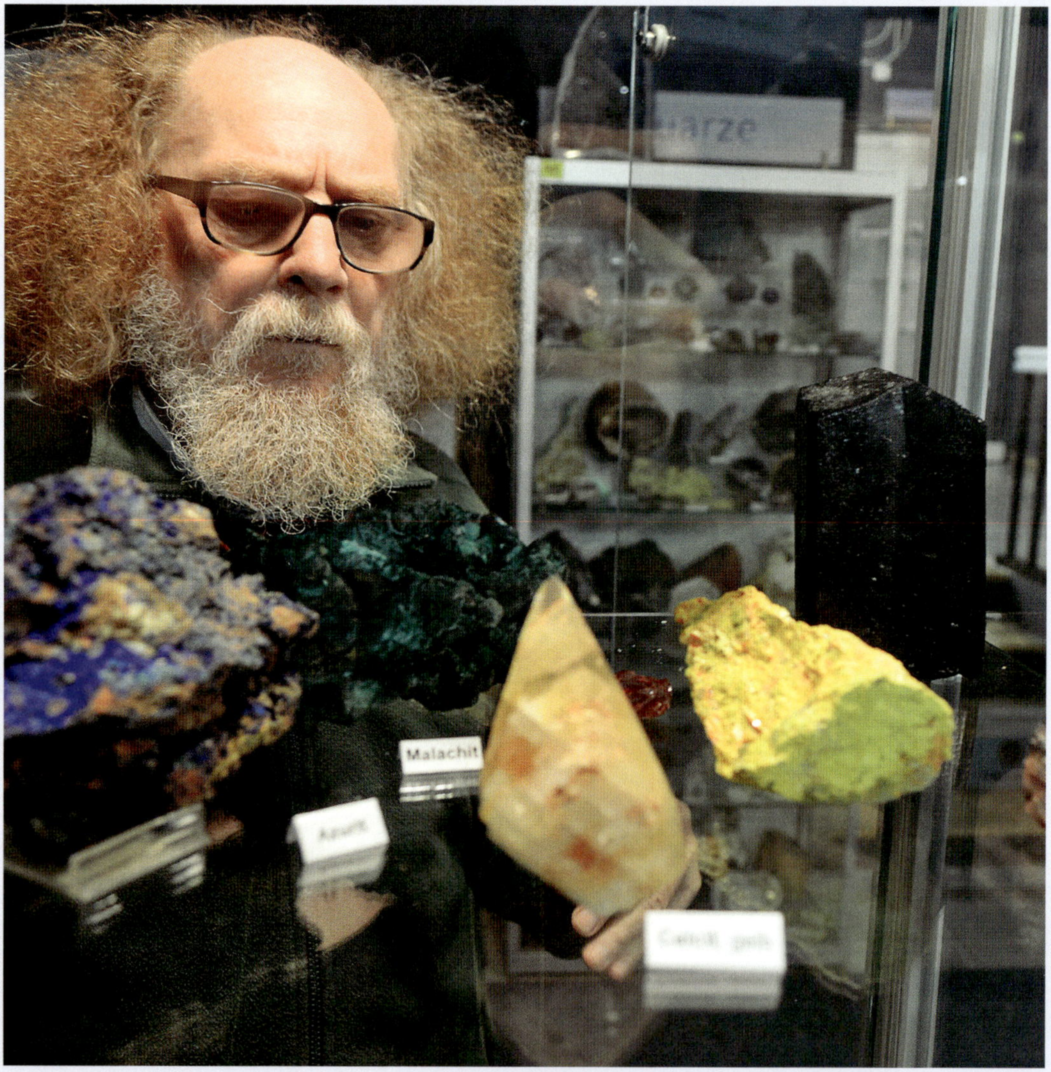

In den folgenden, alphabetisch sortierten Rubriken werden die therapeutisch wichtigsten ätherischen Öle und Heilsteine beschrieben sowie die ergänzenden Anwendungen mit kolloidalem Silber, Klinoptilolith-Pulver oder Halit-Kristallsalz. Es gibt bestimmte Krankheitsbilder, bei denen eine Selbstbehandlung nur mit therapeutischer Begleitung und Kontrolle vorgenommen werden sollte. Diese Krankheitsbilder und -verläufe können den medizinischen Laien überfordern. Im Zweifelsfall ist eine therapeutische Begleitung angezeigt.

## Krankheitsbild und Symtome

Die Rubrik beginnt mit einer allgemeinen Beschreibung des Beschwerdebildes, den wichtigsten Symptomen, dem Verlauf und möglichen Komplikationen sowie möglichen Ursachen.

## Ätherische Öle

Die ätherischen Öle sind in der exakten Dosierung und Anwendungshäufigkeit mit einem oder mehreren alternativen Ölen aufgeführt.

## Öl-Stein-Einreibungen

Die Rubrik Öl-Stein-Einreibungen beschreibt die Erfahrungen, die bisher bei der kombinierten Anwendung von ätherischen Ölen mit speziellen Steinen gesammelt wurden.

## Heilsteine

Die Heilsteine werden nicht mit ihrem Handelsnamen angegeben, sondern nur mineralogisch korrekt und in ihrem Verwendungsmodus. Heilsteine können somit als gefasste Anhänger, gebohrte Trommelsteine oder Pi-Scheibe getragen, als flache Trommelsteine, Cabochon, Scheibe, Kristall oder Rohstein kurzfristig aufgelegt sowie über einen längeren Zeitraum aufgeklebt oder fixiert werden.

Der Erfahrung nach spielt es keine Rolle, ob beispielsweise beim Auflegen ein Trommelstein, ein Cabochon oder eine Scheibe verwendet wird. Die physiologische Anwendung bezieht sich in erster Linie auf Metalle wie etwa kolloidales Silber oder Mineralien wie etwa Klinoptilolith, das extrem fein zermahlen innerlich eingenommen wird, aber dennoch als eine Anwendung der Steinheilkunde zu betrachten ist.

## Dosierungshinweise

Die Angaben zu Anwendungen eines Steins oder Öls (auch Dosierungshinweise) sind gut bestätigte Empfehlungen, von denen aber im Einzelfall abgewichen werden sollte, wenn entweder das Öl oder aber der Stein negative körperliche oder psychische Reaktionen beim Patienten auslöst. In so einem Fall muss eine Alternative gefunden werden – zum Beispiel durch Rücksprache mit einem Therapeuten.

# Abszess

Abscessus

Ein abgekapselter, eitriger Einschluss von Krankheitserregern unter der Haut mit oder ohne Schwellung, der sich nach einem Durchbruch nach außen durch Aufbrechen oder Fistelgänge entleeren kann.

*Symptome:* Meist entzündliche, mit Eiter gefüllte Weichteilschwellung, die auch als starke Hautrötung mit Fieber auftreten kann. Ein großer Abszess kann zu einer Blutvergiftung (Sepsis) führen.

*Ursache:* Eine zumeist durch Staphylokokken, Streptokokken oder Kolibakterien ausgelöste Entzündung.

**Ätherische Öle:**

2 × täglich 2–3 Tropfen **Lavandinöl** oder alternativ **Nelkenöl** lokal auftragen.

**Öl-Stein-Einreibungen:**

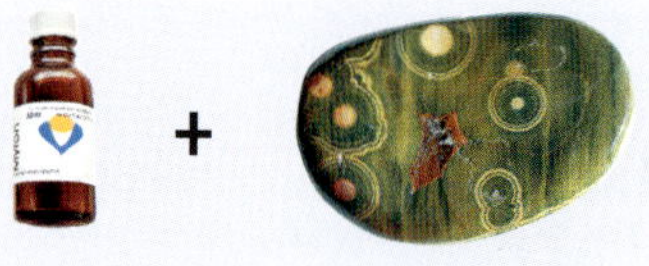

Ideal ergänzen sich **Lavandinöl und sphärolithischer Chalcedon.**

**Ergänzende Heilstein-Anwendungen:**

- Zur Abschwellung und Entzündungshemmung **Heliotrop, sphärolithischen Chalcedon** oder **Chalcedon** auflegen,
- zur Hautregeneration **Rhodonit** oder **Amethyst** als Heilstein-Wasser auftragen,
- zur Abszesserweichung und Verringerung der Abszessneigung, **Amethyst, Chrysopras** oder **Peridot** als Heilstein-Wasser auftragen,
- zur Entzündungshemmung, Fiebersenkung und zum Abbau der Entzündungsherde bei eitrigen Prozessen **Heliotrop** auflegen und bei Bedarf **Smaragd** aufkleben und **Smaragd-Wasser** trinken,
- zur Ausleitung und Entgiftung **Chrysopras** oder **sphärolithischen Chalcedon** auflegen,
- zur Vorbeugung gegen wiederkehrende Abszesse **sphärolithischen Chalcedon** oder **grünen Turmalin** tragen.

**Physiologische Anwendung:**

Einige Tropfen **kolloidales Silber** 50 ppm lokal unverdünnt auftragen, 2 × täglich 10 ml 50 ppm trinken. Täglich 3 g **Klinoptilolith** als Pulver in etwas Wasser einrühren und einnehmen.

# Allergien

Als Allergie bezeichnet man eine überschießende, krankhafte Abwehrreaktion des Immunsystems auf körperfremde, aber sonst harmlose Umweltstoffe, die als Allergene bezeichnet werden. Die allergische Reaktion richtet sich gegen von außen, über die Lunge, den Verdauungstrakt, die Haut, die Schleimhaut oder mit dem Blut kommende Stoffe.

Die Beschwerden treten meist sofort nach Kontakt auf, manchmal auch erst nach Stunden oder Tagen. Die Beschwerden sind manchmal nur leicht, können aber auch sehr belasten und das Alltagsleben einschränken.

Meist reagieren die Körperstellen, die unmittelbaren Kontakt zum Allergieauslöser haben. So können Nahrungsmittel Juckreiz und Schwellungen an Mund und Zunge auslösen. Mit Pollen kommen zuerst die oberen Atemwege in Berührung, was zu laufender Nase oder Niesen führt.

Ein saisonaler Heuschnupfen macht sich nur während des Pollenflugs bemerkbar. Allergien gegen Hausstaubmilben oder Haustiere können das ganze Jahr über zu Beschwerden führen, da die Allergene nicht nur im Frühjahr oder Sommer in der Atemluft sind. Bei Allergien gegen Medikamente und Insektengift sind die Beschwerden zwar auf einzelne Situationen beschränkt, dafür jedoch oft deutlich stärker.

Bei einer Allergie gegen Nahrungsmittel, Insektengift oder Medikamentenwirkstoffe kann es zu einer anaphylaktischen Reaktion kommen, die lebensgefährlich werden kann.

### Ätherische Öle:

Zur Behandlung allergischer Reaktionen können ätherische Öle nur sehr beschränkt eingesetzt werden.

### Ergänzende Heilstein-Anwendungen:

- Bei allergischen Schockzuständen **Zirkon** oder alternativ **Diamant** in der Hand halten oder auf die betroffene Stelle legen,

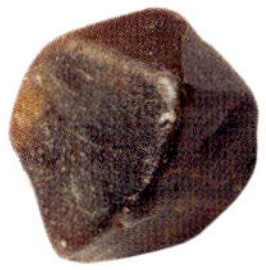

- zur Verminderung der Histaminausschüttung **Aquamarin, Aventurin, Smaragd, Apophyllit** oder **Amazonit** in der Hand halten oder auflegen sowie zusätzlich als Heilstein-Wasser ansetzen und trinken,
- zur Stärkung der spezifischen Immunabwehr und für erholsamen Schlaf **Heliotrop** oder **Nephrit** beim Einschlafen auf die Brust halten,
- zum Abschwellen der gereizten Schleimhäute **Chalcedon, Opal, Fluorit** oder **Lapislazuli** als Heilstein-Wasser trinken,
- bei Kontaktallergien der Haut **Prasemquarz** oder **Schalenblende** auflegen,
- zur Normalisierung des Abwehrsystems und gegen Wiederaufflammen **Topas, Sardonyx** oder **Achat** mit sich führen und als Heilstein-Wasser trinken.

### Physiologische Anwendung:

**Kolloidales Silber** mit 50 ppm auf die betroffene Haut auftragen oder lange gurgeln und 1–2 × täglich 15 ml mit 50 ppm trinken. Dazu 1–2 × täglich 3 g **Klinoptilolith** als Pulver in etwas Wasser einrühren und einnehmen.

## Alpträume

Pavor nocturnus

Ein angsterfühltes Erlebnis, das als Vorstellung während eines Schlafes auftritt und beim Aufwachen noch stark körperlich spürbar ist.

Der Schlafende reagiert oft mit starken Abwehrbewegungen, verspannter Muskulatur, beschleunigtem Puls, Schwitzen und nicht selten mit Sprechen oder Schreien. Oft wacht der Träumende verstört auf.

### Ätherische Öle:

1–2 Tropfen **Muskatellersalbeiöl** abends einnehmen oder alternativ mit 2–3 Tropfen **Anisöl** oder **Lavandinöl** abends in die Brust einreiben.

### Ergänzende Heilstein-Anwendungen:

- Zur Angstlösung, Traumbewältigung und Konfliktverarbeitung **dunklen Amethyst** tagsüber tragen und **Chrysopras** oder **Tsesit** abends unter das Kopfkissen legen oder umgekehrt. Alternativ **Charoit** oder **Tsesit** unter das Kopfkissen legen,
- zur psychischen Stabilisierung, für Schutz, Sicherheit und Geborgenheit **Türkis** als Heilstein-Wasser trinken,
- bei ständig wiederkehrenden Alpträumen und Ängsten zur Vermittlung von Geborgenheit und Urvertrauen **Tsesit** oder **Chrysopras** unter das Kopfkissen legen,
- zur Neutralisierung negativer Emotionen oder Energien, **Halit-Kristalle** als Steinkreis um das Bett stellen, um störende Einwirkungen von außen zu neutralisieren, oder **schwarzen Turmalin** unter das Kopfkissen legen.

### Physiologische Anwendung:

Keine sinnvolle Indikation für die Anwendung von **kolloidalem Silber** oder **Klinoptilolith**.

# Ängste, Angstneurosen

Phobien

Das beim emotionalen Erleben (oder Vorstellen) einer unüberwindlich erscheinenden Bedrohung auftretende, unangenehme und beengende Gefühl einer existentiellen Bedrohung, der Unsicherheit oder Furcht, das von vegetativ gesteuerten körperlichen Symptomen begleitet wird.
*Symptome:* Blässe der Haut, Schweißausbrüche, Schreckmimik, Unruhezustände, Herzklopfen, Zittern, Anstieg der Atem- und Pulsfrequenz, Blutdruckanstieg, Kopfschmerzen oder Druck im Kopf, auch Ohnmacht, Durchfall und unwillkürlicher Harnabgang. Daneben kann sich die Angst auch durch Unsicherheit, Panikgefühl mit Übelkeit und Erbrechen oder inneres Erstarren mit Teilnahmslosigkeit oder Sprachlosigkeit ausdrücken. Phobien sind anhaltende, ausgeprägte Ängste, die auf ein bestimmtes Objekt oder eine bestimmte Situation gerichtet sind, Flucht- und Vermeidungsreaktionen auslösen und auch durch Willenskraft oft nicht zu beeinflussen sind. Phobien mindern die Lebensqualität sehr stark, deutlich und dauerhaft; die Behandlung sollte durch eine Psychotherapie unterstützt werden.

### Ätherische Öle:

Bei Bedarf 1–2 Tropfen **Muskatellersalbeiöl** einnehmen oder alternativ mit 2–3 Tropfen **Anisöl** oder **Lavandinöl** die Brust einreiben.

### Öl-Stein-Einreibungen:

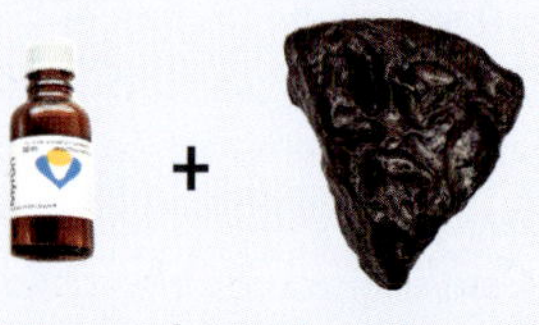

Ideal ergänzen sich **Muskatellersalbeiöl** und **Tsesit**.

### Ergänzende Heilstein-Anwendungen:

- Ausstreichen mit **Amethyst-Drusenstück** vor dem Schlafengehen und bei Bedarf morgens,
- zur Lösung unbegründeter Ängste **Apophyllit** oder **Tsesit** tragen; er erleichtert es, sich von falschen Selbstbildern und Zwängen zu lösen,
- zum Vertrauensaufbau bei verdrängten Ängsten **Rutilquarz** oder **Citrin** oder alternativ **Schalenblende** tragen, um in angespannten Situationen die Kontrolle zu bewahren; löst übermäßige Erregung und innere Anspannung auf,
- bei Sozialängsten und Angst vor Überforderung **Dumortierit** oder **Bernstein** als Kette tragen, um Gelassenheit, Leichtigkeit und mehr Lebensfreude zu erfahren,
- bei Angst vor Gewalt, Schicksalsschlägen, Verletzungen, Verlust und Tod **Rhodonit** oder bei begründeter Angst **Zirkon, Antimonit, Rauchquarz** tragen oder als Heilstein-Wasser trinken,
- bei übermächtigen und irrationalen Ängsten, und wenn man das Gefühl hat, den Verstand zu verlieren, **Sugilith, Charoit** oder alternativ **Diamant** tragen, um Unangenehmes leichter ertragen und Konflikte entschieden lösen zu können,
- zur Stimmungsaufhellung **Citrin** (bei kleineren Kindern **Bernstein**) tragen.

### Physiologische Anwendungen:

Eine längerfristige tägliche Einnahme von 2 × 10 ml kolloidales Silber mit 25 ppm verändert die psychische Situation und damit auch das Traumverhalten. Keine sinnvolle Indikation für die Anwendung von Klinoptilolith.

# Appetitlosigkeit

Anorexie, Inappetens

Eine bei verschiedenen körperlichen Erkrankungen oder psychischen Prozessen auftretende Essunlust, auch häufig der Ausdruck einer nervösen oder psychisch bedingten Erkrankung.
*Symptome:* Abmagerung. Der Appetit unterliegt einem komplexen Steuerungsmechanismus, der

einerseits hormonell und psychisch andererseits auch über Geruchs-, Geschmacks- und Sehreize gesteuert wird und somit mit dem gesamten Motivations- und Triebsystem gekoppelt ist.
*Ursache:* Folge einer Infektionserkrankung, bei vielen Störungen des Verdauungstraktes, einer psychischen Belastung, kann oft ein Frühsymptom für eine Krebserkrankung sein – vor allem des Verdauungstraktes.

### Ätherische Öle:

2 Tropfen **Ingweröl, Anisöl** oder **Fenchelöl** 30 Minuten vor dem Essen einnehmen.

### Ergänzende Heilstein-Anwendungen:

- Zur kurzfristigen Steigerung des Appetits **Rhodochrosit** 2 Wochen tragen,
- zur Appetitanregung mehrere Monate **Apatit** oder **Türkis** als Anhänger oder Kette tragen und als Heilstein-Wasser trinken,
- zur Anregung der Verdauungstätigkeit **Citrin** oder **Rubin** tragen,
- zur allgemeinen Anregung des Lebensmutes **Rhodochrosit, roten Granat** oder **Thulit** tragen.

### Physiologische Anwendung:

1× täglich 3 g **Klinoptilolith** als Pulver in etwas Wasser einrühren und einnehmen.

## Arterienverkalkung

Arteriosklerosis

Eine Einengung oder ein Verschluss von Arterien durch eine Fett- und Kalkablagerung, mit Elastizitätverlust, immer starrer werdend, bis zur vollständigen Verengung der Blutbahn, überwiegend im höheren Lebensalter zu finden.
*Symptome:* Herabsetzung der Leistungsfähigkeit, Gedächtnis- und Konzentrationsschwäche bis zu Sprachstörungen, Kribbeln, Pelzigwerden mit Kältegefühl, Schwäche oder Bewegungsunfähigkeit von Beinen oder Armen, krampfartigen Schmerzen bei Anstrengungen. Der Beginn ist langsam, schleichend, später kommen die Belastungsschmerzen hinzu, und die Erkrankung geht in einen fortschreitenden Zerfall (Gewebetod) der Gliedmaßen über.

Die Arterienverkalkung steht immer mit Bluthochdruck und oft auch mit Herz-Kreislauf-Beschwerden in Verbindung. Bei einem kompletten Verschluss einer Schlagader stirbt das entsprechende Glied ab und muss amputiert werden.
*Ursache und Risikofaktoren:* Bluthochdruck, Antibabypille, Bewegungsmangel, fehlerhafte Ernährung, Rauchen, Stress, Übergewicht und Stoffwechselerkrankungen wie etwa die Zuckerkrankheit.

### Ätherische Öle:

3× täglich 2–3 Tropfen **Rosmarinöl** oder 2×1 Tropfen **Zimtrindenöl** lokal in den Bauch einreiben.

### Öl-Stein-Einreibungen:

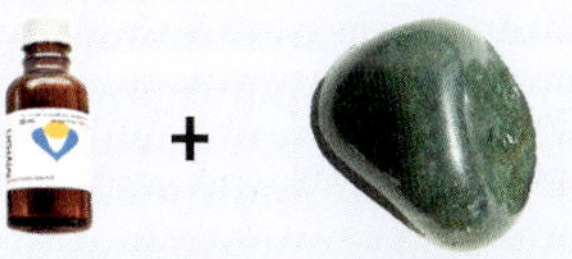

Ideal ergänzen sich **Rosmarinöl** und **Aventurin**.

### Ergänzende Heilstein-Anwendungen:

- Zur Regeneration geschädigter Blutgefäße **weiße Koralle** tragen und als Heilstein-Wasser trinken,
- zur Entgiftung des Gewebes **Chrysopras, Aventurin** oder **Peridot** und zur Vorbeugung von Gerinnseln in den Blutgefäßen **sphärolithischen Chalcedon** oder alternativ **versteinertes Holz** als Heilstein-Wasser trinken,
- zur Verbesserung der Gewebedurchblutung **Rhodonit, Chalcedon** oder alternativ **Rosenquarz** zur sanften Massage verwenden,
- zur Schmerzlinderung und energetischen Versorgung **Ägirin** oder **Turmalin** lokal aufkleben, ››

- zur Gefäßreinigung und Verhinderung weiterer Ablagerungen **Diamant, Aventurin, Heliotrop** oder alternativ **versteinertes Holz** oder **weiße Koralle** längere Zeit tragen,
- zur Anregung des Fettstoffwechsels und Anregung der Gallensaft-Produktion **Malachit, Peridot, Smaragd, Nephrit** oder alternativ **Aventurin** tragen,
- zur Blutreinigung **Rubin, roten Turmalin** oder **roten Granat** tragen sowie als Heilstein-Wasser trinken.

**Physiologische Anwendung:**
Langfristig 1× täglich 20 ml **kolloidales Silber** mit 25 ppm einnehmen; in einem **Salz-Sole-**Vollbad 20 Minuten baden; dazu 2× täglich 3 g **Klinoptilolith** als Pulver in etwas Wasser einrühren und einnehmen.

## Arthrose

### Arthrosis deformans

Eine Abnutzungserscheinung des Gelenkknorpels und des Bindegewebes an einem oder mehreren Gelenken, mit nachfolgenden Veränderungen des Knochengewebes, oft mit dornähnlichen Auswüchsen.
*Symptome:* Das betroffene Gelenk ist erheblich eingeschränkt, die Gelenkkapsel narbig verdickt. Es kann ein Gelenkerguss mit Schwellung bestehen. Druck- und Bewegungsschmerz treten als »Anfangs- und Einlaufschmerz« vor allem zu Beginn einer Belastung auf. Bei einer Bewegung knackt und knirscht es im Gelenk. Das Allgemeinbefinden, die Stimmung und das Lebensgefühl bleiben davon unberührt.
*Arthrose-Formen:* Coxarthrose im Hüftgelenk, Fingerpolyarthrose in den Endgelenken der Finger, Gonarthrose im Kniegelenk, Omarthrose im Schultergelenk und Spondylarthrose in den Wirbelsäulengelenken.
*Ursache:* Abnutzung des Knochen- und Knorpelgewebes, Überlastung, mechanische Schädigung.

**Ätherische Öle:**
2× täglich 2 Tropfen **Nelkenöl** oder **Muskel-Relax-Öl** und 2–3 Tropfen **Rosmarinöl** abwechselnd lokal einreiben oder alternativ **Muskatellersalbeiöl, Pfefferminzöl** oder **Zimtrindenöl**.

**Öl-Stein-Einreibungen:**

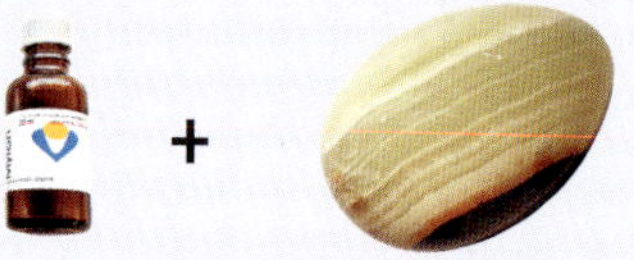

Ideal ergänzen sich **Muskel-Relax-Öl** und **Aragonit**.

**Ergänzende Heilstein-Anwendungen:**
- Zur Verbesserung der Bewegungseinschränkung **Ägirin, Tsesit** oder **Fluorit** aufkleben, zur langfristigen Verbesserung der Bewegung in den Gelenken **Aragonit** oder **Apatit** tragen,
- zur Förderung der Knorpelneubildung, harmonisch gebänderten **Aragonit, Bernstein** oder **Fluorit** lokal aufkleben und als Heilstein-Wasser trinken,
- zusätzlich **Bernstein** als Armband längere Zeit tragen,
- zur Durchblutungsverbesserung **Rhodochrosit** oder **Mookait** auflegen bzw. **Tsesit** als Heilstein-Wasser trinken,
- zur Schmerzlinderung bei Kniebeschwerden **Tsesit, Malachit, Sardonyx** oder alternativ versteinertes Holz auflegen,
- zur Stabilisierung der Psyche **Türkis** oder **Bernstein** tragen.

**Physiologische Anwendung:**
2× täglich 30 ml **kolloidales Silber** mit 25 oder 50 ppm einnehmen, dazu 2× täglich 3 g **Klinoptilolith** als Pulver in etwas Wasser einrühren und einnehmen.

# Asthma

## Asthma bronchiale

Eine psychisch und/oder allergisch ausgelöste anfallsweise Wiederkehr von Zuständen schwerer Atemnot.

*Symptome:* Zu Beginn der Anfälle Hustenstöße, verbunden mit einer ziehenden, hörbar keuchenden Einatmung, einer Verkrampfung der Bronchialmuskulatur und einer Schleimhautschwellung, der ein zäher, glasiger Auswurf folgt; dann blaue Lippen, manchmal auch eine leichte Blaufärbung der Haut; pfeifende Atmung und Schweißausbruch folgen. Die Ausatmung ist stärker behindert als die Einatmung, der Asthmatiker ist nicht in der Lage, ruhig durchzuatmen. Oft nächtlich auftretend, mit einem Gefühl der Brustenge und hochgradiger, eventuell zum Aufsitzen zwingender Atemnot und beschleunigtem Puls. Der Anfall kann bis zu mehreren Stunden, eventuell sogar Tage anhalten.

*Ursache:* Allergisch oder durch Stäube ausgelöst oder Folge einer Infektion der Atemwege, einer chronischen Lungenerkrankung oder auch mit einer psychischen Ursache wie Angst, Aufregung oder Schreck.

### Ätherische Öle:

Bei Bedarf 1–2 Tropfen **Muskatellersalbeiöl** einnehmen oder alternativ 2–3 Tropfen **Eukalyptusöl** oder **Lavandinöl** in den Brustbereich einreiben.

### Öl-Stein-Einreibungen:

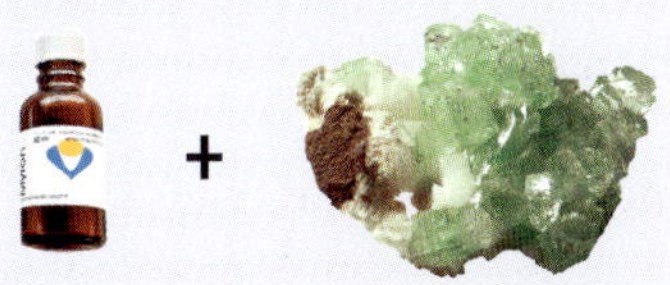

Ideal ergänzen sich **Muskatellersalbeiöl** und **Apophyllit.**

### Ergänzende Heilstein-Anwendungen:

- Als akutes Antiallergikum zur Linderung der Atemnot **Apophyllit** oder **Zirkon** auf die Brust auflegen,
- zur Linderung der Anfälle am besten **Apophyllit, Chrysokoll** oder **Türkis** auflegen oder tragen,
- zur Krampflösung **Apophyllit, Malachit, Nephrit** oder **Tsesit** als Anhänger oder Kette tragen,
- bei chronischer Atemnot **Rutilquarz, Aquamarin, Chalcedon** oder alternativ **weiße Koralle** als Kette tragen,
- zur Schleimlösung **Apophyllit, Rutilquarz** oder alternativ **Moosachat** auflegen,
- bei chronischem Asthma **Disthen, Saphir, Lapislazuli, Türkis** oder alternativ **Rauchquarz** zur Kräftigung und Reizlinderung tragen,
- zur Beruhigung und Nervenstärkung **Rutilquarz, Türkis** oder **Amazonit** gegen das Beklemmungs- und Engegefühl auf der Brust tragen,
- zur psychischen Stabilisierung grünen **Andenopal** oder **Apophyllit** tragen.

### Physiologische Anwendung:

Im akuten Anfall **kolloidales Silber** 25 oder 50 ppm mit einem Vernebler inhalieren, kupiert den Anfall; dazu prophylaktisch 1× täglich 20 ml **kolloidales Silber** mit 25 ppm einnehmen. Keine sinnvolle Indikation für die Anwendung von **Klinoptilolith**.

# Aufmerksamkeitsdefizit-Syndrom und Hyperaktivität

## ADS/ADHS

Eine auffällige Verhaltensstörung, die mittlerweile nicht nur bei Kindern diagnostiziert wird, sondern auch bei Erwachsenen. Meist wird sie jedoch nur bei Kindern behandelt.

*Symptome:* Impulsivität, Unruhe, Zappeln und Stimmungsschwankungen. Damit verbunden sind Lernstörungen und Unaufmerksamkeit.
*Ursache:* Bisher weitgehend unbekannt, psychische Faktoren wie auch Impfschäden und belastende Umweltfaktoren sind anzunehmen.

### Ätherische Öle:

2 × täglich 2 Tropfen **Muskatellersalbeiöl** in den Bauchbereich einreiben, oder 2 × täglich 1 Tropfen einnehmen.

### Öl-Stein-Einreibungen:

Zu ADS und ADHS sind keine sinnvollen Kombinationen bekannt.

### Ergänzende Heilstein-Anwendungen:

- Zur Beruhigung und Dämpfung der Übererregbarkeit **Selenit, Lepidolith** oder **Kunzit** tragen,
- vor dem Zubettgehen gegebenenfalls nach dem Aufstehen mit einem **Amethyst-Drusenstück** ausstreichen,
- zur Sammlung und Konzentrationsverbesserung **Amazonit, Amethyst, Citrin, Lapislazuli** oder alternativ **Achat** tragen,
- zur Verbesserung und Vertiefung des Schlafes **Tsesit** und zur emotionalen Beruhigung in den Zimmerecken jeweils einen **Halit**-Kristall aufstellen und einen **Rosenquarz**-Rohstein an das Kopfteil des Bettes legen,
- zur Verbesserung der Synchronisierung der beiden Gehirnhälften **Disthen** oder **Kunzit** auf die Stirne kleben oder in der Hand halten,

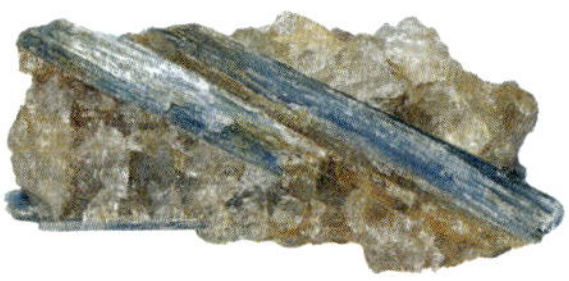

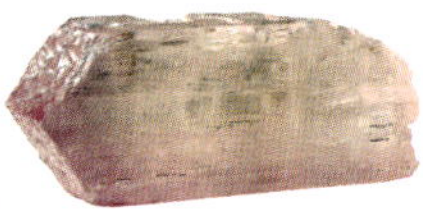

- zur Normalisierung des Säure-Basen-Haushalts und für Gelassenheit und Entspannung **Dolomit** als Heilstein-Wasser trinken oder **Türkis** als Anhänger tragen,
- um negative Eindrücke zu verarbeiten sowie zur Entgiftung von Psychopharmaka **Chrysopras** oder **Smaragd** tragen und als Heilstein-Wasser trinken,
- zum Abbau aggressiven Verhaltens **Tsesit, Nephrit, Türkis** oder **Lepidolith** tragen,
- zur Findung eigener wirklicher Interessen und zur Abgrenzung von Überreizungen und Ablenkungen **Achat** tragen,
- zur psychischen Stabilisierung und Förderung des Selbstvertrauens und der Kreativität **mehrfarbigen Turmalin** als länglichen Kristall oder alternativ **Türkis** tragen; hilft, den eigenen Standpunkt zu finden und zu behaupten.

### Physiologische Anwendung:

Wöchentlich 1 × basisches **Solebad** mit 2 Tropfen **Muskatellersalbeiöl**. Dazu 2× täglich 3 g **Klinoptilolith** als Pulver in etwas Wasser einrühren und einnehmen. Bisher ist noch keine sinnvolle Anwendung von **kolloidalem Silber** bei ADS/ADHS bekannt.

## Augenbindehautentzündung

Conjunctivitis

Ein akuter oder chronischer Entzündungszustand der Augenbindehaut oft unter Beteiligung der Lidränder.
*Symptome:* Rötung der Augen, vermehrter seröser bis eitriger Schleim, Anschwellen der Unterlider mit Tränenfluss, Lichtempfindlichkeit bis Lichtscheue, Juckreiz, Augenbrennen, Bindehautrötung, Fremdkörpergefühl, selten jedoch mit Schmerzen.
*Ursache:* Zugluft, Dämpfe, Staub oder Rauch, bakterielle oder virale Infektionen, Lichtreize oder UV-Strahlung, chemische Reize, Fremdkörper, eine Verletzung oder eine Allergie.

### Ätherische Öle:

Es sind keine sinnvollen und gesicherten Öl-Empfehlungen bekannt. Öle reizen die Augenschleimhaut verstärkt, deshalb kein ätherisches Öl in die Augen bringen.

### Ergänzende Heilstein-Anwendungen:

- Zur Abschwellung und gegen Trockenheit gemeinen **Opal** oder **Sarder** mit Augensignatur auf die geschlossenen Augen legen,

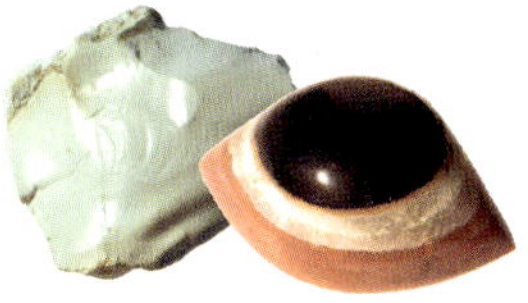

- zur Entzündungshemmung **Smaragd, Sarder** mit Augensignatur, **Saphir, Heliotrop** oder **Topas** auf die geschlossenen Augen legen,
- bei starker Sekretabsonderung, verklebten Augen und zur Juckreizmilderung **Chalcedon, Heliotrop, Saphir** oder **Smaragd** auf das geschlossene Auge legen,
- zur Lymphflussanregung und bei geröteten, brennenden Augen **Chalcedon** als Rosette oder **grünen Moosachat** jeweils als Heilstein-Wasser trinken.

### Physiologische Anwendungen:

2× täglich 20 ml **kolloidales Silber** mit 25 ppm einnehmen, zusätzlich als äußerliche Anwendung jeweils 1 Tropfen mit 25 ppm ins Auge tropfen. Keine sinnvolle Indikation für die Anwendung von **Klinoptilolith**.

## Augenermüdung

Ein Zustand der Müdigkeit im Augenorgan ohne weitere Beschwerden.

*Symptome:* Eine Bindehautreizung mit Rötung, leichtem Brennen und einer Trockenheit im Auge kann auftreten, meist jedoch ist sie mit einer Lidschwere, einem Müdigkeitsgefühl, einer Druckempfindung um das Auge verbunden, das durch das Schließen der Augendeckel verbessert werden kann.

*Ursache:* Meist durch eine Überanstrengung oder Überreizung, zum Beispiel nach längerer Bildschirmarbeit oder Übermüdung ausgelöst.

### Ätherische Öle:

Es sind keine sinnvollen und gesicherten Öl-Empfehlungen bekannt. Ätherische Öle reizen die Augenschleimhaut, deshalb kein ätherisches Öl in die Augen bringen.

### Ergänzende Heilstein-Anwendungen:

- Zur Stärkung des Auges als Organ **Sarder** mit Augensignatur, **Malachit** oder **Bergkristall** tragen,
- bei trockenen, brennenden Augen **Andenopal, Chalcedon, Sarder** mit Augensignatur und **Aquamarin** tragen, auf das geschlossene Auge unter eine mit feuchter Watte getränkten Augenklappe legen oder als Wasser auftragen,
- bei druckempfindlichen, tränenden Augen **Amethyst** oder hellen **Topas** auf das geschlossene Auge unter eine mit feuchter Watte getränkten Augenklappe legen oder als Wasser auftragen,
- zur Stärkung der Sehkraft und der Augenmuskulatur den handwarmen **Smaragd, Disthen, Aquamarin** oder **Saphir** nach Anstrengungen, auch bei Schielen, auf das geschlossene Auge unter eine mit feuchter Watte getränkten Augenklappe legen,
- zur Stärkung der Leberfunktion **Malachit, Smaragd** oder **Peridot** tragen.

### Physiologische Anwendungen:

Mindestens 2× täglich je 1 Tropfen **kolloidales Silber** mit 25 ppm zur Pflege der Netzhaut und gegen Entzündungen ins Auge tropfen. Augendusche mit stark verdünnter 0,5-prozentiger **Salz-Sole** durchführen. Keine sinnvolle Indikation für die Anwendung von Klinoptilolith.

# Augenzittern

## Nystagmus

Eine unkontrollierbare, rhythmische bzw. ruckartige Augenbewegung verbunden mit Sehschwäche und anderen Augensymptomen.
*Symptome:* Unkontrollierbares Zittern, das fein-, mittel- und grobschlägig verlaufen kann, mit zunehmender Sehschwäche, auch können Gleichgewichtsstörungen auftreten.
*Ursache:* Überanstrengung der Augen.

**Ätherische Öle:**
Es sind keine sinnvollen und gesicherten Öl-Empfehlungen bekannt.

**Ergänzende Heilstein-Anwendungen:**
- Zur Linderung des Augenzitterns bei Nervenerkrankungen **Disthen, Kunzit, Topas** oder **Smaragd** tragen und auflegen,
- bei Überanstrengung der Augen **Sarder** mit Augensignatur, **Amethyst** oder **Bergkristall** auflegen oder tragen,
- bei gleichzeitiger starker Sehschwäche **Topas, Aquamarin** oder **Smaragd** tragen,
- bei psychischer Belastung **Selenit, Rauchquarz** oder **Sardonyx** auf die geschlossenen Augenlider unter eine mit feuchter Watte getränkten Augenklappe legen und als Heilstein-Wasser trinken.

**Physiologische Anwendung:**
Keine Indikation für die Anwendung von **kolloidalem Silber** oder **Klinoptilolith**.

# Ausfluss

## Fluor vaginalis

Eine Störung im Genitalbereich der Frau, die durch verschiedenste Erregerarten verursacht sein kann.
*Symptome:* Ein meist milchig-weißer, schleimiger bis dünnflüssiger Ausfluss der Scheide bei verschiedenen Erkrankungen, der mit Jucken oder Blutbeimengungen, oft auch mit einem allgemeinen Unwohlsein oder Schmerzen verbunden sein kann. Manchmal kann es zu einer Scheidenentzündung kommen.
*Ursache:* Eine Infektion durch Bakterien, Einzeller, Pilze oder Würmer, aber auch ein Begleitsymptom einer Eileiter- oder Scheidenentzündung sowie einer Harnröhrenentzündung.

**Ätherische Öle:**
2× täglich 2–3 Tropfen **Muskatellersalbeiöl, Fenchelöl** oder alternativ **Rosmarinöl** auf einen Tampon auftropfen und in die Scheide einführen.

**Öl-Stein-Einreibungen:**

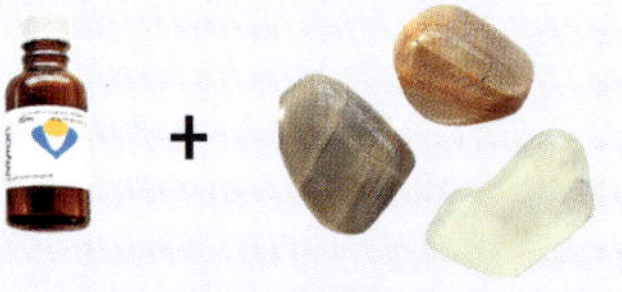

Ideal ergänzt sich die Einreibung von **Muskatellersalbeiöl** mit **Mondstein** in den Unterbauch.

**Ergänzende Heilstein-Anwendungen:**
- Zur Entzündungshemmung und Schmerzlinderung **Heliotrop** oder **sphärolithischen Chalcedon** aufkleben oder im Slip tragen,
- zur Juckreizlinderung **Chrysopras, Andenopal** oder **Prasemquarz** im Slip tragen,
- zur Milieuentsäuerung und zum Aufbau des Säureschutzmantels **Smaragd-Wasser** einnehmen oder **Malachit** auflegen,
- zur Abwehrstärkung **Heliotrop, Chrysopras, Chrysokoll** tragen oder als Heilstein-Wasser einnehmen,
- zur Umstimmung, Vorbeugung und psychischen Stabilisierung **Mondstein** oder **rosa Chalcedon** über mehr als 2 Monate tragen.

**Physiologische Anwendungen:**
Stets zusätzlich 2× täglich eine vaginale Spülung mit kolloidalem Silber mit 25 ppm ansetzen, die

Einnahme von kolloidalem Silber macht dagegen keinen Sinn. Keine sinnvolle Indikation für **Klinoptilolith**.

## Bandscheibenvorfall und Bandscheibensyndrom

### Prolaps-Syndrom und Pulposus-Syndrom

Eine Anzahl schmerzhafter Beschwerden im Bereich der Lendenwirbelsäule.

*Symptome:* Eine meist schlagartig auftretende, massive Einschränkung der Beweglichkeit, teilweise auch mit Lähmung, sehr starken Schmerzen, die sich beim Husten, Niesen oder Pressen verstärken, mit Schonhaltung bis zur Steifigkeit, oft einhergehend mit schweren Gefühls- und Sensibilitätsstörungen wie Ameisenlaufen, Kribbeln oder Taubheitsgefühl.

*Ursache beim Syndrom:* Abnutzung oder Zerstörung des elastischen Knorpelscheibenkerns der Wirbelsäule.

*Ursache beim Vorfall:* Austreten des elastischen Knorpelkerns zwischen den Wirbeln der Lendenwirbelsäure, mit Druck auf den betroffenen Nerv, der aus der Wirbelsäule austritt.

**Ätherische Öle:**

Bei Schmerzen 1–2 Tropfen **Nelkenöl** oder 2–3 Tropfen **Muskel-Relax-Öl** lokal einreiben.

**Öl-Stein-Einreibungen:**

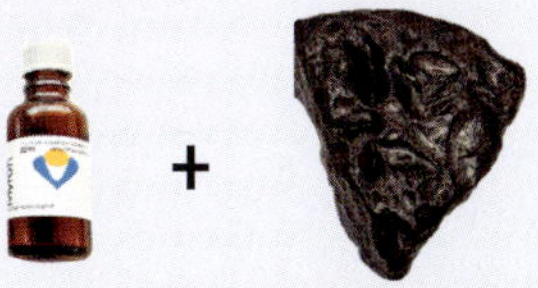

Ideal ergänzen sich **Muskel-Relax-Öl** und **Tsesit**.

**Ergänzende Heilstein-Anwendungen:**

- Zur Schmerzlinderung bei einem Bandscheibenvorfall den schneller wirksamen **Kunzit**, den nachhaltig wirksamen **Sugilith** oder den ursächlicher wirkenden **Ägirin** lokal aufkleben,
- zur Besserung der Gefühlsstörungen **Ägirin** oder **Turmalin** aufkleben,
- zur Vorbeugung gebänderten **Aragonit** als Heilstein-Wasser für die Bandscheiben trinken sowie **Koralle, Bergkristall** oder **Turmalin** jeweils als Kristallanhänger zur Verbesserung der Körperhaltung und zum Aufbau von Stützmuskulatur tragen,
- zur Lockerung der verspannten Muskulatur sich mit **Bernstein** massieren lassen (aber nicht direkt auf der Wirbelsäule!),

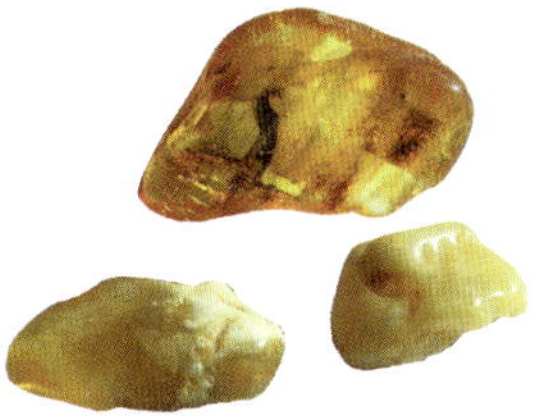

- Beim Bandscheibensyndrom hilft am besten, **Ägirin** lokal aufzukleben, aber auch **Aragonit** als Heilstein-Wasser trinken; wirkt auch umgekehrt,
- bei Bedarf zusätzlich zur Krampflösung **Dolomit** oder **Malachit** oder alternativ **versteinertes Holz** oder **weiße Koralle** als Heilstein-Wasser trinken,
- zur Entspannung, Krampflösung und Schmerzlinderung **Amazonit** auflegen,
- zur Linderung von Nervenschmerzen **Kunzit, Sugilith** oder **Ägirin** auflegen,
- zur Linderung von Reibungsschmerzen **Bernstein, Tsesit** oder alternativ **Selenit** auflegen,
- zur Wahrung der Elastizität der Bandscheiben **Amazonit, Bernstein** oder **Aragonit** tragen,
- zur Vorbeugung dunklen Bernstein sowie **Aragonit** tragen oder als Heilstein-Wasser trinken.

**Physiologische Anwendungen:**

Keine sinnvolle Indikation für **Kolloidales Silber** oder **Klinoptilolith.**

## Bandwurmbefall

Taeniasis

Eine Erkrankung, ausgelöst durch Befall mit einem oder mehreren Bandwürmern, die schmarotzend im Darm des Kranken festsitzen.
*Symptome:* Die Beschwerden sind meist gering, unauffällig und auch uncharakteristisch: Kopfschmerz, Druckgefühl im Oberbauch, Appetitlosigkeit oder unbändiger Heißhunger, Übelkeit, manchmal Erbrechen, Verdauungsstörungen, Gewichtsabnahme und Müdigkeit. Unregelmäßiger Stuhlgang und Durchfall können mit Verstopfung abwechseln. Ringe unter den Augen.
*Ursache:* Meist durch Lebensmittel oder Schmutz aufgenommene Wurmeier.
*Verschiedene Bandwurm-Arten:* Rinderbandwurm, bis zu 10 Meter lang, Schweinebandwurm, 2 bis 8 Meter lang, Fuchsbandwurm, Hundebandwurm und Fischbandwurm.

### Ätherische Öle:

Gute Erfahrungen liegen mit der Einnahme von 3 × 4 Tropfen **Nelkenöl** über 3 Tage vor. Zusätzlich 3 × täglich 2–3 Tropfen **Fenchelöl** in den Bauchbereich sanft einreiben.

### Öl-Stein-Einreibungen:

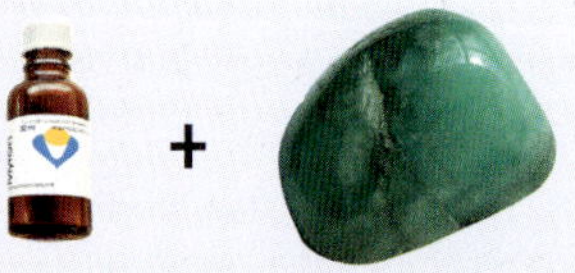

Ideal ergänzt sich die lokale Einreibung in den Bauchbereich mit **Fenchelöl** mit **Smaragd**.

### Ergänzende Heilstein-Anwendungen:

- Zur Unterstützung der Wurmabtreibung Rauchquarz zusammen mit **Smaragd** als Heilstein-Wasser einnehmen,
- zur Appetitsteigerung **Apatit** oder **Citrin** über eine längere Zeit tragen oder **Rhodochrosit** kurze Zeit tragen,
- zur Förderung der Darmfunktionen **Mookait, Stromatolith** oder **Sardonyx** tragen,
- zur Abwehrsteigerung mit einem **Amethyst-Drusenstück** regelmäßig ausstreichen oder **weiße Koralle** tragen.

### Physiologische Anwendungen:

Positive Erfahrungen mit der täglichen Einnahme von 200 ml **kolloidalem Silber** mit 50 ppm liegen vor. Dazu 2 × täglich 3 g **Klinoptilolith** als Pulver in Wasser einrühren und einnehmen.

### Zusätzliche Anwendungen:

Wurmkur innerlich nur mit Sauerkraut und Olivenöl über mindestens 3 Tage anwenden.

## Bauchschmerzen

Dolor abdominalis

Schmerzen sehr unterschiedlicher Stärke, die je nach Lage im Bauchbereich sehr unterschiedliche Ursachen haben können.
*Linker Oberbauch:* Magen, Milz, Bauchspeicheldrüse, Dickdarm und Zwerchfell.
*Rechter Oberbauch:* Bauchspeicheldrüse, Gallenblase, Leber.
*Mittlerer Unterbauch:* Blase, Dickdarm, Enddarm, Gebärmutter.
*Linker Unterbauch:* Blinddarm, Dickdarm, Gallenblase, Leber, linker Eierstock.
*Rechter Unterbauch:* Blinddarm, Darm, rechter Harnleiter, rechter Eierstock, rechter Eileiter.
*Ursache:* unverträgliches Essen, Durcheinanderessen verschiedener Speisen, verschiedene Entzündungen der verschiedenen im Bauchraum liegenden Organe, meist bakterielle Infektionserkrankungen, Folge einer Krebserkrankung im Bauchraum.

### Ätherische Öle:

Bei Bedarf 2–3 Tropfen **Fenchelöl** oder **Ingweröl** in den Bauchbereich einreiben, vollkommen unabhängig, was die Ursache ist.

**Öl-Stein-Einreibungen:**

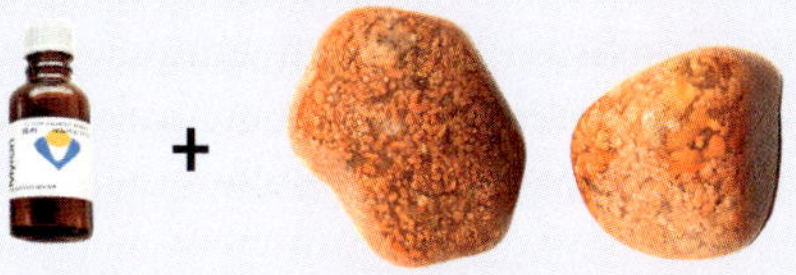

Ideal ergänzt sich die lokale Einreibung einer Mischung von **Fenchelöl** und **Ingweröl** mit **rosa Moosachat**.

**Ergänzende Heilstein-Anwendungen:**

- Zur Schmerzlinderung **Charoit**, bei heftigen Krämpfen **Malachit** tragen oder noch stärkeren Beschwerden **Zirkon** auflegen, sanft wirkend ist **Dumortierit**,
- bei den Koliken der Säuglinge **Citrin** oder **Dumortierit** in die Windel stecken,
- bei Schmerzen mit Übelkeit und Erbrechen zum Beispiel durch Lebensmittelvergiftung **Malachit, Antimonit, Dumortierit** oder **Türkis** lokal auflegen und als Heilstein-Wasser trinken,
- bei Schmerzen im Leber-Gallen-Bereich **Bernstein, Malachit, Chrysokoll** oder **Smaragd** auf die betroffene Stelle auflegen,
- bei Schmerzen infolge einer Nahrungsunverträglichkeit, übermäßigem oder zu schnellem Essen **Aquamarin, sphärolithischen Chalcedon, Citrin** oder **Sardonyx** auflegen oder als Scheibe lokal tragen,
- bei Schmerzen durch Nervosität oder Stress **Nephrit, Dumortierit** oder **Dolomit** tragen.

**Physiologische Anwendung:**

2× täglich 30 ml **kolloidales Silber** mit 20–25 ppm einnehmen, kann die Schmerzen bessern. Dazu täglich 1 × 3 g **Klinoptilolith** als Pulver in etwas Wasser einrühren und einnehmen; kann die Schmerzzustände längerfristig neutralisieren.

# Bettnässen

Enuresis nocturna

Ein unbeabsichtigtes, nächtliches Wasserlassen mit mangelnder Kontrolle über die Blasenfunktion der Kinder nach dem 4. bis 5. Lebensjahr. Die Kinder schlafen so tief, dass sie der Drang, Wasser zu lassen, nicht aufweckt.

*Ursache:* Es liegt meist eine seelische Konfliktsituation zugrunde, insbesondere Angst, Eifersucht. Verluste und Mangel an Geborgenheit, sehr selten eine Entzündung der Harnröhre, Blase oder des Harnleiters oder bei jugendlicher Zuckerkrankheit.

**Ätherische Öle:**

Eine abendliche Einreibung von 1 Tropfen **Muskatellersalbeiöl** in den Unterbauch kann versucht werden, sonst keine gesicherte Öl-Empfehlung.

**Ergänzende Heilstein-Anwendungen:**

- Zur Angstminderung und zur Stärkung des Selbstbewusstseins und der Selbstsicherheit **Citrin** oder **Rhodonit** tagsüber als Anhänger oder Kette tragen,
- zur Psychostabilisierung und zum Verarbeiten belastender Eindrücke **Chrysopras, Citrin** oder **Achat** nachts ins Bett legen,
- zur Blasenmuskelstärkung **Citrin** als Heilstein-Wasser trinken und konzentrisch gebänderten **Achat** aufkleben,
- zur Stärkung der Reinigungsfunktion der Niere **Nephrit** auf den Nachttisch stellen, tragen oder als Heilstein-Wasser trinken,
- zur Vorbeugung **Bernstein, Nephrit** oder **Achat** mit Nierensignatur als Kettchen tragen.

**Physiologische Anwendungen:**

Bei Bettnässen zeigt **kolloidales Silber** keine Wirkung. Keine sinnvolle Indikation für die Anwendung von **Klinoptilolith**.

## Blähungen

Flatulenz, Meteorismus

Eine durch Gärungs- und Fäulnisvorgänge auftretende, übermäßige Gasansammlung im Magen-Darm-Trakt, häufig mit übelriechenden Winden.

*Symptome:* Oft mit einer Auftreibung des Leibes, Zwerchfellhochstand, Rumoren im Bauch und Völlegefühl verbunden. Oft kommt es zu Krämpfen oder kolikartigen Schmerzen.
*Ursache:* Gärungsgase, die bei der Nahrungszersetzung blähungsfördernder Nahrungsmittel im Darm entstehen, selten zu viel verschluckte Luft beim Essen, Leber- oder Galleschäden und eine Störung der Bauchspeicheldrüsenfunktion.

**Ätherische Öle:**

3 × täglich 2 Tropfen **Fenchelöl** einnehmen oder alternativ 2–3 Tropfen **Anisöl, Fenchelöl** oder **Ingweröl** in den Oberbauchbereich einreiben. Bei Säuglingen bei jedem Windelwechsel jedoch mindestens 3 × täglich 1 Tropfen **Fenchelöl** gegen Blähungskoliken in den Bauch einreiben.

**Öl-Stein-Einreibungen:**

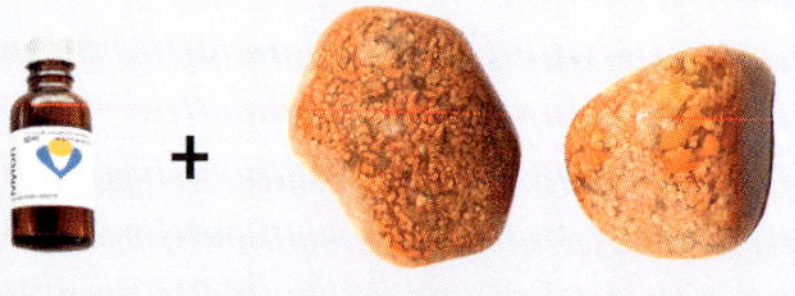

Ideal ergänzt sich die lokale Einreibung mit einer Mischung von **Fenchel- und Ingweröl** mit **rosa Moosachat.**

**Ergänzende Heilstein-Anwendungen:**

- Zur Förderung der Darmfunktionen und Verdauungsverbesserung **Stromatolith** tragen oder mit **Amethyst-Drusenstück** regelmäßig ausstreichen,
- zur Blähungsminderung bei gleichzeitiger Stuhlverstopfung **schwarzen Turmalin** oder **Sardonyx** tragen oder als Kristalle im Verlauf des Dickdarms aufkleben.
- zur Harmonisierung der Darmflora **rosa Moosachat** oder **Stromatolith** tragen,
- zur Blähungsmilderung **rosa Moosachat** oder **Smaragd** als Heilstein-Wasser trinken oder als Anhänger tragen,

**Physiologische Anwendungen:**

2 × täglich 10–20 ml **kolloidales Silber** mit 25 ppm einnehmen. Oder 2 × täglich 3 g **Klinoptilolith** als Pulver in etwas Wasser einrühren und einnehmen.

## Blasenbeschwerden, -entzündung

Zystis

Eine meist akute, bakterielle, entzündliche Erkrankung der Harnblasenschleimhaut, die aufgrund der kürzeren Harnröhre viel häufiger bei Frauen als bei Männern auftritt.
*Symptome:* Begleitet von häufigem, meist auch nächtlichem Harndrang. Brennen und Schmerzen beim Wasserlassen, die gegen Ende der Harnentleerung zunehmen. Fortbestehen des Harndrangs nach Blasenentleerung. Der Harn ist meist trübe. Schwere Formen treten mit Fieber, Schüttelfrost sowie Eiter und Blut im Harn auf, oft mit Allgemeinerscheinungen wie Kopfschmerz, belegter Zunge, Ringe um die Augen, Müdigkeit und Übelkeit. Die Erkrankung wird durch kalte Füße oder Durchnässung begünstigt. Sie sollte nie als harmlos betrachtet werden, da eine Blasenentzündung zu einer Nierenbeckenentzündung führen kann.
*Chronisch:* Eine langzeitige und in Schüben verlaufende Entzündung der Harnblase mit gleichen Symptomen. Es kann auch jegliches unangenehme Gefühl fehlen.
*Ursache:* Eine meist aufsteigende bakterielle Infektion meist durch Kolibakterien, Staphylokokken, Streptokokken, Gonokokken, Mykobakterien oder Trichomonaden ausgelöst, die durch Kälte, Durchnässung oder Harnstau

begünstigt wird. Chronische Blasenentzündungen sind meist Folge einer chronischen Nierenentzündung. Oft spielen Energiemangel, Angst und Stress auch eine verantwortliche Rolle.

**Ätherische Öle:**
2× täglich 2–3 Tropfen **Eukalyptusöl** oder **Rosmarinöl** in den Unterleib einreiben.

**Öl-Stein-Einreibungen:**

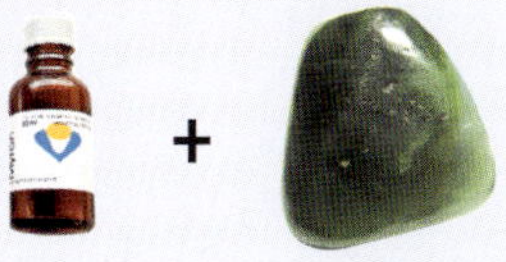

Ideal ergänzt sich die Unterleibseinreibung von **Eukalyptusöl** mit **Nephrit** oder **Rosmarinöl** mit **Heliotrop**.

**Ergänzende Heilstein-Anwendungen:**
- Bei akuter Entzündung und zur Fiebersenkung **Heliotrop, Saphir, Nephrit** oder **sphärolithischen Chalcedon** aufkleben,
- zur Abwehrstärkung und Entzündungshemmung **Achat** mit Blasensignatur oder **sphärolithischen Chalcedon** oberhalb des Schambeins auflegen,
- bei Infektanfälligkeit und zur Durchblutungsverbesserung **Granat** nur kurz auflegen und **Heliotrop** oder **Smaragd** längere Zeit tragen,
- bei Blasenschwäche und unvollständiger Entleerung **blauen Turmalin** oder **Aquamarin** oberhalb des Schambeins aufkleben,
- zur Stärkung der Reinigungsfunktion der Nieren **Sodalith, Nephrit** oder alternativ **Sardonyx** tragen,
- zur Verstärkung der Harnausscheidung **Nephrit** oder **blauen Turmalin** als Heilstein-Wasser trinken,
- bei Harnverhalten **blauen Chalcedon** als Heilstein-Wasser trinken oder **Nephrit** oberhalb des Schambeins aufkleben.

**Physiologische Anwendungen:**
3× täglich 20 ml **kolloidales Silber** mit 50 ppm einnehmen. Einnahmen unter 50 ppm führen selten zum Erfolg. In schweren Fällen ist auch oft zusätzlich eine Vaginalspülung erforderlich. Keine sinnvolle Indikation für **Klinoptilolith.**

## Blutarmut
### Anämie

Eine Verminderung des Blutfarbstoffs und damit der Zahl der roten Blutkörperchen.
*Symptome:* Starke Blässe der Haut und Schleimhäute, Kraftlosigkeit, Müdigkeit, Benommenheit, Erschöpfung und Konzentrationsstörungen, Appetitlosigkeit und Verdauungsstörungen, Kopfschmerzen, Sehstörungen und Schlaflosigkeit, Schwindel, Ohrensausen, Herzklopfen, Kurzatmigkeit und Verwirrtheitszustände.
*Ursache:* Eisen-, Protein- oder Vitaminmangel, Folge einer Eiseneinbaustörung, einer Zerstörung der roten Blutkörperchen, bei inneren Verletzungen wie Milzriss, Magen-Darm-Geschwüren oder äußerem Blutverlust wie Unfallverletzungen und Monatsblutungen.

Auch als Folge einer Nierenkrankheit, Leberkrankheit, einer Infektion, eines bösartigen Tumors sowie als Folge einer Chemotherapie oder Bestrahlung.

**Ätherische Öle:**
Es liegen keine sinnvollen und gesicherten Öl-Empfehlungen vor.

**Ergänzende Heilstein-Anwendungen:**
- Zur Blutbildung **Tsesit** zur allgemeinen Stärkung und zur Aktivierung des Eisenstoffwechsels bei sich tragen,
- zusätzlich **Obsidian, Malachit** oder **Covellin** tragen,
- zur Leistungsverbesserung **rötlichen Mookait** oder **rote Koralle** tragen.

››

**Physiologische Anwendung:**
Langfristig 1× täglich 20 ml **kolloidales Silber** mit 25 ppm kann sich auf die Blutbildung auswirken. Dazu 1× täglich 3 g **Klinoptilolith** als Pulver in etwas Wasser eingerührt und über Monate eingenommen, kann das Blutbild durch Regenerierung der Leber verbessert werden.

## Blutcholesterinerhöhung
### Hypercholesterinämie

Ein erhöhter Cholesterin-Gehalt im Blut.
*Symptome* sind kaum erkennbar, und nur die Folgen führen zu weiteren Erkrankungen wie Arteriosklerose oder Herzinfarkt.
*Ursache:* Familiäre Erblichkeit oder die Folge einer Zuckererkrankung, Schilddrüsenunterfunktion, Gallenstörung oder von Alkoholmissbrauch.

**Ätherische Öle:**
Es liegen keine gesicherten Öl-Empfehlungen vor. Möglicherweise kann die Einnahme von 2× täglich 1 Tropfen **Ingweröl** sinnvoll sein.

**Öl-Stein-Einreibungen:**

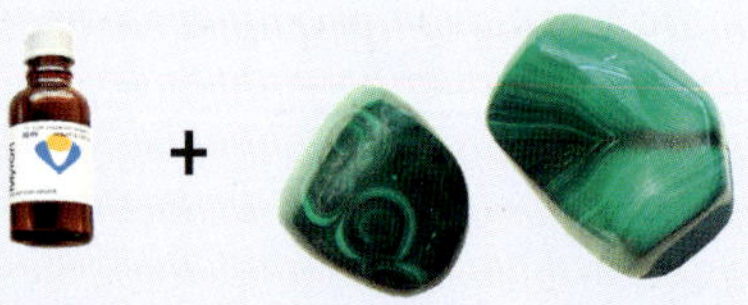

Ideal ergänzen sich **Ingweröl** und **Malachit**.

**Ergänzende Heilstein-Anwendungen:**
- Zur Senkung der Blutfettwerte **Aventurin, Malachit** oder **Nephrit** als Heilstein-Wasser trinken,
- und zusätzlich mit Wirkung auf die Bauchspeicheldrüse **Mookait** auf den linken Oberbauch kleben und **Citrin** abends in der Hand halten.

**Physiologische Anwendungen:**
1× täglich 3 g **Klinoptilolith** als Pulver in etwas Wasser einrühren und einnehmen. Keine Indikation für **kolloidales Silber.**

**Begleitende Maßnahmen:**
Täglich morgens 1–2 Teelöffel indische Flohsamen, in Joghurt gequollen, essen, senkt über einen Zeitraum von 3 Monaten den Cholesterinwert beträchtlich.

## Bluterguss
### Hämatom

Ein Austreten von Blut aus einem Blutgefäß mit Ansammlung des Blutes innerhalb oder außerhalb eines Organes oder im Unterhautfettgewebe nach Einwirkung stumpfer Gewalt.
*Symptome:* Sofort oder erst nach Tagen tritt ein blutroter Fleck auf, der sich durch die verschiedenen Abbaustufen des Blutes erst blaurot, dann bräunlich, später grüngelblich verfärbt. Sind tieferliegende Gefäße verletzt, wird die Blutung als Schwellung sichtbar. Durch den Druck, den das ausgetretene Blut auf das Gewebe ausübt, kann es zu Schmerzen kommen. Ausgedehnte Blutungen können die Funktionsfähigkeit von Muskeln und Gelenken beeinträchtigen.
*Ursache:* Infolge einer äußeren Einwirkung durch Prellung, Quetschung, Stoß oder Sturz sowie durch Platzen kleiner Gefäße im Alter.

**Ätherische Öle:**
2× täglich 2–3 Tropfen **Lavandinöl** (venös) oder **Rosmarinöl** (arteriell) lokal einreiben.

**Öl-Stein-Einreibungen:**

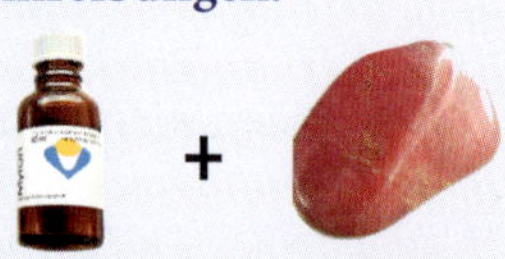

Ideal ergänzt sich die lokale Einreibung von **Lavandinöl** mit **Rhodonit.**

**Ergänzende Heilstein-Anwendungen:**

- Zur Heilung der Gewebeverletzung **Rhodonit** oder **Rosenquarz** auflegen oder mit **Tsesit-Creme** sanft eincremen,
- gegen den Schock **Obsidian** auf die Stirne und die Verletzung halten und mit einem **Amethyst-Drusenstück** ausstreichen,
- zum Abbau des Blutergusses **Tsesit, Rhodonit, rötlichen Mookait** oder **Amethyst** lokal aufkleben.

**Physiologische Anwendungen:**

**Klinoptilolith-Brei** als Auflage über dem Bluterguss lässt ihn schneller abbauen. Keine Indikation für kolloidales Silber.

**Begleitende Maßnahmen:**

Sofort nach der Verletzung Eispackungen anwenden oder die betroffenen Körperteile unter kaltes Wasser halten. Eine 24-stündige Kältebehandlung mit kaltfeuchten Umschlägen soll den Bluterguss möglichst klein halten. Anschließend Wärmeanwendungen.

## Bluthochdruck

Hypertonie

Eine Blutdruckerhöhung mit bleibend hohen Werten von über 160/90. Die Werte darunter sind vollständig normal.
*Symptome:* Nach anfänglicher Beschwerdefreiheit treten oft Herzklopfen, Kopfschmerz, Nervosität und Schwindelgefühl auf, auch Gedächtnisstörungen, Ohrensausen und Sehstörungen, vermehrtes nächtliches Wasserlassen und plötzliches Nasenbluten ohne Ursache.
*Ursache:* Primär aus bisher unbekannter Ursache; sekundär als Folge einer Erkrankung der Gefäße, des Herzens, der Niere oder eines gestörten hormonellen Systems.

**Ätherische Öle:**

1–2 Tropfen **Weihrauchöl** 2–3× täglich einnehmen oder alternativ 2–3 Tropfen **Indisches Melissenöl** (senkt den Blutdruck sanfter) in die Pulsstelle des Handgelenks einreiben.

**Öl-Stein-Einreibungen:**

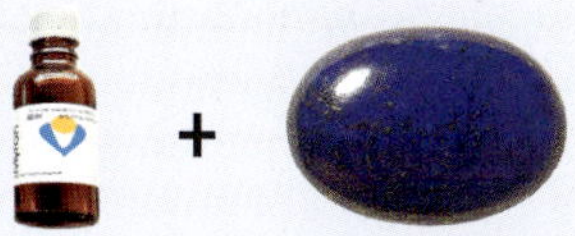

Ideal ergänzt sich die lokale Einreibung von **Weihrauchöl** mit pyritfreiem **Lapislazuli.**

**Ergänzende Heilstein-Anwendungen:**

- Zur allgemeinen Kühlung und Lymphflussverbesserung **Chalcedon** oder **Andenopal** als Heilstein-Wasser trinken,
- zur Blutdrucksenkung mit hellem **Amethyst-Drusenstück** und zusätzlich mit **Halit**-Kristall ausstreichen, **Lapislazuli** ohne Einschlüsse von Pyrit auflegen, **Sodalith** oder **Dumortierit** bei sich tragen oder **Labradorit** tragen, zusätzlich einen oder mehrere der oben genannten Steine als Heilstein-Wasser trinken,
- zur Stärkung der Reinigungsfunktion der Niere **Nephrit, Peridot** oder **blauen Turmalin** tragen und als Heilstein-Wasser trinken.

**Physiologische Anwendungen:**

Kolloidales Silber scheint keinen Einfluss auf den Blutdruck zu haben. Langfristig kann die Einnahme von 1×3 g **Klinoptilolith** als Pulver, in etwas Wasser eingerührt und eingenommen, den Blutdruck sanft senken. **Salz-Sole**-Trinkkur mit niedriger Konzentration von 1 Teelöffel auf 1 Glas Wasser morgens.

## Blutniedrigdruck

Hypotonie

Niedriger Blutdruck in den Blutgefäßen unter die Norm von etwa 105/65. ››

*Symptome:* Müdigkeit, Schwäche, Schwindel, Ohnmachtneigung, Bewusstlosigkeit, Blässe und Kühle der Haut, wenig gefühlter Puls bei erhöhter Frequenz.
*Ursache:* Essenziell als Störung des Kreislaufs bei sehr dünnen Personen oder durch Absacken in die erweiterten Venen; sekundär als Folge hormoneller Störungen, nervöser Kreislaufstörungen, bei Infektionserkrankungen, Vergiftungen und bei Schock.

### Ätherische Öle:

3 × täglich 1–2 Tropfen **Eukalyptusöl** einnehmen oder 1–2 Tropfen **Rosmarin** in die Pulsstelle einreiben.

### Öl-Stein-Einreibungen:

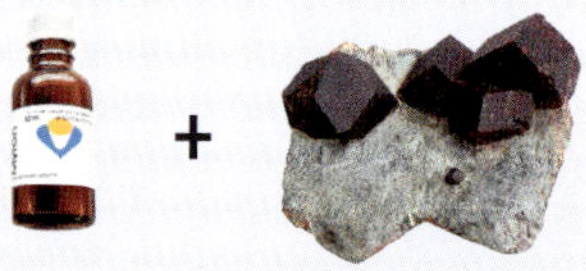

Ideal ergänzen sich **Rosmarinöl** und **Granat** oder **Rubin.**

### Ergänzende Heilstein-Anwendungen:

- Zur Erhöhung des niedrigen Blutdrucks **Imperial-Topas, Granat, Rubin** oder alternativ **rote Koralle** tragen oder als Heilstein-Wasser trinken,
- zur Verbesserung der Blutbildung und während körperlicher Wachstumsphasen **Apatit, Rubin, Malachit, Tsesit** oder alternativ **versteinertes Holz** tragen,
- zur Steigerung des Tonus der Blutgefäße **Rhodochrosit,** mit Wirkung auf die Kapillaren **Koralle** oder **versteinertes Holz** tragen,
- zur Anhebung der Stoffwechselleistung **Obsidian, Rhodochrosit, Thulit, Tsesit** oder **Granat** tragen,
- zur allgemeinen Blutdrucksteigerung **Tsesit, Imperial-Topas, Rhodochrosit, Thulit** oder **Granat** tragen oder als Heilstein-Wasser trinken,
- zur Anregung der Hormonproduktion und Ausschüttung **Mondstein, Malachit, Cavansit, Smaragd** oder **Topas** tragen oder als Heilstein-Wasser,
- zur Anregung der blutdruckregulierenden Nierentätigkeit **farbigen Turmalin, Koralle, Smaragd** oder **Cavansit** auf die Nieren auflegen.

### Physiologische Anwendungen:

Über 2 Wochen 1 × täglich 1 Teelöffel Salz-Sole verdünnt einnehmen. **Kolloidales Silber** hat keinen Einfluss auf einen niedrigen Blutdruck. Keine sinnvolle Indikation für die Anwendung von **Klinoptilolith**.

## Blutungen

Hämorrhagie

Austreten von Blut aus seiner Gefäßbahn und dessen Stillstand.
*Symptome:* Sichtbares »Bluten«, mit Erblassen im Gesicht. Bei innerer oder länger andauernder Blutung kann eine zunehmende Blässe, Schwäche und Kraftlosigkeit auftreten, die bis zum Schock führen kann. Bei Blutungen im Verdauungstrakt färbt sich der Stuhlgang schwarz.
*Ursache:* Innerlich oder äußerlich aus verletzten Arterien oder Venen, selten aus Organen oder Tumoren, auch bei Blutgerinnungsstörungen.

### Ätherische Öle:

Bei Blutungen 2 Tropfen **Pfefferminzöl** bei Bedarf lokal auftropfen.

### Ergänzende Heilstein-Anwendungen:

- Zur Blutungsstillung, zum Wundverschluss und zur schnellen Rückbildung **Tsesit** oder **Obsidian** sowie **Rhodonit** möglichst nah befestigen, in schweren Fällen zusätzlich als Elixier einnehmen,

- bei leichten Blutungen **Mookait** oder **Obsidian** tragen,
- zur Wundpflege **Rhodonit, Mookait** oder **Bergkristall** als Scheibe auflegen.

### Physiologische Anwendungen:

Zur Wundpflege einige Tropfen **kolloidales Silber** 25 ppm unverdünnt in die Wunde eintropfen, das beschleunigt auch den Wundverschluss. Dazu aus 2–3 g **Klinoptilolith** als Pulver mit etwas Wasser einen Brei machen und auftragen.

## Borellia-Erkrankung

Borelliose

Eine chronische bakterielle Erkrankung, die hauptsächlich durch Zecken übertragen wird.
*Symptome:* Ein unspezifisches Krankheitsbild, das dadurch selten erkannt wird. Nach einer Latenzzeit, die Jahrzehnte dauern kann, kommt es zu Herzbeschwerden mit Hautbeteiligung, neurologischen Symptomen, die in eine chronische Gelenkentzündung und eine Hirnhautentzündung übergehen können. Das Krankheitsbild der Borreliose kann fast alle Symptome des Krankheitskataloges haben und sich in mehr als 380 Erkrankungserscheinungen darstellen.
*Ursache:* Infektion mit Erregern verschiedener Borellia-Arten.

### Ätherische Öle:

3 × täglich 2 Tropfen **Ingweröl** zur Abwehrstärkung einnehmen.

### Ergänzende Heilstein-Anwendungen:

- Zur Entgiftung und Anregung des Lymphflusses sowie zur Entzündungshemmung **Smaragd, Chrysopras** oder **Peridot** als Heilstein-Wasser trinken,
- bei Gehirnhautentzündung zusätzlich **Schalenblende** oder **Smaragd** auflegen,
- zur allgemeinen Abwehrstärkung **Smaragd, Heliotrop, sphärolithischen Chalcedon** oder alternativ **Rauchquarz** als Anhänger tragen,
- zur Anregung der Leberentgiftung **Malachit** oder **Peridot** tragen,
- zur Verbesserung der Durchblutung des betroffenen Gewebes **Rhodonit** auflegen,
- zur Schmerzlinderung **Tsesit** oder **Sugilith** tragen.

### Physiologische Anwendungen:

2 × täglich mindestens 20 ml **kolloidales Silber** mit 75 ppm (oder höher) einnehmen, kann bei einem schweren Verlauf auch bis 200 ppm gehen, langfristig dann 2 × 30 ml **kolloidales Silber** mit 25 ppm einnehmen. Dazu 2 × täglich 3 g **Klinoptilolith** als Pulver in Wasser einrühren und einnehmen.

### Zusätzliche Maßnahmen:

Täglich über 800–1 200 mg **Indischen Weihrauch** (Boswellia serata) in Kapseln gegen arthritisartige Gelenkschmerzen einnehmen.

## Brand, Wundbrand

Gangrän

Ein Absterben von Körpergewebe unter Selbstauflösung oder Fäulnis nicht ausreichend durchbluteter Körperteile.
*Symptome:* Zuerst wird das betroffene Gewebe blass und kalt, dann entsteht ein taubes Gefühl, später tritt ein heftiger Schmerz auf. Das Gewebe stirbt ab, trocknet und färbt sich schwarz. Nach Wochen oder Monaten wird der abgestorbene Teil vom Körper abgestoßen.

Aus zusätzlicher Infektion durch Fäulnisbakterien entsteht eine feuchte Gangrän mit Erweichung als matschige Masse, eventuell Verflüssigung des nekrotischen Gewebes unter Bildung eines üblen Geruchs.
*Ursache:* Die Folge einer mechanischen oder Hitze- bzw. Kälteschädigung der Haut mit an-

schließender bakterieller Besiedlung infolge einer Arterienverkalkung, Thrombose oder Zuckererkrankung.

**Ätherische Öle:**

Mehrfach täglich 2–3 Tropfen **Lavandinöl** oder alternativ **Rosmarinöl** in die Wunde tropfen und sanft einreiben.

**Öl-Stein-Einreibungen:**

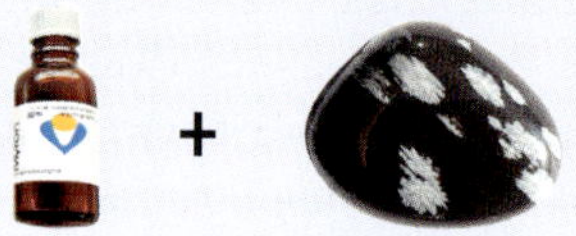

Ideal ergänzen sich **Lavandinöl** mit **Obsidian**.

**Ergänzende Heilstein-Anwendungen:**

- Zur Geweberegenerierung **Rhodonit, Nephrit** oder **Rauchquarz** als Heilstein-Wasser trinken und äußerlich zur Heilung auftragen,
- zur Durchblutungsverbesserung **Obsidian, Rhodochrosit, Granat** oder **Rubin** nach Möglichkeit aufkleben und mit angesetztem Heilstein-Wasser benetzen und zusätzlich trinken,
- zur Nachbehandlung und Nervenregenerierung **roten Turmalin** als Heilstein-Wasser auftragen oder mit **Rosenquarz** einmassieren,
- zur psychischen Stabilisierung **Charoit** oder **Granat** tragen.

**Physiologische Anwendungen:**

Zum Spülen einige Tropfen **kolloidales Silber** 50 ppm unverdünnt in die Wunde eintropfen, dazu 1 × täglich 20 ml mit 50 ppm trinken. 1 × täglich 3 g **Klinoptilolith** als Pulver in Wasser einrühren und einnehmen sowie die Wunde mit feuchtem **Klino**-Brei bestreichen.

## Bronchialkatharr

### Bronchitis

Eine akute Entzündung der Bronchialschleimhäute als Folgeerscheinung eines Infekts der oberen Luftwege.

*Symptome:* Ein zuerst dünnflüssiger, dann zäher weißglasiger, später schleimig-eitriger gelblicher Auswurf mit zuerst heftigem, meist trockenem, schmerzhaftem Reizhusten, brennendem Brustschmerz und unerklärlicher Müdigkeit. Der Beginn ist entweder von einem mäßigen Fieberanstieg, oft von Schüttelfrost begleitet, wobei der Verlauf mit leichtem bis schwerem Fieber bis 40 Grad sein kann.

Eine Bronchitis ist chronisch, wenn diese sich mindestens über sechs Monate mit Husten und Auswurf bemerkbar macht. Sie verläuft anfangs oft symptomarm mit einem Husten, an den der Patient sich gewöhnt hat, einer nur leicht erhöhten Temperatur und einem wenig beeinträchtigten Allgemeinbefinden. Der insbesondere morgendliche Auswurf ist im Spätzustand schleimig-glasig und zäh, selten grüngelb. Oft kommt es morgens zu starken Hustenanfällen. Mit zunehmendem Verlauf kommt es zu Atemnot, zunächst nur bei Belastung, später auch in Ruhe.

*Ursache:* Durch Bakterien, Pilze oder Viren ausgelöst.

*Komplikationen:* Die chronische Bronchitis kann zu einem Lungenemphysem führen, meist jedoch zu einer Herzinsuffizienz rechts.

**Ätherische Öle:**

2 × täglich 2 Tropfen **Eukalyptusöl, Fenchelöl** oder **Rosmarinöl** in die Brust einreiben oder mit einem Vernebler inhalieren.

**Öl-Stein-Einreibungen:**

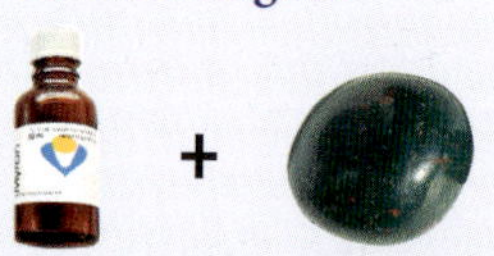

Ideal ergänzen sich **Rosmarinöl** mit **Heliotrop**.

**Ergänzende Heilstein-Anwendungen:**

- zur Hustenreizlinderung und Sekretverflüssigung **Chalcedon** tragen,
- Zur Entzündungshemmung und Fiebersenkung **Moosachat, Heliotrop oder sphärolithischen Chalcedon** auf der Brust tragen oder als Heilstein-Wasser trinken,
- zur Erleichterung des Abhustens **Rutilquarz** oder **grünen Moosachat** auf der Brust als Scheibe tragen oder als Heilstein-Wasser trinken,
- zur Krampflösung und Schmerzlinderung **Charoit** oder **Dumortierit** auf der Brust tragen,
- zur Abwehrstärkung **sphärolithischen Chalcedon** tragen,
- zur Atemvertiefung **blauen Topas, Türkis** oder **Dumortierit** tragen,
- zur Regeneration der Lungenschleimhäute **Fluorit** oder **Andenopal** tragen.

**Physiologische Anwendungen:**

2× täglich 30 ml **kolloidales Silber** mit 25 ppm einnehmen; besser noch 50 ppm mit einem Vernebler tief inhalieren. Keine sinnvolle Indikation für **Klinoptilolith**.

## Brustdrüsenentzündung

Mastitis nonpuerperalis

Eine meist bei Wöchnerinnen in der Stillzeit auftretende Entzündung der Brustdrüsen.

*Symptome:* Fieber, manchmal mit Schüttelfrost, schmerzhafte Schwellung, oft heiße, lokal gerötete Brust. Sind Lymphknoten in der gleichseitigen Achselhöhle angeschwollen, lässt sich meist eine harte Stelle ertasten. An den Brustwarzen können sich leicht kleine Risse bilden. Dringt die Entzündung in den Brustmilchgang vor, kann sich ein eitriger Abszess bilden.

*Ursache:* Bakterielle Infektionen, Verletzung der Brust, Quetschung oder Stoß, erhöhten Hormonspiegel für Prolaktin oder Milchstau.

**Ätherische Öle:**

2× täglich 2–3 Tropfen **Fenchelöl** oder **Anisöl** oder maximal 2 Tropfen **Muskatellersalbeiöl** in die Brust einreiben.

**Öl-Stein-Einreibungen:**

Ideal ergänzen sich **Anisöl** und **Mondstein**.

**Ergänzende Heilstein-Anwendungen:**

- Zur Entzündungshemmung und Fiebersenkung **Heliotrop, Moosachat oder sphärolithischen Chalcedon** auflegen und als Heilstein-Wasser einnehmen,
- zur Entstauung **dendritischen Chalcedon, blauen oder milchigen Opal** oder alternativ **blau gebänderten Chalcedon** als Anhänger tragen,
- zur Klärung psychischer Hintergründe **Malachit** als Anhänger tragen oder mit **Mondstein** meditieren.

**Physiologische Anwendungen:**

Zur Verhinderung von Hautrissen und Entzündungen 2× täglich **kolloidales Silber** 25 ppm auftragen oder aufsprühen, zusätzlich 2× täglich 20 ml **kolloidales Silber** 25 ppm einnehmen. Mit einer aus **Klinoptilolith**-Pulver und Wasser angerührten Paste die Brust dünn einstreichen.

**Allgemeine Maßnahmen:**

Kühlende Umschläge, am besten als Quarkwickel.

## Burn-out-Syndrom

Ein andauernder Erschöpfungszustand mit Gefühl der inneren Leere und der seelischen Verausgabung, der über sechs Monate andauert. Die Erkrankung wurde noch nicht eindeutig definiert und kann sehr unterschiedliche Symptome zeigen.

*Symptome:* Regelmäßig kommt es durch die Erschöpfung zu verminderter Leistungsfähigkeit, Hoffnungslosigkeit, Apathie und Depression und zu körperlichen Beschwerden, die von

Kopfschmerzen über Schlafstörungen bis hin zu Verdauungsproblemen reichen.

### Ätherische Öle:

2× täglich 1–2 Tropfen **Muskatellersalbeiöl** einnehmen oder alternativ 3 × täglich 2 Tropfen **Eukalyptusöl, Pfefferminzöl** oder **Rosmarinöl** einreiben.

### Ergänzende Heilstein-Anwendungen:

- Zur Stabilisierung und Regeneration des Organismus **Unakit** mindestens 6 Wochen, anschließend **sphärolithischen Chalcedon** tragen,
- zur Aktivierung **Granat** tragen und als Heilstein-Wasser trinken oder **Turmalin** tragen; hilft in schwierigen Phasen ohne scheinbare Hoffnung, den Mut nicht sinken zu lassen,
- zur Motivation **Apatit, Dumortierit, Smaragd, Sodalith** oder **Türkis** tragen; hilft, Lustlosigkeit und Trägheit zu überwinden,
- bei Erschöpfung durch kraftraubende Alltagsbelastungen **Citrin, Rauchquarz** oder **Rubin-Zoisit** tragen,
- bei Hinweis auf Leberschwäche zusätzlich **Peridot, Smaragd** oder **Malachit** aufkleben.

### Physiologische Anwendungen:

Zur langfristigen Regeneration und Aktivierung 2× täglich 50 ml **kolloidales Silber** mit 25 ppm einnehmen. Täglich 3 g **Klinoptilolith**, als Pulver in etwas Wasser eingerührt und eingenommen, kann die Körperenergie wieder aktivieren.

### Begleitende Maßnahmen:

Abbau äußerer Belastungen, baubiologische oder radiästhetische Schlafplatzsanierung, gesunde vitaminreiche Ernährung.

## Darmbeschwerden

Verschiedene Beschwerden im Darmbereich mit einer Vielzahl von Symptomen und Ursachen.

*Symptome:* Es kann sich dabei um diffuse oder spezielle Beschwerden handeln wie Schmerzen, Übelkeit, Erbrechen, Durchfall, Stuhlverstopfung, Druckgefühl, Blähungen mit aufgetriebenem Bauch.
*Ursache:* Genauso vielfältig wie die Symptome können deren Ursachen sein, auch Störungen aller inneren Organe des Ober-, Mittel- und Unterbauchs können dazu beitragen sowie Vergiftungen, Nahrungsmittelunverträglichkeiten, zu schnelles Essen, Tumore, Entzündungen und verschiedene psychische Faktoren.

### Ätherische Öle:

2× täglich 2 Tropfen **Fenchelöl** oder **Ingweröl** in den Bauch einreiben.

### Öl-Stein-Einreibungen:

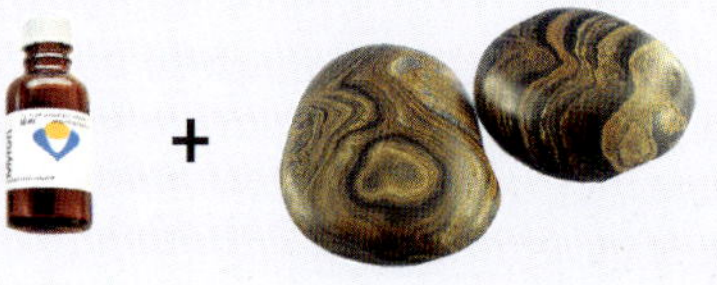

Ideal ergänzen sich **Fenchelöl** und **Stromatolith**.

### Ergänzende Heilstein-Anwendungen:

- Zur Verbesserung der Darmflora **rosa Moosachat, Stromatolith, Schalenblende** oder **Achat** auf den Bauch fixieren oder als Heilstein-Wasser trinken,
- bei Infektionen und Entzündungen **sphärolithischen Chalcedon, Heliotrop, grünen Turmalin** oder **Antimonit** tragen oder als Heilstein-Wasser trinken,
- bei Krämpfen **Dolomit** lokal aufkleben oder **Malachit** tragen, in extremen Fällen **Zirkon** lokal aufkleben,
- bei Durchfall **rosa Moosachat** und mit bevorzugt hellem **Amethyst** als Drusenstück ausstreichen,
- bei Übelkeit und Erbrechen **Malachit, Dumortierit** oder **Bernstein** als Kette oder in der Hosentasche tragen,
- bei Verstopfung und Darmträgheit mit

**schwarzem Turmalin, Sardonyx** oder **rosa Moosachat** den Unterleib massieren, tragen oder als Heilstein-Wasser trinken,
- zur Giftausscheidung **Malachit, Chrysopras** oder **Antimonit** tragen,
- bei nervösen Störungen und Stress **Aventurin, Apophyllit** oder **Rauchquarz** lokal fixieren.

### Physiologische Anwendungen:

Zur Entgiftung und bei angegriffener Darmschleimhaut 1–2× täglich 20 ml **kolloidales Silber** mit 25 ppm einnehmen. Alternativ **Kieselsäure-Gel, Bentonit** oder täglich 3 g **Klinoptilolith** als Pulver in etwas Wasser einrühren und zur Reizminderung einnehmen.

## Depression

Eine seelische Störung mit gedrückter, eingeengter Stimmungslage von Niedergeschlagenheit.
*Symptome:* Deutlich gedrückte, pessimistische, schwermütige Stimmung, von Selbstbedauern und Hoffnungslosigkeit beherrscht, mit Antriebsminderung, Bewegungsabläufe, Gestik und Mimik sind verlangsamt, Interessensverlust und eventuelle Angstzustände oder Selbsttötungstendenzen, bei denen die Person zu nichts mehr Lust hat und sich auch nicht aufraffen kann. Freude kann nur schwach oder nicht empfunden werden, fühlt sich leer und gefühllos. Essen verliert seinen Geschmack, es tritt meist Appetitlosigkeit mit Gewichtsverlust auf – alles erscheint stumpf und leblos. Denkprozesse sind verlangsamt, die Konzentration leidet, die Sprache ist verlangsamt, Denkhemmungen kommen vor. Das sexuelle Interesse liegt still. Oft sind auch körperliche Beschwerden wie Kopfschmerzen, starke Müdigkeit und Schlafstörungen sowie Rückenschmerzen und Stuhlverstopfung vorhanden.
*Ursache:* Reaktion auf einen Todesfall, eine Scheidung oder Verlust der Arbeitsstelle; auch ungeklärte seelische Ursachen oder Folgen einer Hormonumstellung, Arteriosklerose, Gehirnerkrankung, Hirnverletzung oder eines Krebsgeschehens sowie eines Impfschadens oder einer Schwermetallvergiftung.

### Ätherische Öle:

2× täglich 1–2 Tropfen **Muskatellersalbeiöl** einnehmen oder alternativ 2× täglich 2 Tropfen **Indisches Melissenöl** sanft in die Brust einreiben.

### Öl-Stein-Einreibungen:

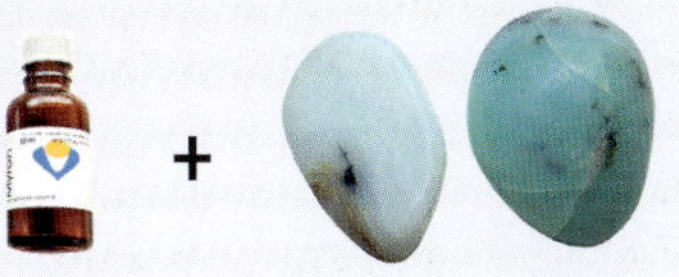

Ideal ergänzt sich die abendliche Einreibung von **Muskatellersalbeiöl** in den Unterleib mit **Andenopal.**

### Ergänzende Heilstein-Anwendungen:

- Konsequent jeden Abend mit einem **Amethyst-Drusenstück** Kopf und Brust ausstreichen,
- zur Antriebssteigerung und Stimmungshebung **Citrin** oder **Opal** und zum Motivieren goldenen Topas tragen,
- bei Suizid-Gefahr **Tsesit, Türkis** oder **Sugilith** tragen,
- zur Abgrenzung bei Unterdrückung mit vielen **Halit**-Kristallen einen Steinkreis im Zimmer auslegen und **Obsidian** oder **schwarzen Turmalin** als Kristall-Anhänger oder alternativ **Ägirin** tragen,
- zur Trauer- und Verlustbewältigung **Ägirin, Dumortierit, Gagat** oder **Rauchquarz** tragen,
- zur Öffnung und Annahme von Hilfe **Tsesit, Rutilquarz, Bernstein** oder **Apophyllit** tragen, sie ermöglichen, Ängste und Schwäche einzugestehen,
- zwischen den depressiven Phasen **Bernstein, Granat, Mookait, Citrin** oder **Topas** zur Stabilisierung der positiven Ausrichtung tragen. ››

**Physiologische Anwendungen:**
2× täglich 20–30 ml **kolloidales Silber** mit 25 ppm einnehmen. Dazu 1–2× täglich 3 g **Klinoptilolith** als Pulver in etwas Wasser einrühren und einnehmen.

## Geschwürige Dickdarmentzündung

Colitis ulcerosa

Eine schwere, subakute, meist aber chronisch verlaufende Schleimhautentzündung des Dickdarms und Mastdarms, wobei die Darmwand durch Geschwüre zerstört ist.
*Symptome:* Die Erkrankung beginnt meist im frühen Lebensalter mit häufigen breiigen, schleimig-blutig-eitrigen bis zu 20 Durchfällen pro Tag, die sich langsam steigern und schließlich in reine Blutstühle übergehen können. Meist unter Mitwirkung psychischer Faktoren. Oft treten Fieberanfälle, Appetitlosigkeit und Gewichtsverlust auf. Schwere Verläufe sind durch Erbrechen, eventuell Fieber, unklare bis kolikartige Schmerzen, Übelkeit und Gewichtsverlust gekennzeichnet.

Der Krankheitsverlauf ist schleichend, unterbrochen von akuten Schüben, und führt zur Anämie und Vitaminmangelerscheinungen. Der Zustand kann sich von alleine bessern, Rückfälle sind möglich.
*Ursache:* bisher unbekannt.

**Ätherische Öle:**
3× täglich 2–3 Tropfen **Fenchelöl,** alternativ 3× täglich 1–2 Tropfen **Ingweröl** zur Einreibung in den Bauchbereich.

**Öl-Stein-Einreibungen:**

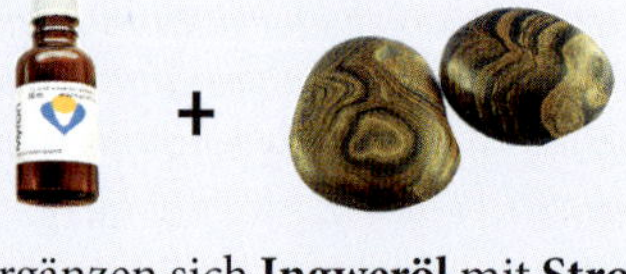

Ideal ergänzen sich **Ingweröl** mit **Stromatolith**.

**Ergänzende Heilstein-Anwendungen:**
- Zur Wasserresorption den Unterleib und bei schlechtem Gesamtzustand den ganzen Körper mit dunklem **Amethyst-Drusenstück** ausstreichen,
- zur Entzündungshemmung **sphärolithischen Chalcedon** oder **Heliotrop** als Heilstein-Wasser über längere Zeit trinken,
- zur Entkrampfung **Malachit, Dumortierit** oder hellen **Mookait** ohne rote Färbung aufkleben,
- zur Schleimhautregeneration **rosa Moosachat, Gagat** oder **Bernstein** tragen oder aufkleben,
- zur Verbesserung der Darmflora **rosa Moosachat** oder **Stromatolith** als Heilstein-Wasser trinken und Klinoptilolith in der Tasche tragen,
- bei psychischen Belastungen **Amethyst-Drusenstück** zum Ausstreichen des ganzen Körpers sowie **Amethyst, Antimonit** und **Aqamarin** tragen.

**Physiologische Anwendungen**:
2× täglich 20 ml **kolloidales Silber** mit 25 ppm einnehmen, akut bis 100 ppm steigern. Dazu 2× täglich 3 g **Klinoptilolith**-Pulver, in Wasser aufgeschlämmt, einnehmen.

**Zusätzliche Anwendungen:**
Am besten hilft **Indischer Weihrauch** mit 65 bis 85-prozentiger Boswelliasäure, täglich 800 bis 1 600 mg in Kapseln eingenommen.

## Dünndarmentzündung

Enteritiden

Eine entzündliche Infektion der Dünndarmschleimhaut.
*Symptome:* Blähungen, meist übelriechende Durchfälle, plötzliche, krampfartige Bauchschmerzen, Erbrechen und leichtes Fieber; oft auch mit Appetitmangel, Übelkeit, Essunlust oder Völlegefühl.

*Ursache:* Kann durch Bakterien, Viren, Pilze oder Parasiten, aber auch durch Vergiftung, Abführmittelmissbrauch oder aber Wurmbefall ausgelöst worden sein.

**Ätherische Öle:**

2× täglich 1 Tropfen **Ingweröl** einnehmen oder **Fenchelöl** einnehmen oder einreiben oder alternativ **Weihrauchöl** zur Einreibung in den Bauchbereich.

**Öl-Stein-Einreibungen:**

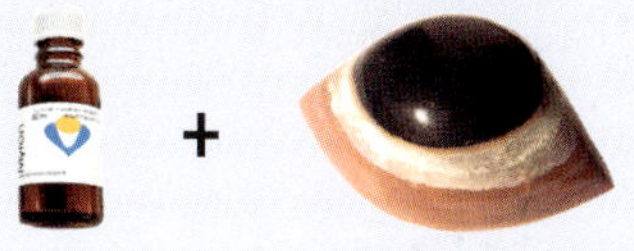

Ideal ergänzen sich **Ingweröl** mit **Sardonyx.**

**Ergänzende Heilstein-Anwendungen:**

- Zur Stärkung der Darmwand und zur Darmreinigung **Sardonyx** oder **Stromatolith** tragen, zusätzlich mit **Amethyst-Drusenstück** ausstreichen,
- zur Krampflösung und Schmerzlinderung **Dumortierit** oder **Malachit** aufkleben oder tragen,
- zur Entgiftung und Entzündungshemmung **Smaragd** oder **sphärolithischen Chalcedon** als Heilstein-Wasser trinken,
- bei psychischen Belastungen und zu hohen Anforderungen **Dumortierit** oder **Rauchquarz** tragen,
- während dieser Zeit zur Beruhigung der Nerven nachts sowie zur Nachbehandlung **Bernstein** einige Wochen auf dem Bauchbereich fixieren.

**Physiologische Anwendungen:**

3× täglich 30 ml **kolloidales Silber** mit 50 ppm einnehmen, bei akuten Durchfällen bis 100 ppm steigern. **Kieselsäure-Gel** oder 1× täglich 3 g **Bentonit** bzw. **Klinoptilolith** als Pulver in etwas Wasser einrühren und einnehmen.

## Durchblutungsstörungen

Eine krankhafte, veränderte, meist verminderte Durchblutung von Teilen des sauerstoffreichen Gefäßsystems, die meist zu Funktionsstörungen der betroffenen Organe führt.
Die *Symptome* sind abhängig von der Art und Größe der Gefäße, der betroffenen Körperregion und der Möglichkeit des Körpers, diese Durchblutungsstörung wieder aufzufangen.
*Komplikationen:* Eine Durchblutungsstörung des Herzens führt zu einem Herzinfarkt, der Adern der Beine zur arteriellen Verschlusserkrankung und des Gehirns zu einem Schlaganfall.

**Ätherische Öle:**

2× täglich 2 Tropfen **Rosmarinöl** oder **Eukalyptusöl** lokal einreiben.

**Öl-Stein-Einreibungen:**

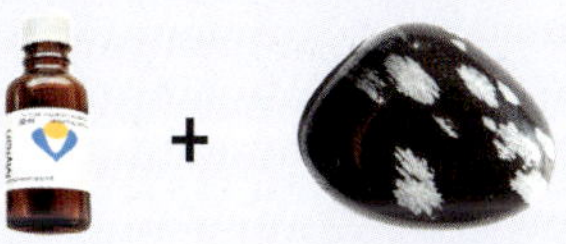

Ideal ergänzen sich **Rosmarinöl** mit **Obsidian.**

**Ergänzende Heilstein-Anwendungen:**

- Zur Durchblutungsverbesserung und zum Ausgleich der Energieverteilung im Körper mit **Rubin, rotem Granat, Rhodonit, Rhodochrosit** oder alternativ **roter Koralle** massieren,
- bei lokaler Stoffwechselunterfunktion **Granat, roten Turmalin** oder alternativ **roten Mookait** auflegen, aufkleben oder als Heilstein-Wasser trinken,
- bei kalten Füßen und Händen, auch bei »Raucherbein«, **Obsidian, Rauchquarz** oder alternativ **rote Koralle** in der Hand halten, in die Strümpfe stecken, auf den schlecht durchbluteten Bereich aufkleben oder als Heilstein-Wasser trinken,

››

- zur Vorbeugung **Rosenquarz** oder **Rutilquarz** als Heilstein-Wasser trinken und auftragen.

**Physiologische Anwendungen:**
Keine sinnvolle Indikation für **kolloidales Silber** oder **Klinoptilolith**, obwohl sich **Klinoptilolith** auf die Gefäßablagerungen positiv auswirkt.

**Öl-Stein-Einreibungen:**

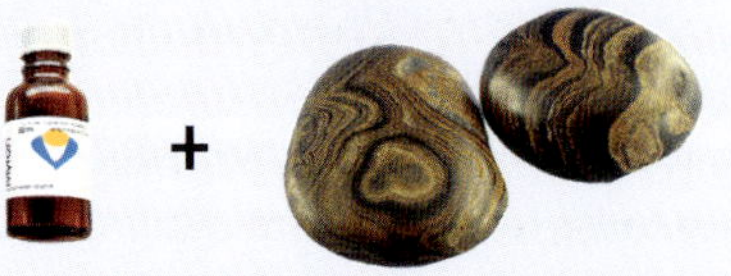

Ideal ergänzt sich die Einreibung von **Ingweröl** mit **Stromatolith** im Bauchbereich.

## Durchfall

### Diarrhoe

Ein oft auftretendes Beschwerdebild, mit häufiger mehr oder weniger durch Wasser verdünnten Stuhlausscheidung, die mehr als dreimal hintereinander ungeformt, breiig oder wässrig abgesetzt wird.
*Symptome:* Die unzureichend eingedickte Stuhlmenge kann mit Schleim, Eiter oder Blut vermischt sein, geht oft mit krampfartigen Schmerzen einher und führt in schweren Fällen durch Elektrolytenverlust zu schweren Beeinträchtigungen des Allgemeinbefindens und zu Durst. Durchfall kann akut und nur wenige Stunden bis Tage oder chronisch über eine längere Zeit anhalten oder in Abständen immer wieder auftreten.
*Ursache:* Folge einer meist bakteriellen Infektion, infolge von reizenden, unverträglichen oder allergieauslösenden Nahrungsmitteln, Giften oder Lebensmittelvergiftungen, Wurminfektionen, Abführmittelmissbrauch, Entzündungs- oder Tumorerkrankung; sowie als Begleiterscheinung von psychischen Störungen.

**Ätherische Öle:**
Es liegen keine gesicherten Ölempfehlungen vor. Ätherische Öle haben keinen direkten Einfluss auf die Eindickung des Stuhlbreies, aber können zur Nervenberuhigung eingesetzt werden, zum Beispiel 2 Tropfen **Anisöl** oder **Fenchelöl** in den Bauch einreiben oder zur Entzündungshemmung 2 × 2 Tropfen **Ingweröl** ebenfalls in den Bauch einreiben.

**Ergänzende Heilstein-Anwendungen:**
- Zum vorbeugenden Schleimhautschutz mit einem nicht zu dunklen **Amethyst-Drusenstück** ausstreichen, **gebänderten Achat** oder gelb betonten **Mookait** als Heilstein-Wasser einnehmen oder aufkleben,
- zur Beruhigung bei Krämpfen und Nahrungsmittelunverträglichkeit **Dumortierit** oder hellen **Dolomit** auflegen,
- zur Verbesserung der Darmflora und Regeneration angegriffener Darmschleimhäute am besten **rosa Moosachat** oder alternativ **Sardonyx** oder **Gagat** in den Mund nehmen, auf den Bauch aufkleben oder als Heilstein-Wasser trinken,
- zur Giftausleitung bei unverträglichen Inhaltsstoffen und Medikamenten **Smaragd** oder **Sardonyx** fixieren und **Malachit** auflegen,
- zur Stuhleindickung durch Wasserrückresorption im Dickdarm **Amethyst** als Heilstein-Wasser trinken, **Tsesit** aufkleben oder tragen,
- bei Wechsel von Durchfall und Verstopfung mit Krämpfen **Malachit, Aventurin, Dumortierit, Sardonyx** oder **Nephrit** auf den Bauch auflegen.

**Physiologische Anwendungen:**
Zur Entgiftung und bei angegriffener Darmschleimhaut 2× täglich 20 ml **kolloidales Silber** mit 25 ppm einnehmen. Zur Reizminderung 2× täglich 3 g **Klinoptilolith** als Pulver in etwas Wasser einrühren und einnehmen.

## Eierstockentzündung, Eileiterentzündung

Oophoritis, Salpingitis

Eine meist bei jüngeren Frauen einseitig, selten beidseitig aufsteigende Entzündung der Eierstöcke oder Eileiter von der Scheide her.
*Symptome:* Plötzlich einsetzende Krampfschmerzen im Unterbauch, die häufig zum Kreuz ausstrahlen, eine unregelmäßig verlängerte oder verstärkte Regelblutung und ein eitriger Ausfluss. Die Eileiter schwellen unter starker Sekret- und Eiterabsonderung an. Häufig begleitet von hohem, plötzlich ansteigendem Fieber, manchmal auch mit Schüttelfrost, Erbrechen und Übelkeit, Schwindel, Magenschmerzen und Abwehrspannung der Bauchwand. Die chronische Form verläuft in abgemilderter Form meist ohne Fieber.
*Ursache:* Eine bakterielle Infektion durch Gonokokken, Streptokokken, Staphylokokken oder Enterokokken sowie durch Chlamydien oder Mykoplasmen; eine chronische Entzündung kann auch die Folge einer Tuberkulose sein.

**Ätherische Öle:**
Zur Unterstützung der Entzündungshemmung und Reduzierung des Hormonstatus 2 × täglich 1–2 Tropfen **Muskatellersalbeiöl** in den Unterbauch einreiben.

**Öl-Stein-Einreibungen:**

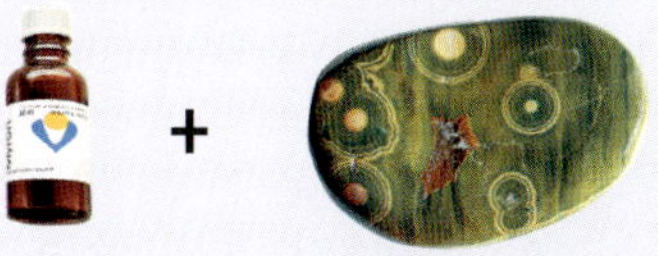

Ideal ergänzen sich **Muskatellersalbeiöl** und **sphärolithischer Chalcedon.**

**Ergänzende Heilstein-Anwendungen:**

- Zur Abwehrstärkung **Smaragd** oder **Heliotrop** im Slip tragen oder auf das Schambein aufkleben,
- zur Entzündungshemmung und Fiebersenkung **sphärolithischen Chalcedon, Lapislazuli** oder **dendritischen Chalcedon** aufkleben oder als Heilstein-Wasser trinken,
- zur Krampflösung und Schmerzlinderung zunächst als sanfte Variante **Amazonit**, dann **Chrysokoll**, dann **Malachit,** dann bei sehr starken Krämpfen, nur falls keine Schwangerschaft vorliegt, **Zirkon** für wenige Minuten auflegen, aufkleben, oder ausstreichen,

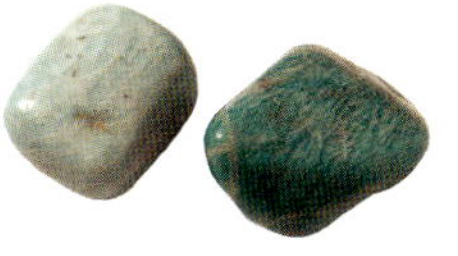

- zur Entspannung und für das Wohlbefinden **Nephrit, Lapislazuli** oder **Charoit** tragen,
- zur Psychostimulierung **rosa Chalcedon, Nephrit** oder **Amazonit** tragen.

**Physiologische Anwendungen:**
Zusätzlich 2 × täglich 20–30 ml **kolloidales Silber** mit 50 ppm einnehmen. Keine sinnvolle Indikation für **Klinoptilolith**.

## Eisenmangel

Ein Missverhältnis zwischen der täglichen Eisenaufnahme und dem tatsächlichen Eisenbedarf.
*Symptome:* Ein langfristiger Eisenmangel führt zu Blutarmut, Blässe, Müdigkeit, Konzentrationsstörungen, Leistungsminderung bis Schwäche, oft auch Kopfschmerzen, Organschädigungen, brüchigen Fingernägeln, Rissigkeit der Haut und Schleimhautstörungen.
*Ursache:* Infolge eines mangelnden Eisenangebotes, einer Aufnahmestörung, eines erhöhten Eisenverbrauchs oder eines Eisenverlustes.

**Ätherische Öle:**
Es liegen keine gesicherten und sinnvollen Öl-Empfehlungen vor. Bisher konnte kein Einfluss von ätherischen Ölen auf die Mineralstoffresorption beobachtet werden. ››

**Ergänzende Heilstein-Anwendungen:**

- Zur Beschleunigung der Eisenaufnahme und Eisenverwertung, vorausgesetzt, es bestehen
- keine entzündlichen Prozesse: **Tsesit** tragen, er verbessert die Sauerstoffversorgung des Gewebes,
- bei Eisenmangel aufgrund eines gestörten Eiseneinbaus durch Mangan, Kupfer oder einer anderen Mineralstörung **Rhodochrosit** tragen oder als Essenz einnehmen,
- bei Eisenmangel infolge einer inneren Entzündung **Tsesit** oder **Heliotrop** lokal aufkleben und **Smaragd** oder **sphärolithischen Chalcedon** tragen,
- zur Umstimmung bei chronischem Eisenmangel **Citrin** oder **Tsesit** tragen oder als Heilstein-Wasser trinken,
- zusätzlich **Covellin** oder **Malachit** als Enzym-Aktivator tragen.

**Physiologische Anwendungen:**

Keine sinnvolle Indikation für **kolloidales Silber** oder **Klinoptilolith.** Dagegen kann eine Eisen-Resorptionsstörung durch **kolloidales Silber** mit 25 ppm beeinflusst werden.

## Ekzeme

Eczema

Ein Sammelbegriff für akute oder chronische vielgestaltige oberflächliche, entzündliche, nicht ansteckende Hautveränderungen.

*Symptome:* Beide Verlaufsformen sind häufig von einem quälenden Juckreiz begleitet und gehen mit Rötung, Nässe, der Bildung kleiner Papeln, Bläschen sowie einer gelegentlichen Schwellung der Haut einher. Nach dem Aufplatzen der Bläschen trocknen diese unter Krusten- und Schuppenbildung aus. Durch eine nervliche Überreizung kann es zu psycho-vegetativen Störungen kommen.

Für das chronische Ekzem ist eine starke Schuppenbildung mit trockener Haut, einer übermäßigen Verhornung und Hauteinrissen ohne Entzündungszeichen typisch.

*Ursache:* Meist Infektionen unterschiedlicher Herkunft; wie bei allen Hauterkrankungen muss eine seelische Komponente mitberücksichtigt werden.

*Sonderform:* Kontaktekzem; eine Hauterscheinung, die durch den Kontakt mit einer Chemikalie, Pflanze, einem Metall, Kosmetika, einem Medikament, berufsbedingten Stoff, Desinfektionsmittel oder einem Salbenbestandteil ausgelöst wird. Die Erfahrung liebevoller Zuwendung wirkt psychisch entlastend.

**Ätherische Öle:**

2 × täglich 2 Tropfen **Lavandinöl** lokal auftropfen und einreiben.

**Öl-Stein-Einreibungen:**

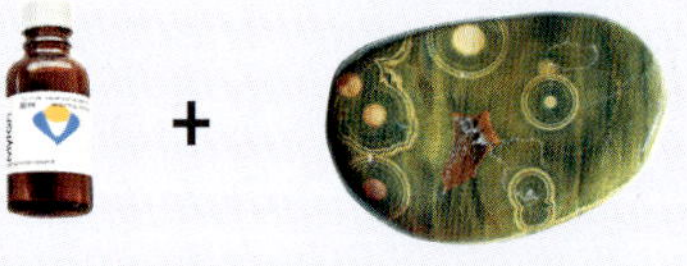

Ideal ergänzt sich die Einreibung von **Lavandinöl** mit **Chalcedon** über dem Ekzem.

**Ergänzende Heilstein-Anwendungen:**

- Zur Stärkung der Hautfunktionen und zur Verbesserung des Energieflusses mit einem **Amethyst-Drusenstück** morgens und abends ausstreichen,
- zur Senkung der Entzündungsneigung und Reizbarkeit der Haut über Monate **Lapislazuli** oder **Saphir** bei sich tragen,
- zur Juckreizmilderung statt zu kratzen die Haut mit **Chalcedon, Aventurin** oder **Nephrit** abreiben und **Lepidolith** oder **Chalcedon** tragen,
- zur Psychostabilisierung **Serpentin** oder **Rhodonit**, alternativ bei Abgrenzungsschwierigkeiten und Überreizung **Lepidolith** tragen,
- bei schwereren Hautveränderungen **Rhodonit** als Heilstein-Wasser auftragen und

zur beschleunigten Wundheilung zusätzlich trinken,

- bei Hautrissen **Antimonit** oder **dendritischen Chalcedon** in der Nähe fixieren,
- bei leichten Hautirritationen **Rosenquarz** zur sanften Massage verwenden und in die Pflegecreme einlegen,
- zur Stoffwechselausscheidung **Sardonyx** oder **Schalenblende** als Heilsteinwasser trinken oder auf dem Bauch auflegen und zusätzlich nachts mit **Amethyst-Drusenstück** massieren,
- zur Anregung der Nierenfunktion **Halit, Nephrit** oder **Labradorit** lokal aufkleben und als Heilstein-Wasser trinken,
- zur Abwehrstärkung **Smaragd, Chrysokoll** oder **Türkis** über der Thymusdrüse tragen,
- zur Stärkung der Nerven **Rutilquarz** oder **schwarzen Turmalin** tragen oder **Selenit** oder **Halit** im Zimmer aufstellen,
- zur Verbesserung der sozialen Bindungen und Klärung zwischenmenschlicher Konflikte **Lapislazuli** oder **Chalcedon** tragen.

### Physiologische Anwendungen:

Zur Hautberuhigung, Abheilung und Reizstillung mit **kolloidalem Silber** von 50 ppm abreiben. Oder **Klinoptilolith** als in etwas Wasser angerührte Paste bzw. **Kieselsäure-Gel** dünn auftragen sowie **Klinoptilolith-Wasser** zur Darm-Entgiftung trinken. **Basische Bäder** entlasten die (geschlossene) Haut.

## Elektrosensibilität

Eine auffällig erhöhte Empfindlichkeit für bestimmte Störungen wie gepulste Strahlung, magnetische und elektrische Felder, wie sie zum Beispiel durch DECT-Telefone, Bluetooth, WLAN, Sendeanlagen, Radar oder auch die elektrischen Installationen im Haus hervorgerufen werden.

Die vielfältige, oft unklare Symptomatik steht im Zusammenhang mit der Art des Störeinflusses. Es wird zudem ein Zusammenhang mit einer Schwermetall- und Toxinbelastung im Körper angenommen.

### Ätherische Öle:

Es liegen keine sinnvollen und gesicherten Öl-Empfehlungen vor.

### Ergänzende Heilstein-Anwendungen:

- Zur lokalen elektrosensiblen Entstörung **Halit** als Kristall tragen sowie auf alle zugänglichen Störquellen legen oder alternativ **schwarzen Turmalin** oder alternativ **Baryt** aufstellen oder tragen,

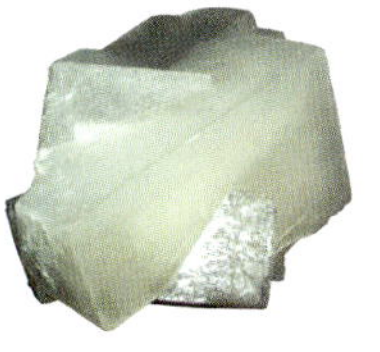

- bei wenig ausgeprägter Sensibilität **Tsesit, Rutilquarz** oder **Selenit** aufstellen,
- zur Stärkung der Milz **Rubin, Citrin** oder **Mookait** lokal aufkleben,
- zur Stärkung der Reinigungsfunktion der Niere **Nephrit** oder **Aventurin**, bei ausgeprägter Schwäche **Peridot** oder **bunten Turmalin** aufkleben oder tragen,
- als entlastende Maßnahme regelmäßig den ganzen Körper mit **Amethyst-Drusenstück** ausstreichen,
- zur Verbesserung der zwischenmenschlichen Atmosphäre im Raum **Rosenquarz** aufstellen.

### Physiologische Anwendungen:

Keine Indikation für **kolloidales Silber,** wenn auch schon einige Male die Verbesserung der Elektrosensibilität nach einer **kolloidalen Silber**-Kur beobachtet wurde. Wenigstens 1 × täglich 3 g **Klinoptilolith** als Pulver, in etwas Wasser eingerührt, trinken, um die Resistenz und Autoregulation zu stärken.

# Entwicklungs- und Wachstumsstörungen

Entwicklungsstörungen liegen bei einem Kind vor, wenn es in einer oder mehreren Entwicklungsfunktionen wesentlich, nicht nur vorübergehend, beeinträchtigt ist.

Entwicklungsstörungen sind dadurch charakterisiert, dass bei einem Kind mit einem sonst altersgemäßen Entwicklungsniveau einzelne oder auch mehrere Funktionen bzw. Fähigkeiten deutlich unter der Altersnorm liegen. Dies betrifft motorische, aber auch sprachliche Funktionen sowie Störungen im psycho-emotionalen Bereich wie auch Entwicklungsstörungen schulischer Fertigkeiten. Häufig treten mehrere dieser Störungen gleichzeitig auf.

*Ursache:* Folge von Infektionserkrankungen oder chronischen Erkrankungen, Ernährungsmangelstörungen, Schilddrüsenerkrankungen, hormonelle Störungen, Stoffwechselerkrankungen und Impfschäden, vor allem aber auch durch soziale Störungen im Elternhaus.

### Ätherische Öle:

Zur Veränderung der Hormonproduktion der Hypophyse 2× täglich 1 Tropfen **Muskatellersalbeiöl** einnehmen.

### Öl-Stein-Einreibungen:

Bisher sind keine Kombinationen bekannt. Eventuell könnte **Muskatellersalbeiöl,** mit **Strontianit** in den Nacken eingerieben, eine positive Wirkung auf Hypothalamus und Hypophyse haben.

### Ergänzende Heilstein-Anwendungen:

- Bei Störungen des Knochenwachstums und der Knochenentwicklung **Apatit, Fluorit** oder alternativ **Calcit** tragen und als Heilstein-Wasser trinken,
- bei Wachstumsschub mit Knochenschmerzen und Fieber **Türkis, Apatit, Amazonit** oder **Dolomit** tragen; als HeilsteinWasser trinken,
- bei Störungen des Hirnaufbaus und unvollständiger Gehirnentwicklung **Strontianit, Baryt, Schalenblende** oder **Dolomit** tragen,
- zur Verknüpfung der beiden Gehirnhemisphären **Schalenblende, Kunzit** oder **Disthen** tragen,
- bei Stoffwechselstörungen und Leberschwäche **Peridot, Smaragd** oder **Chrysopras** tragen und als Heilstein-Wasser trinken,
- bei zu schwach entwickelter Abwehr **Saphir, sphärolithischen Chalcedon, Rubin-Zoisit** oder **Smaragd** tragen,
- bei Entwicklungsschäden durch hormonelle Störungen der Hypophyse **Strontianit,** der Nebenniere **Mondstein** oder **Amazonit** tragen oder als Heilstein-Wasser trinken,
- bei Schilddrüsenunterfunktion Pyrit-freien **Lapislazuli** oder **Aquamarin** tragen oder als Heilstein-Wasser trinken, alternativ **Mondstein** tragen,
- Als Folge von Infektionen der Mutter in der Pränatalphase und Infektionen der Kleinkinder **sphärolithischen Chalcedon** oder **Smaragd** bzw. nach therapeutischer Rücksprache **Malachit** tragen,
- zur Förderung der körperlichen Entwicklung **Apatit, Baryt** oder **Strontianit** tragen,
- zur Verbesserung der motorischen Geschicklichkeit und der Körperwahrnehmung bei leichten Erscheinungen **Amethyst**, **sphärolithischen Chalcedon** oder **Disthen** tragen, bei schweren Ausprägungen **Strontianit** oder **Turmalin** tragen,
- als Folge chronischer Erkrankungen des Bewegungsapparates **Turmalin, Bernstein** oder alternativ **versteinertes Holz** tragen,
- bei Nervenschädigungen zur Regeneration der Nerven **Turmalin, Ägirin, Smaragd** oder **Disthen** tragen,
- als Folge eines seelischen Traumas **Rhodonit, Obsidian** oder **Amethyst,** langfristig auch **Rosenquarz** ans Bett stellen,
- zur Verbesserung der Wahrnehmungsverarbeitung **Amethyst, Chalcedon** oder **Chrysokoll** tragen,

- als Folge von fehlenden oder einseitigen Sinneseindrücken **Topas** und bei fehlendem Sozialkontakt **Smaragd, Rubin, Turmalin** oder **Chalcedon** tragen oder als Heilstein-Wasser trinken,
- zur Verbesserung der Geschicklichkeit wie auch des emotionalen und sozialen Verhaltens und des Selbstwertgefühls der Kinder **Aragonit, Chrysokoll, Rhodonit, Citrin** oder **Chalcedon** tragen,
- zur Erhöhung der Effizienz in der logopädischen Therapiesitzung **Fluorit, Cavansit, Disthen** oder **Kunzit** tragen,
- als Folge einer Mangel- und Fehlernährung **Apatit, Citrin, rosa Chalcedon, Aventurin** oder **Turmalin** tragen,
- als Folge von Impfschäden **Antimonit, Schalenblende** oder **Peridot** tragen,
- bei Erbschäden **Strontianit, Baryt** oder alternativ **Bergkristall** tragen oder als Heilstein-Wasser trinken,
- zur Verbesserung des Allgemeinbefindens mit **Amethyst-Drusenstück** ausstreichen,
- zur Stärkung der Nerven der Eltern **Dumortierit** oder **Rauchquarz** tragen.

### Physiologische Anwendungen:

Es kann 2 × täglich 10 ml **kolloidales Silber** mit 10 ppm über einen längeren Zeitraum probiert werden. Möglicherweise erweist sich eine tägliche Einnahme von 1 g **Klinoptilolith** als Pulver, in etwas Wasser eingerührt und getrunken, als sinnvoll, weil die Leber in ihren Funktionen unterstützt wird.

## Entzündungen

Inflammatio

Eine Entzündung ist das Anzeichen einer Aktivierung des Immunsystems. Dadurch sollen über eine Immunreaktion Krankheitserreger oder Giftstoffe aus den Gewebszellen entfernt werden. Ein Fremdstoff, Antigen oder Gewebeschaden löst den Reiz für eine Abwehrreaktion des Immunsystems aus. Die Entzündungsreaktion findet im betroffenen Organ, im umgebenden Bindegewebe, in den beteiligten Blutgefäßen und im angrenzenden Lymphsystem statt. Dabei kommt es zu den typischen Anzeichen einer *Entzündung:* Rötung, Erwärmung, Schwellung, Schmerz und einer eingeschränkten Funktion.

### Ätherische Öle:

Zur Entzündungshemmung 2 × täglich 1 Tropfen **Lavandinöl** oder 2 Tropfen **Pfefferminzöl** direkt auf die entzündete Stelle auftropfen und sanft einreiben.

### Öl-Stein-Einreibungen:

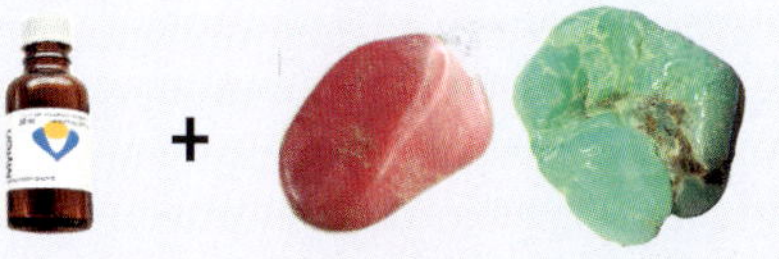

- Ideal ergänzt sich die Einreibung von **Lavandinöl** mit **Rhodonit** zur Verbesserung der lokalen Durchblutung,
- zur Anregung der Lymphaktivität **Lavandinöl** mit **Opal**,
- zur Senkung des Fiebers die Einreibung von **Rosmarinöl** mit **Chrysopras**,
- zur Abschwellung **Lavandinöl** mit **Obsidian** einreiben,
- und zur Schmerzlinderung **Pfefferminzöl** mit **Kunzit** auflegen.

### Ergänzende Heilstein-Anwendungen:

- Gegen entzündliche Prozesse wirken generell **Heliotrop, Smaragd, grüner Turmalin** oder alternativ **Peridot,** lokal fixiert oder als Heilstein-Wasser getrunken,
- entzündunghemmend wirkt Pyrit-armer **Lapislazuli** oder **Bergkristall**, lokal aufgelegt,
- generell kühlend **Chalcedon, Chrysopras** und **Andenopal** tragen oder als Heilstein-Wasser trinken,

- zur Ausleitung von Giftstoffen **Chrysopras** oder speziell bei Schwermetallbelastungen **Antimonit** auflegen oder tragen.

**Physiologische Anwendung:**
Das sichtlich entzündete Hautgebiet 2–3× mit **kolloidalem Silber** mit 25 oder 50 ppm sanft abreiben oder eine getränkte Kompresse auflegen. Die entzündete Stelle mindestens 2× täglich mit einem dünnen Brei aus **Klinoptilolith**-Pulver in etwas Wasser abdecken.

## Erbrechen und Übelkeit

Emesis, Vomitus

Übelkeit, der Brechreiz vor dem eigentlichen Erbrechen und das Erbrechen selbst sind häufige Symptome zahlreicher Erkrankungen.

Das Erbrechen ist die ruckartige, rückläufige Entleerung von Mageninhalt (seltener auch Darminhalten) durch die Speiseröhre und den Mund als Reflex über das im Gehirnzentrum befindliche Brechzentrum.

*Ursache:* Erbrechen kann eine sinnvolle Reaktion des Körpers auf unverträgliche Lebensmittel oder Gifte sein und kommt bei verschiedenen Infektionserkrankungen, bei Entzündungen des Magens, der Bauchspeicheldrüse, Leber, Gallenblase und Darm, bei Darmverschluss, bei Nierenentzündungen, Hirnerkrankungen, Migräne und Reiseerkrankungen auch psychisch, zum Beispiel bei Ekelgefühlen, Gerüchen, schockierenden Anblicken und bei verschiedenen Arten von Tumoren vor.

**Ätherische Öle:**
im Akutfall 1–2×2 Tropfen **Ingweröl** einnehmen, zur Magenberuhigung **Fenchelöl** auf den Bauch auftragen und zur Geschmacksverbesserung den Mund spülen.

**Ergänzende Heilstein-Anwendungen:**

- Zur Intensivierung des Brechreizes, insbesondere auch bei großen seelischen oder sozialen Komponenten, **Malachit** oder **Antimonit** auf den Magen halten,
- bei häufigem Auftreten längere Zeit **Covellin** oder **Antimonit** zur Klärung des seelischen Hintergrundes tragen,

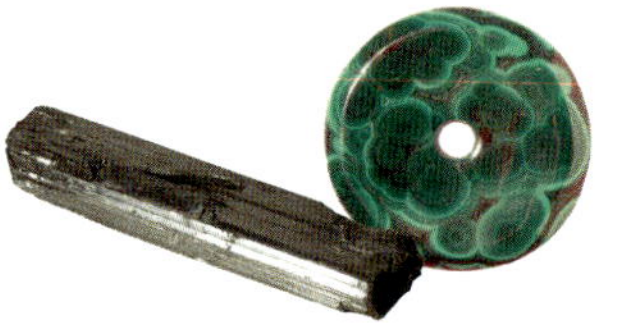

- bei Übelkeit durch Vergiftung **Malachit, Covellin** oder **Chrysokoll** in der Hand halten,
- zur Erleichterung des trotz des entleerten Magens weiter andauernden Erbrechens bei Übelkeit und erfolglosem Würgen **Bergkristall** mit aufwärtsgerichteter Spitze vor den Bauch halten,
- zur Linderung des Brechreizes **Dumortierit, Dolomit** oder **Chalcedon** als Rosette tragen,
- zur Normalisierung der Verdauung erst **Bernstein**, dann **Chalcedon** oder **Citrin** tragen.

**Physiologische Anwendungen:**
Alle 2 Stunden 10 ml **kolloidales Silber** mit 25 ppm einnehmen, bis der Zustand vorbei ist. Normalerweise keine Indikation für **Klinoptilolith**, da bei Erbrechenszuständen eingenommene Flüssigkeit sofort wieder herauskommt. Aber die Übelkeit kann mit einer Einnahme von 3 g **Klinoptilolith** in etwas Wasser oftmals gebessert werden.

## Erfrierung

Congelatio

Ein akuter, schmerzhafter Gewebsschaden durch Kälteeinwirkung, meist an Körperendgliedern wie Ohren, Nase, Finger oder Zehen. Je nach der Schwere der Hautschädigung werden Erfrierungen wie Verbrennungen in vier Schweregrade eingeteilt und nur die ersten drei Stufen sind behandelbar.

*Grad 1:* schmerzhafte, starke Hautrötung ohne Blasenbildung

*Grad 2:* schmerzhafte, gerötete Haut, mit Blasenbildung

*Grad 3:* Hautzerstörung mit schwarzer Verkrustung (Kältebrand)

*Grad 4:* »Vereisung« des Gewebes mit schwarzer Verkrustung (Kältebrand)

*Ursache:* Kälteeinwirkung durch langsames, stetiges Abkühlen beispielsweise im Winter, im Hochgebirge oder in einer Kühlanlage oder plötzlich durch Berührung mit extrem abgekühlten Gegenständen. Eng anliegende Bekleidung begünstigt Erfrierungen.

**Ätherische Öle:**

Nur in leichten Fällen bis maximal 2. Grad betroffene Hautstelle mit 2 Tropfen **Zimtrindenöl/Lavandinöl-Gemisch** oder **Rosmarinöl** lokal auf die schon leicht erwärmte Hand einreiben.

**Öl-Stein-Einreibungen:**

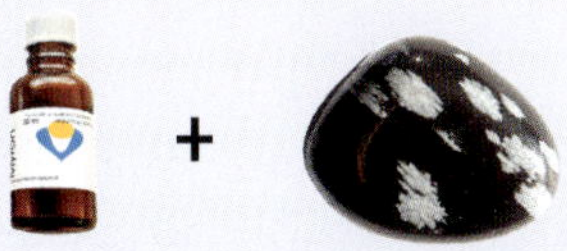

Ideal ergänzt sich die Einreibung von **Rosmarinöl** mit 10-prozentigem **Zimtrindenöl** mit **Obsidian;** führt schnell zu guter Durchblutung.

**Ergänzende Heilstein-Anwendungen:**

- Bei Gefühllosigkeit und Taubheit sowie generell als erste Maßnahme **Obsidian** lokal fixieren und **Bergkristall** tragen,
- zur Durchblutungsverbesserung **Granat, Rubin, Rhodonit** oder **Obsidian** lokal auflegen,
- zum Abbau der Zellgifte und deren Abtransport **Smaragd, Rubin-Zoisit** oder **sphärolithischen Chalcedon** tragen und als Heilstein-Wasser trinken,
- zur Regeneration der Haut **Rhodonit, Mookait** oder **Schalenblende** auflegen oder als Heilstein-Wasser trinken.

**Physiologische Anwendungen:**

Mehrfach hintereinander tropfenweise **kolloidales Silber** mit 25 ppm auftragen und auf der nicht mehr kalten Haut verteilen. Keine sinnvolle Indikation für die Anwendung von **Klinoptilolith**.

# Erkältung

## Grippaler Infekt

Eine Sammelbezeichnung für eine meist durch Viren verursachte fieberhafte Erkrankung mit Katarrh der oberen Luftwege.

*Symptome:* Schnupfen, vermehrte Schleimabsonderung der Nase mit Rötung der Nasenlöcher, Halsschmerzen, Heiserkeit und Husten, auch Auswurf, schwere Beeinträchtigung des Allgemeinbefindens, mit Abgeschlagenheitsgefühl, Kopfschmerzen und leichtes Fieber.

*Ursache:* Eine Virusinfektion, meist als Folge einer Unterkühlung oder Durchnässung, oft mit einer Abwehrschwäche verbunden. Übermüdung und Stress begünstigen eine Infektion.

*Komplikationen:* Meist Sekundärinfektionen der Lungen wie Bronchitis, Nebenhöhlen oder Stirnhöhlen oder der Ohren wie eine Mittelohrentzündung.

**Ätherische Öle:**

2x täglich 2 Tropfen mit **Pfefferminzöl** inhalieren und 2x täglich 1–2 Tropfen **Ingweröl** einnehmen.

**Ergänzende Heilstein-Anwendungen:**

- Zur Vorbeugung und Immunstärkung bereits bei ersten Anzeichen **Heliotrop, sphärolithischen Chalcedon** oder **Amethyst** als Kette auf der Brust tragen oder als Heilstein-Wasser trinken,

››

- zur Verstärkung des notwendigen Fiebers bei kalten Extremitäten **Thulit** oder **Rubin** in die Hand nehmen,

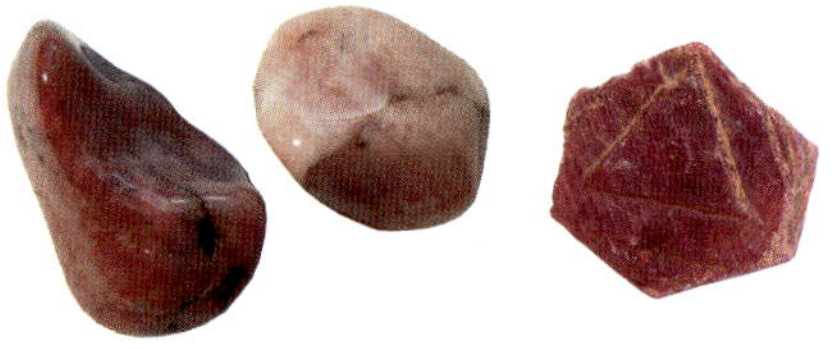

- zur Fiebersenkung bei heißen Extremitäten **Heliotrop, Lapislazuli, Chalcedon, Prasemquarz** oder **Bergkristall** zur Kühlung auflegen,
- bei Glieder- und Knochenschmerzen **rosa Chalcedon, Ägirin** oder **Dolomit** tragen oder als Heilstein-Wasser trinken,
- bei Husten **rosa Moosachat, sphärolithischen Chalcedon, Rutilquarz** oder **Sodalith** tragen,
- zur Schleimhautabschwellung **Chalcedon, hellen Mookait, Moosachat** oder **Fluorit** als Kette tragen,
- zur Lymphanregung **Chalcedon, Andenopal** oder **Moosachat** in die Hand nehmen,
- zur Rekonvaleszenz bei ausgeprägter Erschöpfung oder Schwäche **Rubin-Zoisit, Türkis** oder **Unakit** bei sich tragen, **sphärolithischer Chalcedon** ist in jeder Phase richtig, zum Schutz vor Rückfällen, und um Komplikationen zu vermeiden, **Sardonyx** oder **Smaragd** tragen.

**Physiologische Anwendungen:**
2× täglich 20–30 ml **kolloidales Silber** mit 25 (besser 50) ppm einnehmen. Dazu mindestens 1× täglich mit 20 ml gurgeln und bei Bedarf einige Tropfen in die Augen träufeln. Eine Inhalation oder Verneblung mit 50 ppm ist sehr sinnvoll. Eine 0,5-1-prozentige **Salz-Sole-Lösung** durch die Nase ziehen. Dazu 1–2× täglich 3 g **Klinoptilolith** als Pulver in etwas Wasser einrühren und einnehmen.

## Erschöpfung

Ein durch Überbeanspruchung oder mangelnde Erholungsphasen hervorgerufener Zustand mit völligem Verbrauch der zur Verfügung stehenden Kräfte und Ressourcen.
*Symptome:* Stark verminderte Leistungsfähigkeit der Muskulatur und der psychischen Prozesse.

**Ätherische Öle:**
2 × täglich 2 Tropfen mit **Muskatellersalbeiöl**, dazu 2 × täglich 1–2 Tropfen **Ingweröl** einnehmen. Alternativ 2 × täglich 2 Tropfen **Rosmarinöl** in die Brust einreiben.

**Öl-Stein-Einreibungen:**

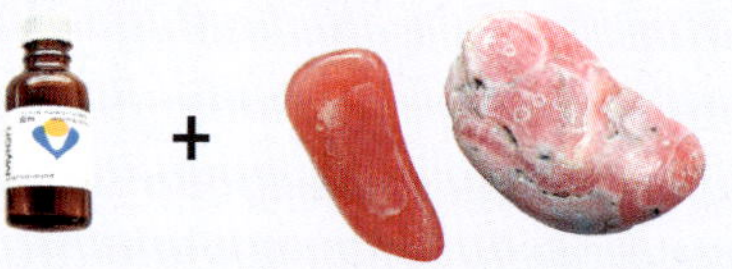

Ideal ergänzt sich die Einreibung von 2 Tropfen **Muskatellersalbeiöl** mit **Rhodochrosit** in den Brustbereich.

**Ergänzende Heilstein-Anwendungen:**
- Zur Erholung nach großer Anstrengung 6 Wochen lang **Unakit, Smaragd** oder **Zoisit** tragen und **Tsesit** als Heilstein-Wasser trinken,
- zur Mobilisierung der Kraftreserven **Tsesit,** mittelfristig **Granat** oder sehr kurzfristig **Rhodochrosit** als Anhänger oder Kette tragen bzw. als Heilstein-Wasser trinken,
- gegen Erschöpfung infolge einer unerkannten inneren Entzündung **sphärolithischen Chalcedon** oder **Smaragd** tragen,
- zur Anregung des Eiseneinbaus in das Blut **Tsesit** oder **Mookait** tragen,
- zur tiefergreifenden Wiederherstellung des Organismus und der inneren Organe **Schalenblende** tragen.

**Physiologische Anwendungen:**
2× täglich 20–30 ml **kolloidales Silber** mit 25 ppm einnehmen. Längerfristig kann eine tägliche Einnahme von 3 g **Klinoptilolith**, als Pulver in etwas Wasser eingerührt und getrunken, die Leberfunktionen anregen und so die Körperenergie aktiviert werden.

## Essstörungen

### Bulimie

Eine längerfristige Abweichung des Essverhaltens vom wünschenswerten Maß infolge psychisch bedingter gestörter Nahrungsaufnahme oder des Körpergewichts, die sich verschieden manifestieren und ineinander übergehen können.
*Ursache:* Es spielen verschiedene genetische, familiäre und soziokulturelle Faktoren dabei ebenso mit wie akute und chronische physische und psychische Belastungen.

Die Pubertätsmagersucht (Anorexia nervosa) ist durch einen absichtlich selbst herbeigeführten und/oder aufrechterhaltenen Gewichtsverlust charakterisiert. Die Krankheit verläuft häufig fluktuierend oder chronisch.

Die Ess-Brech-Sucht (Bulimia nervosa) ist durch wiederholte Anfälle von Heißhunger und eine starke Beschäftigung mit der Kontrolle des Körpergewichts beschreibbar. Dies veranlasst die Patienten, mit extremen Maßnahmen den dickmachenden Effekt der zugeführten Nahrung zu mildern.

Das Binge-Syndrom ist von starken Essattacken gekennzeichnet, da es jedoch zu keinen kompensatorischen Verhaltensweisen wie Erbrechen oder Abführmittelmissbrauch kommt, sind die Betroffenen meist übergewichtig.

Psychogene Esstörungen können Ausdruck ernstzunehmender innerer Konflikte mit falschen, oft schwer korrigierbaren Selbstbildern sein. Sie sind oft Hinweise auf zurückliegende Erziehungsfehler, pathologische familiäre Verhaltensstrukturen.

**Ätherische Öle:**
2× täglich 1–2 Tropfen **Muskatellersalbeiöl** einnehmen.

**Ergänzende Heilstein-Anwendungen:**
- Zur Anregung des Appetits und zur positiven Lebenseinstellung **Imperial-Topas, Apatit, Koralle, Rhodochrosit** oder **Rubin** mehrere Monate tragen,
- zur Minderung von Gelüsten **Covellin** tragen,
- zur allgemeinen Selbstannahme und zum seelischen Wohlbefinden **Dumortierit, Covellin, Smaragd, Rubin** oder **goldenen Topas** tragen.

**Physiologische Anwendungen:**
2× täglich 20 ml **kolloidales Silber** mit 25 ppm einnehmen. Zur Regulierung und Harmonisierung des überforderten Stoffwechsels täglich 3 g **Klinoptilolith**, als Pulver in etwas Wasser eingerührt, einnehmen.

## Fallsucht

### Epilepsia

Eine vorübergehende Funktionsstörung des Gehirns mit vielgestaltigen anfallsweise auftretenden Anfallformen, die durch plötzlich entstehende elektrische Entladungen von Nervenzellen des Gehirns bedingt sind.
*Symptome:* Charakteristisch auftretende, anfallsweise Bewusstlosigkeit mit gleichzeitiger Verkrampfung der Muskulatur, Beine und Arme sind meist gestreckt, die Haut kann sich durch Sauerstoffmangel bläulich verfärben. Nach 10–30 Sekunden folgen bis zu 2 Minuten lang andauernde Zuckungen in Armen und Beinen. Nach dem Anfall bestehen oft noch starke Kopfschmerzen und Benommenheit, der Patient/die Patientin schläft daraufhin häufig ein.
*Ursache:* Sehr vielfältig, zum Beispiel krankhafte Veränderung des Gehirns, Geburtsschäden, Schädel-Hirn-Verletzungen, Hirntumoren, Stoff-

wechselstörungen, Gehirnentzündungen oder Durchblutungsstörungen des Gehirns. Anfälle können sich als Verhaltensmuster zur Flucht vor subjektiv unbewältigbaren Situationen etablieren.

**Ätherische Öle:**
Achtung! Einige Öle können in einer Dosierung von mehr als 2 Tropfen eine latent vorhandene Epilepsie auslösen, daher ist es empfehlenswert, bei entsprechender Veranlagung auf den Einsatz ätherischer Öle zu verzichten.

**Öl-Stein-Einreibungen:**
Es sind bisher bei Epilepsie keine Öl-Stein-Kombinationen bekannt; die Einreibung von 1 Tropfen **Muskalellersalbeiöl** mit **Tsesit** in die Pulsstelle des Unterarmes kann sich gegebenenfalls jedoch über die Steuerung des Hormonhaushaltes positiv auswirken.

**Ergänzende Heilstein-Anwendungen:**
- Zur Krampflösung und Reduktion der Krampfneigung **Malachit** oder **Dolomit** tragen oder Heilstein-Wasser trinken, sie vermitteln Gelassenheit; bei schwierigen Verläufen ist **brauner Zirkon** der wichtigste Stein, neben **Schalenblende** nachts,
- zur Lockerung chronisch verkrampfter Muskulatur **Baryt** oder **Selenit** tragen,
- zur Erhaltung oder Zurückgewinnung der Selbstständigkeit, mit schnellerer Wirkung **Lapislazuli** oder mit nachhaltiger Wirkung **Smaragd, Türkis** oder **Nephrit** tragen, um die Gesamtsituation im Lauf der Monate zu verbessern,
- für das seelische Wohlbefinden **Dumortierit** oder **Mookait** tragen.

**Physiologische Anwendungen:**
Längerfristig 1 × täglich 20 ml **kolloidales Silber** mit 25 ppm einnehmen. Positive Erfahrungen mit **Klinoptilolith**, als Pulver in etwas Wasser eingerührt und eingenommen, wurden bisher nur in Einzelfällen gemacht.

# Fehlsichtigkeit

## Ametropie

Eine gegenüber dem normalen Sehen veränderte eingeschränkte Sicht, durch eine Brechungsanomalie des Auges hervorgerufen.
*Ursache:* Durch einen zu großen oder zu kleinen Augapfel, eine Augenmuskelschwäche oder Störung des Augennervs, selten durch einen Vitamin- oder Mineralstoffmangel ausgelöst.

*Kurzsichtigkeit* wird durch einen zu großen Augapfel oder im Alter durch eine Augenmuskelstörung, *Weitsichtigkeit* durch einen zu kurzen Augapfel, eine zu geringe Brechkraft oder im Alter durch eine Augenmuskelstörung. *Schielen* durch einen Stellungsfehler eines bzw. beider Augen oder eine Augenmuskelstörung ausgelöst.
*Nachtblindheit:* Eine eingeschränkte Sicht, die nur in der Dämmerung oder Nacht auftritt und durch einen Vitaminmangel ausgelöst wird.

**Ätherische Öle:**
Es liegen keine sinnvollen und gesicherten Öl-Empfehlungen vor. *Achtung:* Nie ein ätherisches Öl ins Auge tropfen, es löst einen lange anhaltenden, sehr unangenehmen Brennschmerz aus.

**Ergänzende Heilstein-Anwendungen:**
- Zur raschen Steigerung der Scharfsicht in der Hand angewärmten **Disthen** oder **Topas** auf die Augen auflegen, beruhigt die Sehnerven, aktiviert die Lichtrezeptoren im Auge und hilft, Wahrgenommenes richtig zu erkennen,
- zur Entspannung der Augenmuskulatur **Disthen, Andenopal** oder **Aquamarin** auf das schwächer wirkende Auge auflegen,
- zur Kräftigung der Augenmuskulatur **Aquamarin, Smaragd** oder **Topas** auf die geschlossenen Augen auflegen,
- gegen die Ermüdung **Achat, Bergkristall** oder **Andenopal** tragen und mit **Amethyst-Drusenstück** ausstreichen,
- bei starker Ungleichsichtigkeit **Topas, Disthen** oder **Sardonyx** tragen,

- zur Leberstärkung **Chrysokoll, Smaragd** oder **Peridot** tragen oder als Heilstein-Wasser trinken,
- zur Förderung der Strahlkraft der Augen **Topas** oder **Turmalin** tragen.

### Physiologische Anwendungen:

Es ist keine sinnvolle Anwendung für **kolloidales Silber** oder **Klinoptilolith** bekannt.

## Fieber

Febris

Eine veränderte Wärmeregulation der normalen Körpertemperatur mit vorübergehender erhöhter Körpertemperatur (über 38,5 Grad, im After gemessen) bei krankhaft verändertem Allgemeinempfinden; eines der Hauptsymptome einer Entzündung.

Temperatur bis 38,5 Grad nennt man mäßiges, über 39 Grad hohes Fieber. Liegt bei einer Infektionserkrankung das Fieber nicht hoch genug, kann es vorübergehend erhöht werden, da damit die Abwehrlage verbessert wird.

*Wichtig:* Fieber ist keine Krankheit, sondern ein Symptom und damit immer ein Hinweis auf eine Erkrankung. Fieber unter 39 Grad ohne Krämpfe bei Kindern ist ein tolerierbarer Zustand, an dem die Eltern mehr leiden als die Kinder.

*Symptome:* Meist beschleunigter Puls, Beschleunigung der Atemzüge, Schüttelfrost mit nachfolgendem Hitzegefühl, meist mit Schweißausbrüchen, geröteter Haut, Durst, Appetitlosigkeit und Kräfteabnahme. In manchen Fällen treten Gelenk- und Muskelschmerzen, häufig auch Kopfschmerzen auf.

Bei Kleinkindern weisen Reizbarkeit, Weinen, Essstörungen, Ohrenreiben und Husten auf Fieber hin. Ein Fieber bis 38 Grad ist bei Kindern als normal zu betrachten, vorausgesetzt, es ist nicht mit Krämpfen verbunden. Eine Körpertemperatur über 42 Grad bedeutet akute Lebensgefahr.

*Ursache:* Meist durch eine Infektion mit Bakterien oder Viren ausgelöst, ist dann eine Abwehrreaktion des Körpers, um das Immunsystem zu stimulieren.

### Ätherische Öle:

2–3× täglich 1–2 Tropfen **Eukalyptusöl** einreiben und zusätzlich 2 Tropfen **Fenchelöl** einnehmen oder alternativ mit **Pfefferminzöl** oder **Rosmarinöl** einreiben. Bei Fieber, das durch Viruserkrankungen hervorgerufen worden ist, ist **Lemongrassöl, Indisches Melissenöl, Palmarosa-Öl** oder **Licea-Cubeba-Öl** angezeigt; *Dosierung:* 2-stündlich je 1 Tropfen in etwas Saft einnehmen.

### Öl-Stein-Einreibungen:

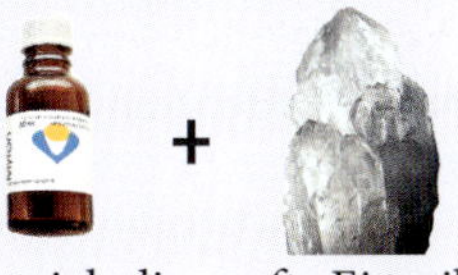

Ideal ergänzt sich die sanfte Einreibung von **Rosmarinöl** mit **Bergkristall.**

### Ergänzende Heilstein-Anwendungen:

- Zur Fiebersenkung und Kühlung **Heliotrop, Lapislazuli, Bergkristall, Chalcedon, Chrysokoll** oder **Moosachat** in die Hand nehmen,
- zur Temperaturregulierung **Halit** als Kristall nacheinander für Minuten auf die jeweils heißeste Körperstelle auflegen,
- bei leichtem Fieber mit **Amethyst-Drusenstück** Kopf und Körper ausstreichen,
- bei hohem Fieber mit **Bergkristall** ausstreichen und **Prasemquarze** in den Händen halten,
- bei schwacher Immunlage, zur weiteren Erhöhung der Temperatur, falls dies im Einzelfall notwendig sein sollte, **Rubin, Citrin** oder **Sardonyx** tragen oder **Amethyst** als Heilstein-Wasser trinken,
- bei Fieberkrämpfen **Chrysokoll** oder **Malachit** auflegen,

»

- zur Anregung der Nierenfunktion **Smaragd, Peridot** oder **Nephrit** tragen.

**Physiologische Anwendungen:**
2–3 × täglich 20 ml **kolloidales Silber** mit 25 ppm zur Linderung der Nebenwirkung wie belegte Stimme, brennende Augen, Heiserkeit einnehmen oder gurgeln oder einige Tropfen 50 ppm unverdünnt auftragen. Keine sinnvolle Indikation für **Klinoptilolith.**

## Furunkel

### Furunculus

Eine schmerzhafte, knotige Entzündung des Haarbalges auf der Haut, die sich auf das umgebende Gewebe ausdehnt.
*Symptome:* Gerötete Haut, mit zentralem Eiterpfropf. Sie kann mit schweren allgemeinen Zeichen wie Abgeschlagenheit, Fieber und Schwellung der regionalen Lymphknoten einhergehen. Fließen mehrere, dicht nebeneinanderstehende Furunkel zusammen, nennt man dies Karbunkel.
*Ursache:* Eine bakterielle Infektion durch Staphylokokken oder Streptokokken. Meist jedoch mit einer schwachen Abwehrlage und Übermüdung oder Unterernährung verbunden, selten infolge einer Blut- oder Zuckerkrankheit.

**Ätherische Öle:**
2 × täglich 1 Tropfen **Lavandinöl** direkt auf den Furunkel auftropfen und sanft einreiben.

**Öl-Stein-Einreibungen:**

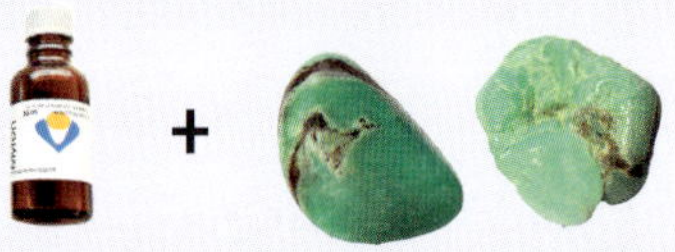

Ideal ergänzt sich die sanfte Einreibung von **Lavandinöl** mit **Chrysopras**.

**Ergänzende Heilstein-Anwendungen:**
- Zur Entzündungshemmung, Eiterabbau und Fiebersenkung **Heliotrop, sphärolithischen Chalcedon** oder **Smaragd** tragen oder als Heilstein-Wasser trinken,
- zur Anregung des Lymphflusses **Chrysopras, sphärolithischen Chalcedon** oder **Chalcedon** tragen, lokal auflegen oder trinken,
- zum Abheilen der Haut **Rhodonit** oder **Nephrit** als Heilstein-Wasser auftragen.

**Physiologische Anwendungen:**
Mindestens 2× täglich einige Tropfen **kolloidales Silber** mit 50 ppm lokal auftragen oder besprühen und eine feuchte Kompresse mit 50 ppm fixieren. Oder **Klinoptilolith** als Pulver mit etwas Wasser zu einem Brei vermischen und auf die betroffene Stelle auftragen.

## Gallenbeschwerden

Beschwerden, die von einer gestörten Gallenblase ausgehen und oft nicht direkt auf die Gallenblase zurückzuführen sind.
*Ursache:* Durch eine Anregung der Leber, die bei Leberschwäche schon auf Essensgeruch reagieren kann. Meist ausgelöst durch fettes und süßes Essen oder Alkohol, aber auch Chemikalien und Ärger.

**Ätherische Öle:**
Optimal sind 2 × täglich 2 Tropfen **Pfefferminzöl, Ingweröl** oder **Rosmarinöl** in die rechte Oberbauchregion einreiben.

**Öl-Stein-Einreibungen:**

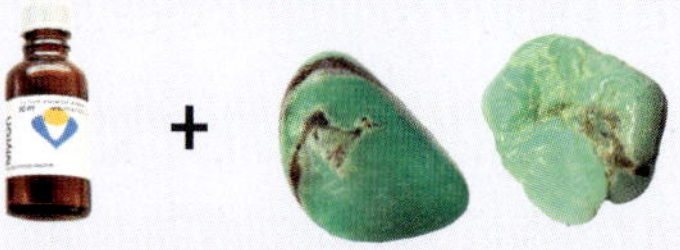

Ideal ergänzt sich die sanfte Einreibung von **Pfefferminzöl** mit **Chrysopras.**

**Ergänzende Heilstein-Anwendungen:**

- Bei Stauungen in den Gallenwegen mit Übelkeit **Malachit** oder **Chrysopras** auf die rechte Bauchseite unterhalb des Rippenbogens aufkleben,
- zur Regulierung der Gallenflüssigkeit **Peridot, Smaragd** oder **grünen Turmalin** tragen, auf die rechte Bauchseite unterhalb des Rippenbogens aufkleben oder als Heilstein-Wasser trinken,
- zur Veränderung der Gallenflüssigkeit und zur Auflösung der schon vorhandenen Gallensteine **Prehnit, Zirkon** oder **Bernstein** tragen,
- bei Gallenstörungen infolge ungelöster Konflikte **Peridot, Malachit** oder **sphärolithischen Chalcedon** tragen oder als Heilstein-Wasser einnehmen.

**Physiologische Anwendungen:**

2 × täglich 20 ml **kolloidales Silber** mit 25 ppm einnehmen. 1 × täglich 3 g **Klinoptilolith** als Pulver in etwas Wasser einrühren und einnehmen.

## Gallenblasenentzündung

### Cholangitis und Cholezystitis

Eine Entzündung der Gallenblase bzw. der -gänge mit akutem oder chronischem Verlauf.

*Symptome:* Akuter Fall: Plötzlich auftretendes, eventuell intermittierendes Fieber oder Schüttelfrost, leichte Gelbsucht, örtliche Schmerzen und Druckempfindlichkeit unterhalb des rechten Rippenbogens mit Ausstrahlung zwischen die Schulterblätter, Erbrechen und einem sehr schlechten Allgemeinbefinden.

*Chronisch:* Druck- und Spannungsgefühl im rechten Oberbauch, Appetitmangel, morgendliche Übelkeit, Blähungszustände und eine Unverträglichkeit von fetten Speisen mit übelriechenden, blassen und schaumigen Stühlen.

*Ursache:* Eine bakterielle Infektion meist durch Kolibakterien oder Eiterbakterien, vom Darm aus aufsteigend, selten auch auf dem Blutweg über die Leber.

**Ätherische Öle:**

2 × täglich 2 Tropfen **Pfefferminzöl** in den Bauchbereich einreiben und einnehmen; alternativ 1 × täglich 2–3 Tropfen **Anisöl, Fenchelöl** oder **Rosmarinöl** in den Bauch einreiben.

**Öl-Stein-Einreibungen:**

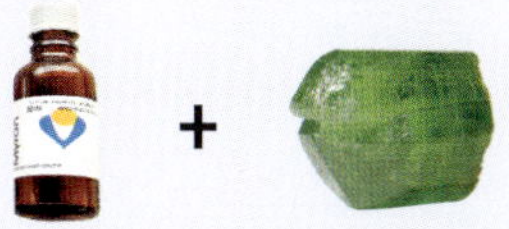

Ideal ergänzt sich die sanfte Einreibung von **Pfefferminzöl** mit **Peridot** oder **Chrysopras**.

**Ergänzende Heilstein-Anwendungen:**

- Zur Entkrampfung und Schmerzlinderung **Malachit** etwa eine Stunde, **Zirkon** wenige Minuten, **Charoit** oder **Disthen** auflegen,
- zur Entzündungshemmung und Fiebersenkung **Tsesit** oder **Heliotrop** aufkleben oder als Heilstein-Wasser trinken, **Achat** oder **Peridot** auflegen,
- bei chronischer Entzündung **Eldarit, sphärolithischen Chalcedon** tragen oder als Heilstein-Wasser trinken,
- zur Entgiftung **Chrysopras** oder **Smaragd** lokal aufkleben oder **Malachit** auflegen oder tragen,
- zur Entlastung der Leber **Aventurin** oder **Peridot** aufkleben,
- zur Vorbeugung weiterer Belastung durch Gallensäfte **Aventurin** aufkleben oder **Malachit** als Kette tragen.

**Physiologische Anwendungen:**

2 × täglich 20 ml **kolloidales Silber** mit 25 ppm zur Entlastung des Organismus einnehmen. Dazu 1 × täglich 3 g **Klinoptilolith** als Pulver in etwas Wasser einrühren und einnehmen.

# Gallenkolik

Colica biliaris

Krampfartige Schmerzen in der Gallenblasengegend.

*Symptome:* Plötzlich auftretende, krampfartige, unerträgliche, meist nachts einsetzende Schmerzen im rechten Oberbauch mit einer Schmerzausstrahlung bis unter den rechten Rippenbogen oder das rechte Schulterblatt, begleitet von Erbrechen und Übelkeit.

*Ursache:* Ausgelöst durch die Bewegung eines Gallensteines.

### Ätherische Öle:

Zur Krampflösung 2 Tropfen **Pfefferminzöl** in das Gebiet der Galle am unteren rechten Rippenbogen einreiben.

### Öl-Stein-Einreibungen:

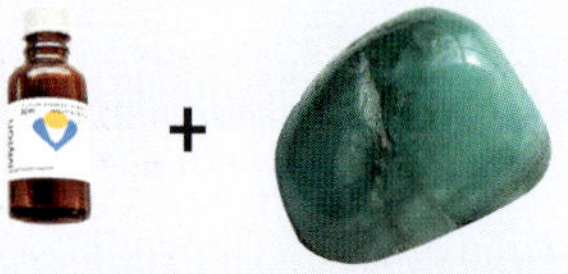

Ideal ergänzen sich **Pfefferminzöl** und **Smaragd.**

### Ergänzende Heilstein-Anwendungen:

- Zur Krampflösung und Schmerzlinderung **Malachit, Tsesit** oder **Saphir** aufkleben,
- zur Verbesserung der Übelkeit **Dumortierit** oder **Malachit** tragen oder auflegen,
- zur Vorbeugung gegen eine Kolik **Malachit** oder **Smaragd** tragen.

### Physiologische Anwendungen:

Bei Gallenkoliken ist die Anwendung von kolloidalem Silber ohne Wirkung. Die Kolik kann damit nicht gemildert werden. Bei Bedarf gegen Übelkeit und Erbrechen 2 Teelöffel **Kieselsäure-Gel** oder 5g **Klinoptilolith** als Pulver in etwas Wasser einrühren und einnehmen.

# Gallensteine

Cholelithiasis

Ein Leiden, hervorgerufen durch das Vorhandensein eines oder mehrerer Gallensteine in den Gallenwegen. Sie bestehen aus kristallinen Fettpartikeln, vor allem aus Cholesterin. Die Größe der Gallensteine reicht von einem Korn bis zur Größe eines Hühnereis.

*Symptome:* Druckgefühl im rechten Oberbauch, Völlegefühl und Übelkeit, Unverträglichkeit von fetten, schweren Mahlzeiten. Die Steine können eine Gallenkolik auslösen.

*Ursache:* Durch Ausfällen wasserunlöslicher Stoffe, die sich zuerst zu Gries, dann immer größer werdenden Steinen zusammenballen; Stoffwechselstörungen, Fettsucht oder Schwangerschaft.

*Komplikationen:* Gallenblasen- und Gallengangentzündung, Leberschädigung und selten ein durch Gallensteine ausgelöster Darmverschluss.

### Ätherische Öle:

Optimal sind 2 × täglich 2 Tropfen **Ingweröl** oder **Eukalyptusöl**, in die rechte Oberbauchregion einreiben.

### Öl-Stein-Einreibungen:

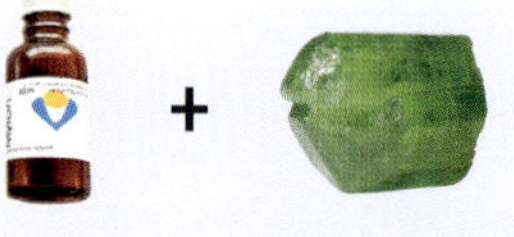

Ideal ergänzt sich die sanfte Einreibung von **Ingweröl** mit **Peridot** oder **Chrysopras** in die Leberregion.

### Ergänzende Heilstein-Anwendungen:

- Zur Krampflösung und Schmerzlinderung **Malachit, braunen Zirkon** oder **Charoit** auflegen und damit massieren,
- zur Gallensteinauflösung und Gallensteinaustreibung **Malachit, braunen Zirkon** oder **Peridot** auf die Lebergegend aufkleben,

- zur Entgiftung über den Darm **Sardonyx** als Heilstein-Wasser trinken und mit einem **Amethyst-Drusenstück** ausstreichen.

**Physiologische Anwendungen:**
Keine sinnvolle Indikation für **kolloidales Silber,** es kann die Steine nicht lösen. 2 × täglich 3 g Klinoptilolith als Pulver in etwas Wasser einrühren und einnehmen.

## Geburt / Entbindung

Der natürliche Vorgang der Austreibung des ungeborenen Kindes am Ende der Schwangerschaft aus dem Mutterleib.

Der Vorgang wird unterteilt in: Eröffnungsphase, Austreibungsphase und Nachgeburtsphase. In der *Eröffnungsphase* wird der noch geschlossene Gebärmutterkanal durch die Wehen langsam erweitert, bis er ungefähr 10 Zentimeter geöffnet ist. In der *Austreibungsphase* wird das Kind durch Presswehen aus der Gebärmutter durch das Becken aus der Scheide geboren. In der *Nachgeburtsphase* werden Mutterkuchen und Eihäute als Nachgeburt ausgestoßen.

**Ätherische Öle:**
1 Tropfen **Muskatellersalbeiöl** einnehmen. Nach der Geburt ab dem 3. Tag bei schreienden Babys bei jedem zweiten Windelwechsel 1 Tropfen **Fenchelöl** in den ersten Tagen, dann für weitere 4 Tage bei jedem Windelwechsel 1 Tropfen **Fenchelöl** direkt in den Bauch des Kleinkindes einreiben.

**Ergänzende Heilstein-Anwendungen:**
- *Vor und bei der Geburt:* Zur Krampflösung und Entspannung **Dolomit** oder **Malachit** tragen,
- zur Schmerzlinderung und Wehenverstärkung **Malachit** oder **Biotit-Linse** in der Hand halten oder als Essenz einnehmen,
- zur Öffnung des Muttermundes, zur Eröffnung der Wehentätigkeit und Beschleunigung der Austreibung **Biotit-Linse, Amazonit** oder **Malachit** auf das Schambein legen und in der Hand halten,
- bei großem Blutverlust **Rhodonit** oder **Obsidian** auf den Unterleib halten, bis die Blutung gestoppt ist,
- zum Schutz gegen Infektionen **Heliotrop** oder **sphärolithischen Chalcedon** mit ins Bett nehmen oder tragen,
- bei sehr lange dauernden schweren Geburten **Charoit** in der Hand halten zur psychischen und körperlichen Stabilisierung.
- *Nach der Geburt:* Zur besseren Heilung von Rissen oder Schnitten **Rhodonit** als Heilstein-Wasser zur Intimpflege verwenden oder alternativ **Obsidian** oder **Mookait** als Scheibe auf das Schambein kleben oder in die Unterwäsche stecken und als Heilstein-Wasser trinken,
- zur Rückbildung der Gebärmutter **Sardonyx** mit Gebärmuttersignatur oder **Chalcedon**-Rosetten auflegen,
- zur Erleichterung der hormonellen Umstellung **Mondstein, Malachit** oder **Lapislazuli** als Kette oder Anhänger tragen,
- zur Stabilisierung der Gesundheit der Mutter sowie gegen Stimmungsschwankungen **Bernstein, Tsesit, Mookait** oder **sphärolithischen Chalcedon** tragen,
- zur Erleichterung der liebevollen Annahme des Kindes und der Mutterrolle **Kunzit, Rosenquarz** oder **Türkis** tragen,
- bei hormonell bedingten Stimmungsschwankungen **Mondstein, Smaragd, Rosenquarz** oder **Bernstein** tragen,
- zur Regeneration nach einer schweren Geburt **Unakit, Rubin-Zoisit** oder **Heliotrop** oder alternativ **Amazonit** tragen und als Heilstein-Wasser trinken,
- *Für das Kind:* Zur Erleichterung der Ankunft im neuen Leben ein **Amethyst-Drusenstück** neben das Bettchen legen,

››

- zur Überwindung des Geburtstraumas **Rutilquarz** oder **Rhodonit** als Trommelstein, so groß, dass er nicht zu verschlucken ist, ins Bettchen legen,
- bei Verdauungsbeschwerden **Citrin** als Trommelstein in die Windel einbinden.

**Physiologische Anwendungen:**
Erst in den letzten Jahren hat sich der Einsatz von **kolloidalem Silber** mit 25 ppm in der Spätschwangerschaft, vor der Geburt und bei Säuglingen durchgesetzt. Da noch zu viel unbegründete Angst hier vorherrscht, haben wir auf diese Angaben verzichtet; es wird aber in den USA oft eingesetzt.

## Gedächtnisschwäche, Vergesslichkeit, Verwirrtheit

Eine Störung der Fähigkeit, Sinneswahrnehmungen oder seelische Vorgänge im Gehirn zu speichern oder gespeicherte Wahrnehmungen wieder abzurufen.

Verwirrtheit ist eine plötzliche Vergesslichkeit mit einer Bewusstseinseintrübung, wobei der Betroffene örtliche, zeitliche oder situative Gegebenheiten verkennt.
*Symptome:* Nachlassen der Merkfähigkeit oder das Schwinden von Bewusstsein, meist im höheren Alter, das eine Erinnerung daran verhindert; die Reaktionsfähigkeit nimmt ab. Die Betroffenen können sich zwar oft noch an Ereignisse erinnern, die weit in der Vergangenheit liegen, vergessen aber oft aktuelle Termine, Daten und Namen.

*Ursache:* Kann ein natürlicher Alterungsprozess, eine Störung der Hirndurchblutung oder des Hirnstoffwechsels, die Folge von Alkoholgenuss, eines Schlaganfalls, Hirntumors oder psychisch bedingt sein.

**Ätherische Öle:**
2 × täglich 2 Tropfen **Eukalyptusöl, Pfefferminzöl** oder **Zitronenöl** zur Raumverdunstung einsetzen.

**Ergänzende Heilstein-Anwendungen:**
- Zur Verbesserung der Gehirndurchblutung **Rhodochrosit** als Heilstein-Wasser trinken,

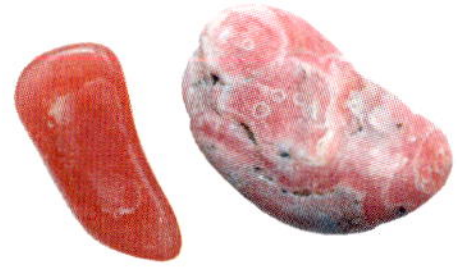

- zur Synchronisation der Gehirnhemisphären **Disthen** oder **Chrysokoll** quer auf die Stirn halten oder in den Mund nehmen,
- zur Verbesserung der Konzentration, der Merkfähigkeit auch für Details **Saphir, Amethyst, Fluorit** oder **Sardonyx** tragen,
- zur Verbesserung des Erinnerungsvermögens und des emotionalen Gedächtnisses und der Geistesgegenwart **Kunzit** tragen,
- zur Verbesserung des Langzeitgedächtnisses und zur Verbesserung der Fähigkeit, Vorgänge zu verknüpfen, **Aquamarin** aufkleben oder als Schmuck tragen,
- bei Konzentrationsmangel durch innere Unruhe und Ablenkung **Amazonit** oder **Rutilquarz** tragen,
- zur besseren geistigen Organisation **Fluorit** oder **Lapislazuli** tragen, er hilft, innerlich und äußerlich Ordnung zu schaffen, und stärkt dadurch das Kurzzeit- und Mittelzeitgedächtnis,
- zur Verbesserung der Gedächtnisleistung **Bergkristall** als Heilstein-Wasser trinken; ältere Personen sollten eher Baryt tragen,
- zum neuen Aufbau von Nervenverbindungen im Gehirn **Dolomit, Schalenblende, Disthen** oder **Kunzit** tragen oder als Heilstein-Wasser trinken.

**Physiologische Anwendungen:**
2 × täglich 20 ml **kolloidales Silber** mit 25 ppm über Monate einnehmen.
2 × 3 g **Klinoptilolith** als Pulver in etwas Wasser

einrühren und über Monate einnehmen; verbessert die Gedächtnisleistung.

**Ergänzende Maßnahmen:**
Regelmäßige Gedächtnisspiele wie Memory sind wichtig, um das Gedächtnis bis ins hohe Alter aktiv zu halten. Nur ein aktiv gefordertes Gedächtnis kann auch unter normalen Umständen Sinnvolles leisten.

## Gefühlskälte

Frigidität

Eine bei Frauen auftretende verringerte Ansprechbarkeit gegenüber sexuellen Reizen, die mit einer Orgasmusunfähigkeit während des Geschlechtsverkehrs verbunden ist.
*Ursache:* In den meisten Fällen ist sie psychisch bedingt und nicht auf mangelndes sexuelles Interesse zurückzuführen. In stark ausgeprägten Fällen besteht ein Widerwille gegen jede Art der körperlichen Berührung. Geringe sexuelle Erfahrung, moralische Hemmungen durch eine falsche und sexualfeindliche Erziehung können ebenso Ursache sein wie negative sexuelle Erfahrungen.

**Ätherische Öle:**
2 × täglich 1–2 Tropfen **Muskatellersalbeiöl** einnehmen oder alternativ 2× täglich 2 Tropfen **Patchouliöl** oder **Ylang-Ylang-Öl** in den Unterleib einreiben.

**Öl-Stein-Einreibungen:**

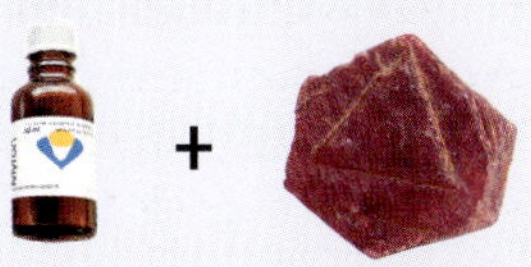

Ideal ergänzt sich die sanfte Einreibung von **Ylang-Ylang-Öl** mit **Rubin** oder **Purpurit.**

**Ergänzende Heilstein-Anwendungen:**
- Zur Verbesserung des Verhältnisses zur Sinnlichkeit **Rosenquarz** oder **Covellin**, mit stärkerer Schutzfunktion **Nephrit**, über Monate tragen,
- zur Heilung seelischer und körperlicher Verletzungen **Rhodonit** oder **Obsidian** oder alternativ **Rosenquarz** tragen.

**Physiologische Anwendungen:**
Bisher keine sinnvolle Indikation für **kolloidales Silber** oder **Klinoptilolith**.

## Gelenkentzündung

Arthritis

Eine akute oder chronische Entzündung der Gelenke, oft in Schüben verlaufend, die »trocken« oder »exsudativ« verlaufen kann.
*Einteilung:* Nach der Zahl der betroffenen Gelenke, nach dem Verlauf in akut oder chronisch und nach der Ursache.
*Symptome:* Das betroffene Gelenk ist meist geschwollen, schmerzhaft und bewegungseingeschränkt zumindest morgens, selten gerötet und überwärmt. Bei chronischem Verlauf kommt es zu einem Funktionsverlust des Gelenkes mit Fehlstellung und Kontraktur.
*Formen:* Rheumatische Arthritis, eitrige Arthritis, Monarthritis, Polyarthritis und Morbus Bechterew.
*Ursache:* infektiös, rheumatisch, Folge einer entzündlichen Bindegewebserkrankung, allergisch, durch hormonelle Störung bedingt, infolge einer Gelenksblutung bei Blutgerinnungsstörungen, Gelenkstumoren, durch Unfälle und Erkrankungen des Gelenkknorpels.

**Ätherische Öle:**
Bei Schmerzen 1–2 Tropfen **Nelkenöl** oder **Pfefferminzöl** lokal einreiben.

››

**Öl-Stein-Einreibungen:**

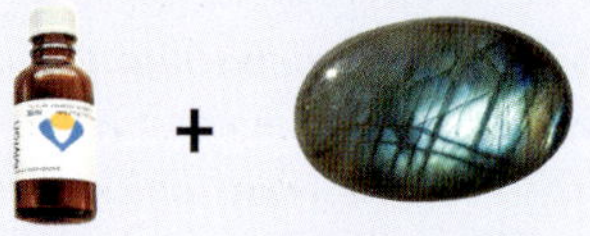

Ideal ergänzt sich die Einreibung einer Mischung aus **Rosmarin- und Zimtrindenöl** mit **Labradorit** oder **Tsesit.**

**Ergänzende Heilstein-Anwendungen:**

- Zur Schmerzlinderung und Entzündungshemmung **Tsesit, Labradorit, sphärolithischen Chalcedon** oder **Heliotrop** aufkleben bzw. **Apatit** am Gelenk fixieren,
- zur Bewegungsverbesserung **Ägirin, Fluorit, Aragonit** oder **Bernstein** lokal fixieren oder tragen,
- zur Durchblutungsverbesserung und Verbesserung der energetischen Versorgung **grünen Granat, Tsesit** oder **Turmalin** tragen oder als Heilstein-Wasser trinken,
- zur Entsäuerung des Bindegewebes und Anregung des Stoffwechsels **Charoit, Variszit, Türkis** oder **Dolomit** als Heilstein-Wasser trinken und/oder aufkleben,
- zur Verbesserung des energetischen Flusses **Ägirin** oder **grünen Turmalin** auf das Gelenk auflegen, er lindert die Entzündungen und vermindert die Gelenkdegeneration.

**Physiologische Anwendungen:**

2 × täglich 20–30 ml **kolloidales Silber** mit 35 ppm einnehmen. Dazu 2× täglich 3 g **Klinoptilolith** (oder mehr) als Pulver in etwas Wasser einrühren und einnehmen. Zur Entgiftung **Salzkristall-Sole**-Bäder.

**Ergänzende Maßnahmen:**

Eine baubiologische oder radiästhetische Schlafplatzuntersuchung mit der Wünschelrute ist meist sinnvoll.

# Gesichtsschmerzen

## Trigeminusneuralgie

Ein meist einschießender, starker Schmerz im Verlauf des Gesichtsnervs.

*Symptome:* Blitzartiger, bis maximal 60 Sekunden mit extremer Intensität auftretender, meist brennender Schmerz in einem oder mehreren Ästen des Gesichtsnervs, mit zuckender Gesichtsmuskulatur. Der Schmerz kann mit beschwerdefreien Intervallen immer wieder auftreten.

*Ursache:* Eine Reizung des im Gesicht verlaufenden Trigeminusnervs, bei Stirn- oder Kieferhöhlenentzündung, bei Zahngranulom, Schwermetallvergiftungen, Tumoren oder auch Herpes-Zoster im Gesichtsbereich, kann auch durch Kälte ausgelöst werden.

**Ätherische Öle:**

1–2 Tropfen **Nelkenöl** oder **Muskel-Relax-Öl** bei Schmerzen lokal einreiben, jedoch ist darauf zu achten, dass kein Öl in Augennähe kommt.

**Öl-Stein-Einreibungen:**

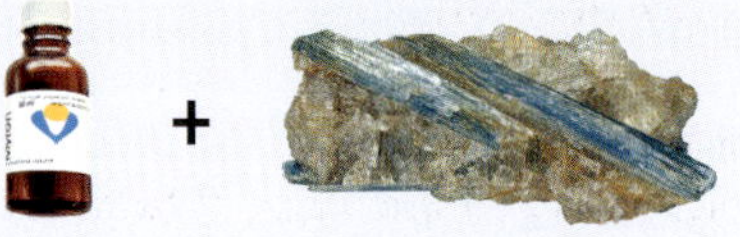

Ideal ergänzt sich die Einreibung von **Muskel-Relax-Öl** mit **Disthen** oder **Ägirin** im Gesichtsbereich.

**Ergänzende Heilstein-Anwendungen:**

- Zur Schmerzlinderung **Tsesit, Disthen, Kunzit, Sugilith** oder **Ägirin** lokal auf den Schmerzbereich auflegen.

**Physiologische Anwendungen:**

Zur Entzündungsvorbeugung 2× täglich einige Tropfen **kolloidales Silber** mit 50 ppm lokal auf die Schmerzstelle auftragen. Keine sinnvolle Indikation für **Klinoptilolith**.

**Weitere Maßnahmen:**
Gute Erfahrungen liegen mit der Anwendung von Klangschalen, in die Nähe des Schmerzbereiches gehalten, über einen Zeitraum von einigen Tagen vor.

## Gewebewassersucht

Ödema

Eine Schwellung, die durch meist eiweißreiche Wasseransammlung im Gewebe, etwa an den Knöcheln oder in den Körperhöhlen, besonders im Bauchraum, entsteht.
*Symptome:* Umschriebene diffuse Schwellung, oft mit Schmerzen. Je nach Art und Ort des Ödems treten zusätzliche Symptome auf, als Folge der Störung des umgebenden Gewebes oder Organs.
*Ursache:* Folge einer verminderten Wasserausscheidung bei einer Herz-, Kreislauf-, Nieren- oder Lebererkrankung sowie bei Entzündungen oder einer stumpfen Verletzung, in den Wechseljahren und bei Bindegewebsschwäche und bei chronischer Überlastung.

**Ätherische Öle:**
2–3 × täglich 1–2 Tropfen **Lavandinöl** lokal einreiben.

**Öl-Stein-Einreibungen:**

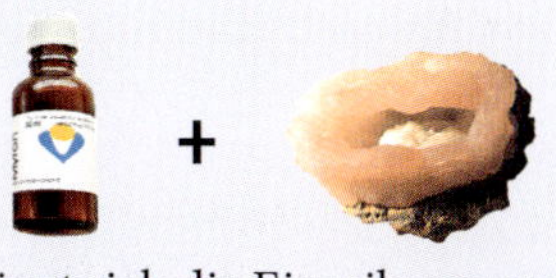

Ideal ergänzt sich die Einreibung von **Lavandinöl** mit **Chalcedon** über dem Körperbereich, in dem die Wasseransammlung besteht.

**Ergänzende Heilstein-Anwendungen:**
- Zum Abbau von Ödemen **milchigen Opal** (keinen Edelopal) tragen und **Chalcedon** für Massagen verwenden und als Heilstein-Wasser trinken,
- alternativ **Anhydrit** zur Resorption von Heilstein-Wasser lokal fixieren,
- zur verstärkten Wasserausscheidung und zur Anregung der Nierentätigkeit **blauen Turmalin** oder **Chalcedon** als Heilstein-Wasser trinken.

**Physiologische Anwendungen:**
2 × täglich 3 g **Klinoptilolith** als Pulver in etwas Wasser einrühren und einnehmen, um die Leber zu entlasten. Keine sinnvolle Indikation für **kolloidales Silber.**

## Gewichtsregulierung

Die Gewichtsregulierung ist eine wichtige Voraussetzung zur Besserung vieler zivilisatorischer Erkrankungen, da ein ungesundes Übergewicht nicht nur die Gelenke, den Kreislauf und die Herztätigkeit belastet, sondern auch eine Auswirkung auf die Immunlage des Körpers, die Ausscheidung von Giftstoffen und Stoffwechselschlacken, eine Beeinträchtigung der Lungenfunktion und eine allgemeine Störung des hormonellen Zusammenhangs im Körper zur Folge hat.

Das metabolische Syndrom als Verbindung von Fettleibigkeit und Zuckerkrankheit betrifft immer mehr jüngere Menschen. Gründe für Übergewicht sind beispielsweise schlechte Ernährungsgewohnheiten, hormonelle Veränderungen wie Schilddrüsenunterfunktion oder Lebensmittelunverträglichkeiten und psychische Belastungen.

**Ätherische Öle:**
Vereinzelt gab es Erfolge mit 1 × täglich 1–2 Tropfen **Muskatellersalbeiöl** eingenommen.

**Ergänzende Heilstein-Anwendungen:**
- Zur Stimulierung des Stoffwechsels **Rubin** oder **Granat** tragen oder als Heilstein-Wasser trinken,
- zur Verbesserung des Fettstoffwechsels und der Enzymproduktion **Aventurin, Smaragd** oder **Malachit** auf die Leber aufkleben. ››

**Physiologische Anwendungen:**
2× täglich 3–5 g **Klinoptilolith**, als Pulver in etwas Wasser eingerührt und eingenommen, wirkt über den Leberkreislauf auf den allgemeinen Stoffwechsel und damit auch oft auf die Stoffwechselregulation. Keine Indikation für **kolloidales Silber,** obwohl es in manchen Fällen das Körpergewicht reduziert.

**Weitere Maßnahmen:**
Ernährungsumstellung zur Glyx-Diät, Metabolic Balance, vegane Ernährung; gelenkeschonende Bewegung (Schwimmen oder Nordic Walking).

## Gicht

Arthritis urtica

Eine durch Vermehrung der Harnsäure im Blut ausgelöste entzündliche Störung des Eiweißstoffwechsels der Extremitätengelenke, die vorwiegend Männer mittleren Lebensalters betrifft.
*Symptome:* Plötzlich, meist nachts auftretende Anfälle, mit heftigem Schmerz, am häufigsten im Großzehengrundgelenk. Das Gelenk ist gerötet und geschwollen, geht meist mit Fieber einher. Die akuten Schmerzanfälle dauern nur wenige Tage, wiederholen sich jedoch in unregelmäßigen Abständen.

Die chronische Form führt zu Verwachsungen und Deformierungen der betroffenen Gelenke. In schweren Fällen können auch innere Organe, besonders die Nieren, geschädigt werden.
*Ursache:* primär angeborener Stoffwechseldefekt; sekundär bei Nierenfunktionsstörungen. Fehlerhafte Ernährung, Alkoholgenuss, Anstrengungen und Unterkühlung können eine anfallauslösende Wirkung haben. Auch Herz- oder Bluthochdruckmedikamente mit harntreibender Wirkung können Gichtanfälle auslösen.

**Ätherische Öle:**
2 × täglich 2 Tropfen **Rosmarinöl, Eukalyptusöl** oder **Zimtrindenöl** einreiben.

**Öl-Stein-Einreibungen:**

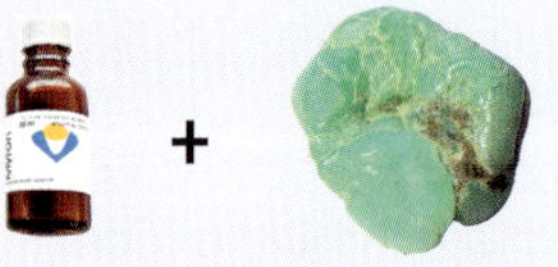


Ideal ergänzt sich die sanfte Einreibung von **Rosmarinöl** und **Chrysopras.**

**Ergänzende Heilstein-Anwendungen:**
- Zur Schmerzlinderung im akuten Gichtanfall **Ägirin, Sugilith, Tsesit** oder **Amazonit** auflegen,
- zur Entzündungshemmung und Fiebersenkung **Heliotrop, Chalcedon, Chrysopras, Smaragd** oder **sphärolithischen Chalcedon** als Heilstein-Wasser einnehmen und **Labradorit** lokal fixieren,
- zur Entsäuerung, Senkung des Blutharnsäurespiegels und Verminderung der Harnsäureproduktion **Purpurit** oder **Dolomit** als Heilstein-Wasser trinken,
- zur Stärkung der Reinigungsfunktion der Niere **Smaragd, Nephrit** oder **Aventurin** tragen und als Heilstein-Wasser trinken,
- zur Ausscheidung der Harnsäure-Kristalle aus den Gelenken **Chrysopras** oder **Fluorit** als Heilstein-Wasser trinken,
- zur Verbesserung der Beweglichkeit **Bernstein, Fluorit** oder **Aragonit** tragen,
- zur Durchblutungsverbesserung **Granat** kurzfristig auflegen, **rote Koralle** oder **Rhodochrosit** lokal fixieren,
- zur Vorbeugung von Gicht-Anfällen **Nephrit** oder **Smaragd** tragen oder als Heilstein-Wasser einnehmen.

**Physiologische Anwendungen:**
2× täglich 3 g **Klinoptilolith** als Pulver in etwas Wasser einrühren und zu den Mahlzeiten einnehmen oder feuchte Umschläge mit **Klinoptilolith** als Paste machen. **Salz**-Fußbäder, lokale Abreibungen oder **Salz-Sole**-Vollbäder nehmen. Keine sinnvolle Indikation für **kolloidales Silber.**

# Gliederschmerzen

Eine Begleiterscheinung bei fast allen durch Viren bedingten, fiebrigen Erkrankungen, auch oft bei grippalen Infekten ohne Fieber, als Reaktion auf körpereigene Abwehrstoffe.

**Ätherische Öle:**
2× täglich 2 Tropfen **Rosmarinöl** oder **Muskel-Relax-Öl** wenigstens 3× täglich, in den Bereich der Wirbelsäule einreiben und 2× täglich 2 Tropfen **Pfefferminzöl** inhalieren.

**Öl-Stein-Einreibungen:**

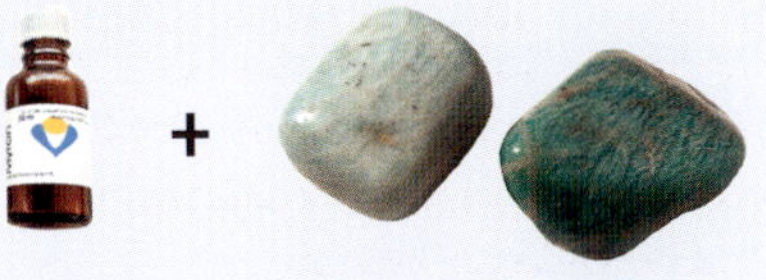

Ideal ergänzen sich **Muskel-Relax-Öl** und **Amazonit** oder **Tsesit.**

**Ergänzende Heilstein-Anwendungen:**

- Zur Schmerzlinderung **Ägirin, Amazonit, Bernstein, Chalcedon** oder **Dolomit** als Kette oder Anhänger tragen,

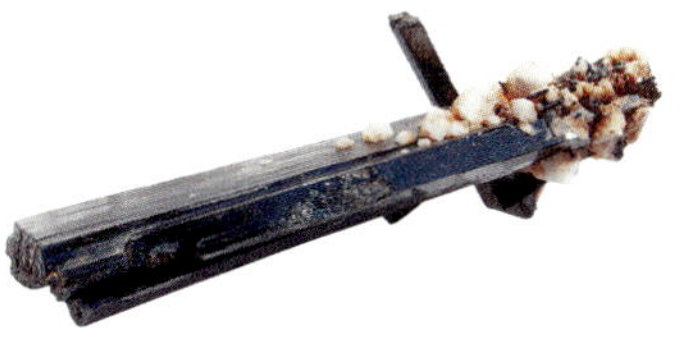

- zur Erholung nachts **Bernstein, Heliotrop** oder **Tsesit** mit ins Bett nehmen,
- zur gezielten Ausscheidung der Giftstoffe **Chrysopras, Nephrit** oder **Smaragd** tragen.

**Physiologische Anwendungen:**
2× täglich 30 ml **kolloidales Silber** mit 50 ppm einnehmen. Dazu 2× täglich 3 g **Klinoptilolith** als Pulver in etwas Wasser einrühren und dann einnehmen.

# Grauer Star

Cataracta

Eine Augen-Erkrankung mit Verlust der Durchsichtigkeit der Linse, welche die Sehkraft einschränkt.

*Symptome:* Eine nach und nach sich verschlechternde Sehstörung, die Umgebung wird immer unschärfer und wie durch einen Nebel wahrgenommen, helles Tageslicht wird als grell empfunden. In manchen Fällen entstehen Doppelbilder. Bei fortgeschrittener Erkrankung wirkt das Auge von außen getrübt, die Sehkraft verschlechtert sich drastisch, und es kann zur Erblindung kommen.
*Ursache:* Die Krankheit kann angeboren sein, sich aus ungeklärten Gründen im Alter entwickeln, aber auch Folge anderer Erkrankungen sein.

**Ätherische Öle:**
Es liegen keine gesicherten Öl-Empfehlungen vor. Prinzipiell kein ätherisches Öl ins Auge bringen, da es eine sehr schmerzhafte Reaktion auslöst.

**Ergänzende Heilstein-Anwendungen:**

- Zur Erhaltung und Verbesserung der Sehkraft **Topas** oder **blauen Chalcedon** ohne Bänderung auf die geschlossenen Augen unter eine mit feuchter Watte getränkten Augenklappe legen oder einen klaren Bergkristall über längere Zeit tragen,
- zur Regeneration der Leber **Peridot** oder **Smaragd** über längere Zeit tagsüber auf die Lebergegend aufkleben oder als Heilstein-Wasser trinken sowie **Malachit** tragen,
- zur Regeneration der Augenlinse und des Auges **Sarder** mit Augensignatur oder **Bergkristall** in der Tasche tragen.

**Physiologische Anwendungen:**
2–3× täglich 1 Tropfen **kolloidales Silber** mit 25 ppm ins Auge tropfen. Keine sinnvolle Indikation für **Klinoptilolith**.

# Grippe

Influenza epidemica

Eine akute, ansteckende, epidemisch auftretende, schwere Infektionserkrankung, die sehr uneinheitlich verläuft.

*Symptome:* Hohes, in der Regel plötzlich beginnendes Fieber, oft mit Schüttelfrost, Krankheitsgefühl, schwerem Abgeschlagenheit, Frösteln, Kopfschmerz, Fließschnupfen, Husten und einer Entzündung der Bronchien, oft mit Muskel-. Glieder- oder Gelenkschmerzen, häufig auch mit Augenbeschwerden und einer allgemeinen Schwäche. Es können dabei auch eine Bindehautentzündung und Lippenbläschen auftreten.

*Komplikationen:* Vor allem bei Menschen mit chronischen Erkrankungen des Herzens, der Atemwege oder des Stoffwechsels und bei älteren Menschen.

*Ursache:* Ein Virusinfekt, meist infolge einer geschwächten Abwehrlage, die durch eine Tröpfcheninfektion übertragen wird.

**Ätherische Öle:**

2× täglich 2–3 Tropfen **Fenchelöl** einnehmen und inhalieren. Alternativ **Ingweröl** im Tee trinken, oder **Pfefferminzöl** und **Rosmarinöl** in die Brust einreiben. **Lemongrassöl, Indisches Melissenöl, Palmarosa-Öl** oder aber **Licea-Cubeba-Öl** alle 2 Stunden 1 Tropfen in Saft einnehmen. **Erkältungsöl** inhalieren, auf die Kleidung auftragen oder im Raum vernebeln.

**Ergänzende Heilstein-Anwendungen:**

- Zu Beginn der Erkrankung, besser vorbeugend und regelmäßig, **Heliotrop** tragen oder als Heilstein-Wasser trinken sowie mit einem **Amethyst-Drusenstück** den ganzen Körper ausstreichen,
- zur Entzündungshemmung und Immunstärkung **Heliotrop** oder **sphärolithischen Chalcedon** als Anhänger oder Kette tragen oder auf die Thymusdrüse aufkleben,
- zur Hustenreizmilderung **Rutilquarz, Moosachat** oder **Apophyllit** tragen,
- zur Schleimhautabschwellung **Aquamarin, Fluorit** oder **Chalcedon** als Scheibe tragen oder als Heilstein-Wasser gurgeln,
- zur Linderung der Glieder- und Knochenschmerzen **Sugilith, schwarzen oder grünen Turmalin, Ägirin** oder **Chrysokoll** tragen,
- zur Überwindung der allgemeinen Schwäche, Erschöpfung und Mattigkeit **Unakit, Peridot, Thulit** oder **Rubin-Zoisit** als Heilstein-Wasser trinken,
- zur Anregung des Lymphflusses **Andenopal, Chalcedon** oder **Moosachat** als Heilstein-Wasser trinken,
- bei Auswirkung oder Mitbeteiligung auf Herz und Kreislauf **rosa Chalcedon, Heliotrop** oder **Andenopal** tragen,
- zur Nachbehandlung und zur Vermeidung von Rückfällen oder Komplikationen **Smaragd** auf die Nasenwurzel auflegen oder während des Ruhens **Heliotrop** auf die Brust halten oder **Sardonyx** tragen,
- zur Rekonvaleszenz bei ausgeprägter Erschöpfung oder Schwäche **Rubin-Zoisit, Granat, Variscit** oder **Unakit** tragen.

**Physiologische Anwendungen:**

2–3× täglich 20 ml **kolloidales Silber** mit 25 (besser 50) ppm einnehmen. Dazu 1–2× täglich 3 g **Klinoptilolith** als Pulver in etwas Wasser einrühren und einnehmen. Verdünnte **Kristall-Salz-Sole** durch die Nase hochziehen.

# Grüner Star

Glaucoma simplex

Symptom einer Erkrankung durch erhöhten Druck im Auge.

*Symptom:* Plötzlich ansteigender Augendruck mit aufquellenden, hervortretenden Augäpfeln, die stark gerötet und druckempfindlich sind, mit starken Schmerzen, Sehstörungen mit Gesichtsfeldausfällen und Kopfschmerzen. Das Sehvermögen ist ernsthaft gestört.

*Formen:* Offenwinkelglaukom und Winkelblockglaukom.
*Ursache:* Eine Verlegung der Abflusswege des Augenkammerwassers.

### Ätherische Öle:
Prinzipiell kein ätherisches Öl ins Auge bringen, da es eine sehr schmerzhafte Reaktion auslöst.

### Ergänzende Heilstein-Anwendungen:
- Zur Schmerzlinderung **milchigen Opal** (kein Edelopal) oder **Kunzit** auf das geschlossene Auge unter eine mit feuchter Watte getränkten Augenklappe auflegen,
- zur Flüssigkeitsregulation und zur Regulation des Augeninnendruckes **Andenopal, Bergkristall** oder **Chalcedon** als Heilstein-Wasser trinken,
- zur Stärkung der Leberfunktion **Peridot, Smaragd** oder **Chrysokoll** auf die Leber aufkleben,
- zur Verbesserung der Sehfähigkeit **Topas** oder **Aquamarin** auf das geschlossene Auge unter eine mit feuchter Watte getränkten Augenklappe auflegen.

### Physiologische Anwendungen:
2–3 × täglich 1 Tropfen **kolloidales Silber** mit 25 ppm ins Auge tropfen. Keine sinnvolle Indikation für die Anwendung von **Klinoptilolith**.

## Gürtelrose
Herpes Zoster

Eine schmerzhafte, virusbedingte, kaum ansteckende Nervenentzündung.
*Symptome:* Plötzlich auftretende, einseitig bandartige, juckende Bläschenbildung auf der Haut im Verlaufsgebiet eines Nervs mit oder ohne Fieber, allgemeines Krankheitsgefühl; es sieht aus, als ob sich ein Gürtel um eine Körperhälfte zieht. Der Blaseninhalt kann wässrig, blutig oder eitrig sein. Die Bläschen platzen auf und verschorfen. Der unerträgliche Schmerz tritt meist schon vor dem Ausbruch der Bläschen auf und bleibt oft noch nach dem Abheilen viele Monate oder Jahre bestehen.
*Ursache:* Eine erneute Aktivierung eines Varicella-Zoster-Virus, die nach einer Windpocken-Erstinfektion jahrelang an den Nervenfasern und Spinalganglien stumm ruhen können.

### Ätherische Öle:
2 × täglich 1–2 Tropfen **Nelkenöl** oder alternativ **Pfefferminzöl** lokal auf der betroffenen Hautstelle auftragen. Dazu **Lemongrassöl, Indisches Melissenöl, Palmarosa-Öl** oder **Licea-Cubeba-Öl** alle 2 Stunden 1 Tropfen in Saft einnehmen zum Abtöten der Viren im Körper.

### Öl-Stein-Einreibungen:

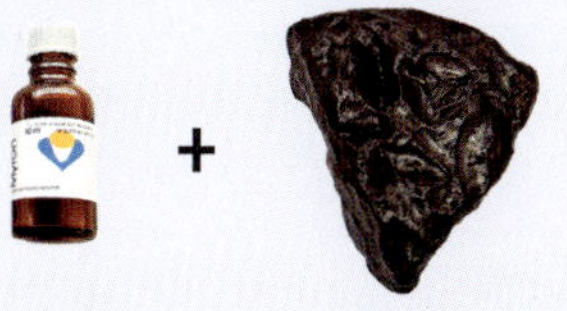

Ideal ergänzt sich die sanfte, lokale Einreibung von **Nelkenöl** mit **Tsesit** oder **Sugilith** in das schmerzhafte Gebiet.

### Ergänzende Heilstein-Anwendungen:
- Zur Schmerzlinderung **Kunzit, Sugilith oder Charoit** tragen oder die Stellen mit Heilstein-Wasser aus diesen Steinen einreiben,
- zum Abheilen der Pusteln **Rhodonit** oder **Mookait** als Heilstein-Wasser auftragen und mit einem **Amethyst-Drusenstück** ausstreichen,
- zur Regeneration der Haut **Aventurin** als Anhänger, wenn möglich auf Höhe der betroffenen Hautpartie, tragen; **Antimonit** oder **Schalenblende** auflegen, anschließend **Rosenquarz** in die verwendete Tagescreme einlegen,
- zur Abwehrstärkung **sphärolithischen Chalcedon** oder **Mookait** tragen.

››

**Physiologische Anwendungen:**
3 × täglich 30 ml **kolloidales Silber** mit 50 ppm einnehmen und die betroffenen Hautstellen abreiben, oder 2 × täglich **kolloidales Silber** 50 ppm auf die Haut auftragen, besser als dauerfeuchte Kompresse. **Klinoptilolith** kann als Pulver auf das betroffene Hautareal aufgepudert werden, alternativ **Kieselsäure-Gel** auf die Bläschen über dem betroffenen Hautareal auftragen.

**Öl-Stein-Einreibungen:**

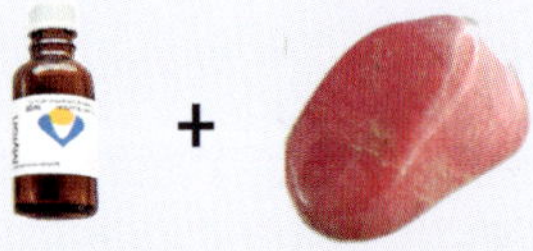

Ideal ergänzt sich die sanfte, lokale Einreibung von **Muskatellersalbeiöl** mit **Rhodonit** oder **sphärolithischen Chalcedon**.

## Halbseitenkopfschmerz

Migräne

Ein anfallsweise halbseitiger Kopfschmerz, der meist nach einem Vorstadium auftritt und durch eine Verengung und anschließende Erweiterung der Gehirnarterien hervorgerufen wird.
*Symptome:* Meist mit einer Seh- und Sprachstörung, einer Einschränkung des Gesichtsfeldes und oft von Übelkeit, Erbrechen und Schwindel begleitet. Der Schmerz, der meist bohrend über dem Auge oder an der Schläfe beginnt, erstreckt sich bald über die ganze Hälfte des Kopfes.

Der Migräneanfall verläuft oft in Phasen: 1. Vorstadium mit Angstgefühl, Konzentrationsschwäche, Reizbarkeit, Reizüberempfindlichkeit, Schwindel und Unruhe. Der andere Typus weist ein euphorisches Vorstadium mit großem Tatendrang und Hochstimmungen auf. 2. Sehstörungen mit Lichtblitzen vor den Augen, Taubheitsgefühl, Auftreten des einseitigen Kopfschmerzes mit Erbrechen.
*Ursache:* In der Forschung werden verschiedene Einflüsse diskutiert, wobei erbliche, allergische und psychische Faktoren die Hauptrolle spielen dürften, aber auch hormonelle Einflüsse und Veränderungen der Halswirbelsäule sind feststellbar.

**Ätherische Öle:**
Bei Bedarf 1–2 Tropfen **Muskatellersalbeiöl** einnehmen.

**Ergänzende Heilstein-Anwendungen:**
- Zur Krampf- und Schmerzlinderung **Tsesit, Rhodonit** oder **Dolomit** als Kette tragen und mit einem **Amethyst-Drusenstück** oder **Halit** ausstreichen,
- zur Durchblutungsverbesserung und Weitstellung der Gehirngefäße beim Ruhen mit dem Schädelansatz am Hinterkopf **Rhodochrosit** auflegen und **Nephrit** oder **Rubin** tragen,
- zur Erleichterung des begleitenden Augenflimmerns oder der Sehstörungen **Disthen, Lapislazuli** oder **blaue Koralle** auf die Stirne legen,
- zur Besserung der begleitenden Übelkeit und des Brechreizes **Dumortierit, Saphir** oder alternativ **Dolomit** als Knolle tragen,

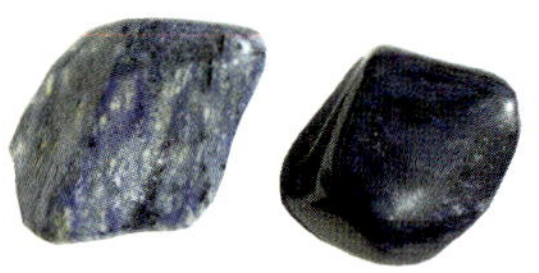

- zur Minderung des Schwindels **Schalenblende** oder **Sardonyx** tragen,
- zur Angstlösung **Dumortierit** oder **Tsesit** als Kette oder **Rutilquarz** tragen.

**Physiologische Anwendung:**
Keine Indikation für **kolloidales Silber** oder **Klinoptilolith**.

**Ergänzende Maßnahmen:**
Eine baubiologische Schlafplatzuntersuchung mit der Wünschelrute ist meist sinnvoll.

# Halsentzündung

Pharyngitis, Tonsilitis, Angina

Eine Erkrankung der Hals- und Rachenschleimhaut, bei der oft vor allem die Rachenmandel geschwollen ist.
*Symptome:* Akut auftretende Entzündung im Rachen, mit einem Gefühl der Trockenheit, allgemeinem Krankheitsgefühl mit Abgeschlagenheit, Schluckbeschwerden, Halsschmerzen und Fieber. Häufig bestehen zusätzlich Schmerzen im Kopf oder den Ohren. Die Kehle ist hochrot, die Schleimhaut geschwollen, das entzündete Gebiet kann mit einer dicken Schleimschicht bedeckt sein.
*Ursache:* Meist eine bakterielle Streptokokken-Infektion.

**Ätherische Öle:**
2× täglich mit 2–3 Tropfen **Fenchelöl, Bergamotte-Öl** oder **Myrtenöl** gurgeln und dazu 2× täglich 1 Tropfen **Fenchelöl** auf etwas Honig einnehmen.

**Öl-Stein-Einreibungen:**

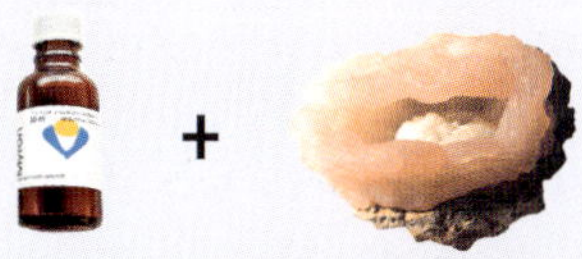

Ideal ergänzt sich die sanfte, lokale Einreibung von **Fenchelöl** mit **Chalcedon** im Halsbereich.

**Ergänzende Heilstein-Anwendungen:**
- Zur Schmerzlinderung **Chalcedon** als Rosette, **Lapislazuli** oder **Chrysokoll** am Halsansatz tragen,
- bei Schmerzen und Heiserkeit durch Überbeanspruchung der Stimme **Amazonit** tragen oder als Heilstein-Wasser trinken,
- zur Erleichterung der Schluckbeschwerden **sphärolithischen Chalcedon, Chalcedon** oder **Lapislazuli** mit viel Pyrit tragen oder als Heilstein-Wasser trinken, versuchsweise **Baryt** tragen,
- zur Entzündungshemmung **Heliotrop, Lapislazuli** oder **Disthen** tragen oder als Heilstein-Wasser trinken.

**Physiologische Anwendungen:**
2× täglich 20 ml **kolloidales Silber** mit 25 ppm zum Gurgeln verwenden und dazu vor allem auch inhalieren. Dazu 1× täglich 3 g **Klinoptilolith** als Pulver in etwas Wasser einrühren und einnehmen. Mehrfach täglich 1 Teelöffel **Kieselsäure-Gel** einnehmen.

# Halsschmerzen

Ein Symptom, das bei verschiedenen Beschwerden und Erkrankungen im Halsbereich oder mit Halsbeteiligung vorkommt.
*Symptome:* Meist brennende Schmerzen, oft mit Heiserkeit und Husten verbunden.
*Ursache:* Entzündungen im Hals- und Kehlkopfbereich, grippale Infekte, Begleiterscheinung verschiedener Infektionserkrankungen, Überanstrengung der Stimme sowie chemische Reize und Rauch.

**Ätherische Öle:**
2× täglich mit 2–3 Tropfen **Fenchelöl, Bergamotte-Öl, Salbeiöl, Thymianöl** oder **Myrtenöl**, gurgeln und 2× täglich 1 Tropfen **Fenchelöl** auf etwas Honig einnehmen.

**Öl-Stein-Einreibungen:**

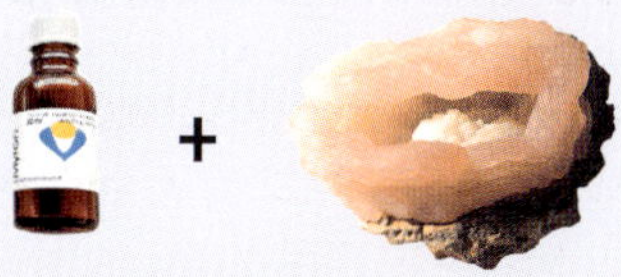

Ideal ergänzt sich die sanfte, lokale Einreibung von **Fenchelöl** mit **Chalcedon** im Halsbereich.

**Ergänzende Heilstein-Anwendungen:**

- Bei Überbeanspruchung der Stimme **Amazonit, Disthen** oder **Chalcedon** am Hals tragen oder als Heilstein-Wasser trinken,
- bei Allergien und Schilddrüsenbeschwerden **Aquamarin** oder **Fluorit** am Hals tragen oder als Heilstein-Wasser trinken,
- bei Schluckbeschwerden **Chalcedon** oder **Chrysokoll** tragen,
- bei Husten **Rutilquarz** oder **Chrysokoll** auf der Brust tragen,
- bei beginnender Erkältung **Heliotrop** oder **sphärolithischen Chalcedon** am Hals tragen oder als Heilstein-Wasser trinken,
- bei chronischen Schmerzen **Türkis, Lapislazuli** oder **Chrysokoll** tragen,
- bei hartnäckig verschleimtem Husten **sphärolithischen Chalcedon** oder **Moosachat** tragen.

**Physiologische Anwendungen:**
3× täglich 20 ml **kolloidales Silber** mit 25 ppm zum Gurgeln verwenden. Keine Indikation für **Klinoptilolith**.

## Hämorrhoidalbeschwerden

Eine Erweiterung der mit Blut gefüllten venösen Gefäßknoten im oder am After, die als innere und äußere Hämorrhoiden vorkommen.
*Symptome:* Bis kirschgroße Erweiterung der mit Blut gefüllten venösen Gefäßknoten im oder am After. Beim Pressen und Husten können sich die Hämorrhoiden vergrößern oder erst in Erscheinung treten. Es sind im Allgemeinen weiche, knotige oder wulstartige Vorwölbungen, meist hellrotes Bluten beim Stuhlgang, verbunden mit Schmerzen, die beim Stuhlgang gesteigert werden, oft mit Juckreiz und Nässe oder Brennen mit Spannungsgefühl in der Aftergegend und einer Verstopfung verbunden. Im späteren Zustand werden die Knoten größer und können heftig spontan bluten.
*Formen:* Innere Hämorrhoiden sind von außen nicht sichtbar, können aber beim Pressen oder während des Stuhlgangs austreten. Äußere Hämorrhoiden sind von außen sichtbar und heben sich von der Umgebungshaut als blaurote Knoten ab.
*Ursache:* Meist eine angeborene Bindegewebsschwäche oder durch Rückstau venösen Blutes des Pfortaderkreislaufs ausgelöst.

**Ätherische Öle:**
2 × täglich 2 Tropfen **Lavandinöl, Indisches Melissenöl** oder **Myrtenöl** in die Afterregion einreiben.

**Ergänzende Heilstein-Anwendungen:**

- Zur Verbesserung der Hämorrhoidalbeschwerden konzentrisch gebänderten **Achat,** auch konzentrisch gebänderten **Rhodochrosit** oder **Sardonyx** auflegen oder als Heilstein-Wasser auftragen,
- zur Juckreizmilderung **Aventurin** oder **Sardonyx** tragen und als Heilstein-Wasser trinken,
- zur Schmerzlinderung auf **Charoit** oder **Lapislazuli** sitzen,
- zur Blutungsreduzierung **Rhodonit** oder **Obsidian** lokal anlegen,
- zur Entzündungshemmung und Reduzierung der Entzündungsneigung **blauen Turmalin** oder **Lapislazuli** tragen,
- zur Erleichterung des Stuhlgangs bei hartem Stuhl **rosa Moosachat** oder **Stromatolith** tragen,
- zur Entstauung auf den Pfortaderkreislauf **rote Koralle** oder mit günstiger Wirkung auf die Leber **Malachit** tragen.

**Physiologische Anwendungen:**
Einige Tropfen **kolloidales Silber** 50 ppm unverdünnt lokal auftragen oder lokal aufsprühen.

**Begleitende Maßnahmen:**
Sitzbäder mit Hamamelis- oder Rosskastanienextrakt durchführen.

## Harnröhrenentzündung
Urethritis

Eine durch Bakterien ausgelöste, entzündliche Infektion der Schleimhaut der Harnröhre, die meist in Verbindung mit anderen Infektionen der Harnwege oder der Prostata auftritt.

*Symptome:* Fahlgelbe Haut, Juckreiz, Druckgefühl in der Blase mit ausstrahlendem Schmerz in die Leistengegend, häufiger Harndrang mit brennendem Schmerz beim Wasserlassen und schleimiger bis eitriger Ausfluss; selten tritt hohes Fieber auf.

*Ursache:* Eine Infektion, meist durch Kolibakterien, Staphylokokken, Streptokokken sowie Trichomonaden, Candida-Pilzen, Chlamydien oder Mykoplasmen ausgelöst, auch als Folge einer Blasenuntersuchung, selten auch infolge einer allergischen Reaktion im Intimbereich (meistens bei Frauen).

### Ätherische Öle:

2–3 × täglich 2 Tropfen **Wacholderöl** oder **Eukalyptusöl** in den Unterleib einreiben.

### Öl-Stein-Einreibungen:

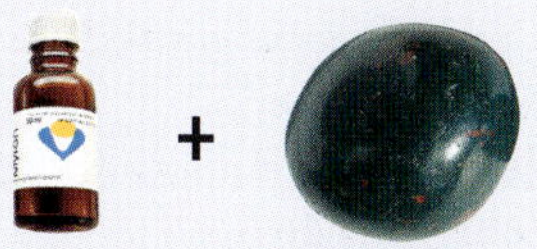

Ideal ergänzt sich die sanfte Einreibung von **Eukalyptusöl** mit **Heliotrop** in den Unterbauch.

### Ergänzende Heilstein-Anwendungen:

- Zur Schmerzmilderung **Kunzit, grünen Turmalin** oder **Chrysokoll** tragen,
- zur Entzündungshemmung und Fiebersenkung **Heliotrop, Saphir, sphärolithischen Chalcedon** oder **grünen Turmalin** mehrere Wochen tragen oder am Schambein aufkleben,
- zur Ausscheidungsverstärkung **Chalcedon, blauen Turmalin** oder **Nephrit** auf den Unterleib aufkleben,
- zur Vorbeugung **Citrin, Nephrit** oder **sphärolithischen Chalcedon** tragen.

### Physiologische Anwendungen:

2 × täglich 30 ml **kolloidales Silber** mit 50 ppm einnehmen, in schwierigen Fällen auch noch zusätzliche Vaginalspülungen mit 50 ppm durchführen. Keine sinnvolle Indikation für **Klinoptilolith**.

## Hautausschlag
Acne vulgaris

Eine Sammelbezeichnung für verschiedene eitrige, auch juckende Entzündungen der Haut-Talgdrüsen-Ausgänge und Haarbälgchen.

*Symptome:* Mit gelbem Eiter gefüllte Pickel und Pusteln im Gesicht, Hals, Rücken und auf der Brust. In schlimmeren Fällen oder durch Kratzen entstehen zusätzliche Hautdefekte, die Narben hinterlassen können. Tritt meist bei männlichen Jugendlichen von der Pubertät bis zum 25. Lebensjahr zum Teil unter Hormonbeeinflussung auf. Der Schweregrad der Akne variiert sehr stark, in den meisten Fällen verschwindet die Akne nach der Pubertät wieder.

*Ursache:* Meist infolge einer allergischen Reaktion, aber auch hormonell oder psychisch bedingt.

### Ätherische Öle:

Mit 2 × täglich 2–3 Tropfen **Lavandinöl** oder **Rosenholzöl** lokal einreiben und 2 × 1 Tropfen **Muskatellersalbeiöl** einnehmen oder lokal einreiben.

### Öl-Stein-Einreibungen:

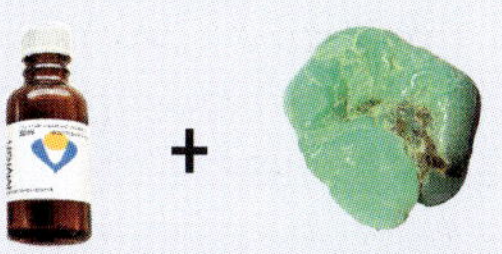

Ideal ergänzt sich die sanfte, lokale Einreibung von **Muskatellersalbeiöl** mit **Chrysopras**.

››

### Ergänzende Heilstein-Anwendungen:

- Zur Entlastung des Regulationssystems, zur Stärkung und Reinigung der Haut sowie zur emotionalen Stabilisierung morgens und abends Gesicht und Kopf mit einem **Amethyst-Drusenstück** ausstreichen,
- zur Entzündungshemmung und Juckreizmilderung **Chrysopras** als Heilstein-Wasser auftragen,
- zur Hautreinigung und Zellerneuerung **Achat, Amethyst** oder **Aventurin** als Heilstein-Wasser bei Pickeln, Mitessern und Ausschlägen auftragen,
- zur Abwehrstärkung, Entgiftung und Giftausscheidung **Chrysopras** oder **Türkis** als Heilstein-Wasser trinken, als Kette oder Pi-Scheibe tragen oder abends auf die Lebergegend legen,

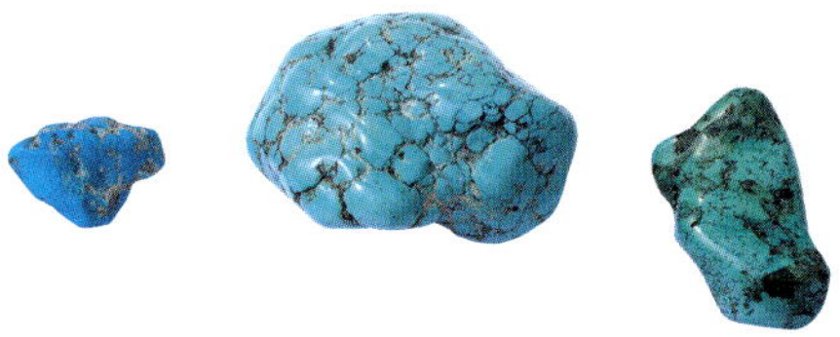

- zur Verhinderung der Narbenbildung und zur Regeneration **Rhodonit** oder **roten Turmalin** auf das Narbengewebe auflegen,
- zur Hormonregulierung während der Pubertät und hormonellen Umstimmung **Mondstein, Malachit** oder **Amazonit** als Anhänger oder Kette längere Zeit tragen,
- zur Entgiftung des Bindegewebes unter der Haut **Malachit** als Heilstein-Wasser auftragen oder mit **Antimonit** das betroffene Hautgebiet massieren.

### Physiologische Anwendungen:

Einige Tropfen **kolloidales Silber** mit 50 ppm auftragen und einreiben, alternativ **Kieselsäure-Gel, grüne Mineralerde** oder **Klinoptilolith** als Pulver lokal auftragen oder als wässrige Breiauflage auftragen.

## Hautjucken

Pruritus

Eine lästige Empfindung, die nur auf der Haut auftritt und sich durch Kratzen kurzfristig verbessert.

*Symptome:* Jucken am ganzen Körper, Wärme verschlimmert den Zustand, deshalb oft mit Schlafstörungen verbunden.

Bei starkem Juckreiz wird das Blutigkratzen in Kauf genommen, da der dafür auftretende Wundschmerz erträglicher erscheint als das Jucken.

*Ursache:* Kann infolge einer Nieren- oder Lebererkrankung, Durchblutungsstörung, Diabetes, Infektionserkrankung, Hämorrhoidalerkrankung, Hauterkrankung mit trockener Haut, Hautausschlägen, Vergiftung, allergischen Reaktion eines Hautpilzes, Altern der Haut oder einer hormonellen Störung auftreten.

### Ätherische Öle:

Bei Bedarf 1–2 Tropfen **Lavandinöl** in die juckenden Bereiche einreiben.

### Öl-Stein-Einreibungen:

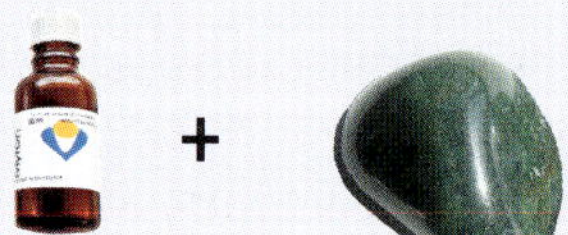

Ideal ergänzen sich **Lavandinöl** und **Aventurin**.

### Ergänzende Heilstein-Anwendungen:

- Zur Histaminunterdrückung, Juckreizmilderung und Hautberuhigung **Saphir, Prasemquarz, Chrysopras** oder **Aventurin** tragen und als Heilstein-Wasser trinken,
- zur Entzündungshemmung **Lapislazuli** mit wenig Einsprengungen von Pyrit oder **Chalcedon** tragen und eventuell als Heilstein-Wasser auftragen,
- zur Regeneration der Haut und Erhöhung der Widerstandskraft **Sardonyx, Saphir**

oder **Lepidolith** über längere Zeit als Heilstein-Wasser auftragen,
- bei Hautunreinheiten und zur Linderung bei Infektionen oder Hauterkrankungen **Amethyst** auf den betroffenen Bereich auflegen oder mit einem Drusenstück drückend massieren,
- zur Stärkung der Niere **Nephrit** oder **Cavansit** oder alternativ **Aventurin** tragen,
- bei Leberbeteiligung **Peridot** oder **Smaragd** lokal aufkleben,
- zur Vorbeugung **Nephrit, Bernstein** oder **Chalcedon** tragen.

**Physiologische Anwendungen:**
Bei Hautschädigung einige Tropfen **kolloidales Silber** mit 50 ppm auftragen und einreiben. Ein **Salz**-Vollbad nehmen oder mit einer **Salz**-Seife abreiben. Auf die betroffene Stelle **Kieselsäure-Gel** auftragen.

## Heiserkeit

Raucedo, Rausitas

Eine meist vorübergehende Störung der Stimmbänder mit Stimmverlust.
*Symptome:* Brennen oder Kitzeln im Hals, kann mit Schmerzen beim Sprechen verbunden sein; raue, klanglose Stimme, die bis zur völligen Stimmlosigkeit führen kann.
*Ursache:* Meist Folge einer Erkältung, Hals- oder Kehlkopfentzündung bzw. einer meist bakteriellen Infektion der Atemwege, einer Aufregung, Überanstrengung beim Reden oder Zugluft.

**Ätherische Öle:**
2–4× täglich 1 Tropfen **Anisöl** oder **Fenchelöl** auf die Zunge tropfen.

**Ergänzende Heilstein-Anwendungen:**
- Zur Entzündungshemmung **Lapislazuli, Disthen** oder **Aquamarin** tragen,
- zur Schmerzmilderung **Lapislazuli** am besten als Kette tragen, **Chrysokoll** oder **blaue Koralle** am Körper tragen,
- bei einer Überbeanspruchung der Stimme oder infolge einer Atemwegsinfektion **Chalcedon, Lapislazuli** oder **Heliotrop** tragen,
- im chronischen Fall **Sodalith, Dumortierit** oder **Chalcedon** auflegen,
- zur Vorbeugung **Aquamarin** als Anhänger, **Heliotrop** oder **Chalcedon** als Kette tragen,
- im Zusammenhang mit einer Allergie **Aquamarin** tragen, vor allem bei Belastung.

**Physiologische Anwendungen:**
1–2× täglich 20 ml **kolloidales Silber** mit 25 ppm zum Gurgeln verwenden. **Kieselsäure-Gel** einnehmen. Keine sinnvolle Indikation für **Klinoptilolith.**

## Herzbeschwerden

Ein Auftreten verschiedener Störungen der Herzfunktion, die meist subjektiv stark empfunden werden.
*Symptome:* Es können Herzklopfen, -stolpern, Stiche, Aussetzen des Herzschlags, Schmerzen in der Herzgegend, meist vorübergehende Atemnot, Angst- oder Beklemmungsgefühl, Schwäche, Blässe und Blutdruckunregelmäßigkeiten auftreten.
*Ursachen:* Sehr unterschiedlich bedingt, zum Beispiel durch Blutdruckschwankungen, Durchblutungsstörungen oder Reizleitungsstörungen am Herz, Entzündungen, Herzmuskelschwäche, hochstehendes Zwerchfell oder andere raumbeengende Prozesse im Brust- oder Bauchraum, Ausstrahlungen von anderen Organen des Brust- oder Bauchraums, Vergiftungserscheinungen und psychische Faktoren.

››

**Ätherische Öle:**
2× täglich 1 Tropfen **Eukalyptusöl** oder **Indisches Melissenöl** einnehmen.

**Öl-Stein-Einreibungen:**

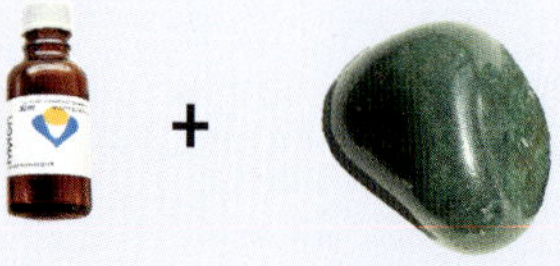

Ideal ergänzen sich **Indisches Melissenöl** und **Heliotrop** oder **Aventurin.**

**Ergänzende Heilstein-Anwendungen:**

- Zur Linderung der Herzangst und Nervenberuhigung **Rutilquarz, Amazonit** oder **Saphir** tragen,
- zur Befreiung bei Enge und Beklemmungsgefühlen **Lapislazuli, grünen Apophyllit** oder **Amazonit** tragen,
- zur Normalisierung des Herzschlags und Kreislaufregulierung **rosa Chalcedon** oder **Heliotrop** tragen, er lindert Entzündungen im Herzbereich und verbessert die Fließeigenschaft des Blutes,

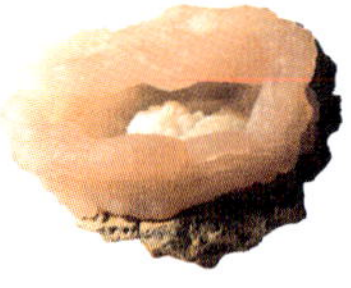

- zur Entgiftung des Gewebes, zur Vorbeugung gegen Herzinfarkt und zur Verbesserung des Fettstoffwechsels **Aventurin, Chrysopras** oder **Smaragd** tragen; sie verhindern auch Ablagerungen in den Herzkranzgefäßen,
- zur Harmonisierung des Herzrhythmus **rosa Chalcedon** tragen oder den seltenen **Danburit** oder Rosenquarz aufkleben,
- bei Herzrhythmusstörungen **Heliotrop, Rutilquarz** oder **Amazonit** tragen,
- zur Entzündungshemmung und Herzkräftigung **Heliotrop** oder **Rhodonit** tragen, er schützt und weitet Verengungen,
- zur Lösung von Ablagerungen in den Blutgefäßen, **Aventurin** oder **Chrysopras** tragen,
- zur Entspannung und Regeneration des Herzens **Aventurin** oder **Amazonit** auf der Brust tragen,
- zur Entlastung des Herzens **Andenopal** oder **bunten Turmalin** als Scheibe auf die Herzregion kleben,
- zur Angstlösung bei Enge und Beklemmungsgefühlen **Rutilquarz** herznah tragen.

**Physiologische Anwendungen:**
Keine sinnvolle Indikation für **kolloidales Silber** oder **Klinoptilolith**.

## Herzenge
### Angina pectoris

Eine dramatische Erkrankung des Herzens, dessen Schmerzzustand nur kurzfristig bis etwa 20 Minuten anhält. Ausgelöst wird dieser Anfall meist durch eine körperliche oder psychische Belastung (Ärger oder Schreck).
*Symptome:* Ein anfallsweise auftretender, heftig drückender, brennender oder bohrender Schmerz unterschiedlicher Stärke im Brustraum, besonders hinter dem Brustbein. Dieser kann in die linke Schulter, den linken Arm, manchmal sogar an der linken Körperseite entlang bis in den Fuß ausstrahlen, verbunden mit Atemnot, Beklemmung, Todesangst, Schwitzen, Übelkeit und einem Vernichtungsgefühl.

Wenn der Schmerz und das Vernichtungsgefühl unerträglich sind, ist ein Herzinfarkt zu befürchten. Die Herzenge ist ein deutliches Warnzeichen, das auf einen drohenden Herzinfarkt hinweist.
*Ursache:* Mangelnde Durchblutung der Herzkranzgefäße.

**Ätherische Öle:**
Bei Bedarf 1–2 Tropfen **Muskatellersalbeiöl** einnehmen.

**Öl-Stein-Einreibungen:**

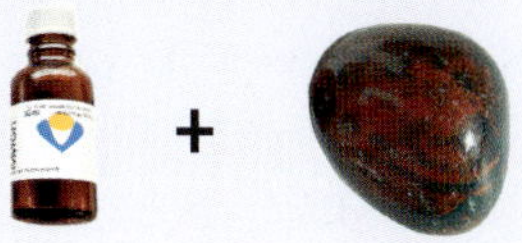

Ideal ergänzt sich die Einreibung von 2 Tropfen **Muskatellersalbeiöl** mit **Heliotrop**.

**Ergänzende Heilstein-Anwendungen:**

- Zur Angstlösung **grünen Apophyllit, Rutilquarz, Chrysokoll** oder **Sugilith** tragen,
- zur Schmerzlinderung **Rhodonit, Chrysokoll** oder **Charoit** tragen,
- zur Linderung des Herzrasens **rosa Chalcedon,** bei leichten Fällen **Rosenquarz** tragen,
- bei Herzrhythmusstörungen **Rutilquarz** oder **Heliotrop** tragen oder den seltenen **Danburit** auf Herzhöhe umhängen,
- gegen die Panikgefühle **Sugilith** oder **Zoisit** tragen,
- zur akuten Blutdrucksenkung, zur Durchblutungsverbesserung und Gefäßerweiterung **Rhodonit** als Heilstein-Wasser trinken oder auf Herzhöhe aufkleben, dann **Chalcedon** oder **Koralle** über den Brustraum ohne Druck spiralförmig massieren,
- zur Verbesserung der Durchblutung der Herzkranzgefäße **Rhodochrosit, rote Koralle** oder **Rosenquarz** tragen,
- zur Entlastung des Herzens und des Stoffwechsels **Aventurin** oder **rosa Chalcedon** tragen,
- als Folge einer verschleppten Infektion **rosa Chalcedon** oder **Heliotrop** tragen,
- zur Nachbehandlung Rhodonit als Heilstein-Wasser über mehrere Wochen einnehmen, danach **Rosenquarz** tragen,
- zur Vorbeugung **rosa Chalcedon, Heliotrop** oder **Andenopal** mehrere Wochen tragen.

**Physiologische Anwendungen:**

Keine Indikation für **kolloidales Silber** oder **Klinoptilolith.**

# Heuschnupfen

Rhinitis allergica

Eine allergische Reaktion der Nasen- und Nasennebenhöhlen-Schleimhäute.

*Symptome:* Wässriger oder glasartiger Fließschnupfen, selten Stockschnupfen, mit häufigen Niesattacken, meist ausgeprägtem, starkem Juckreiz in der Nase, Behinderung der Nasenatmung sowie Rötung und Schwellung der Augen. Oft treten Asthma-artige Anfälle auf oder eine Nesselsucht mit hohem Fieber. Die Augen sind meist lichtempfindlich, oft auch begleitet von Kopfschmerzen.

*Ursache:* Eine Reaktion auf verschiedene eingeatmete Substanzen aus der Luft.

**Ätherische Öle:**

2× täglich 2 Tropfen **Nasales Reflex-Öl** in die Nase einreiben.

**Ergänzende Heilstein-Anwendungen:**

- Zur Histaminunterdrückung und Juckreizminderung **Aventurin, Aquamarin** oder **Prasemquarz** tragen und als Heilstein-Wasser trinken,
- zur Linderung des Fließschnupfens und zur Schleimhautabschwellung **Fluorit** und **Apophyllit,**
- zur Lymphflussanregung sphärolithischen **Chalcedon, Chrysopras** oder **Chalcedon** tragen oder als Heilstein-Wasser trinken,
- zur Entgiftung während der Belastung **Aquamarin, Smaragd, Bernstein** oder gelb-braunen **Mookait** als Kette tragen,
- zur Allergie-Minderung am besten 2–3 Monate vor der Belastung vorbeugend **Aquamarin** als Heilstein-Wasser trinken.

**Physiologische Anwendungen:**

2× täglich mit 10–20 ml **kolloidalem Silber** 25 ppm gurgeln und in die Nase einbringen. Eine längerfristige Einnahme von 1× täglich 3 g **Klinoptilolith** kann das Immunsystem positiv verändern und Heuschnupfen stark beeinflussen.

## Hexenschuss

Lumbalgie

Eine heftige, meist in unregelmäßigen Abständen spontan auftretende Schmerzsymptomatik im Lendenbereich.
*Symptome:* Plötzlicher Schmerzbeginn mit spastischen Zuckungen der Rückenmuskeln und kurzfristiger Rückensteifheit, dadurch Bewegungseinschränkung, vorübergehende Versteifung mit Schonhaltung. Das Bücken ist fast unmöglich. Die Erkrankung verschwindet jedoch in wenigen Tagen wieder. Ist der Ischiasnerv beteiligt, strahlen die Schmerzen von der Lendengegend in das Bein hinunter bis zum Fußaußenrand aus. Oft sind die Schmerzen beim Husten, Niesen oder Pressen verstärkt.
*Ursache:* Zumeist durch Muskelverspannungen ausgelöst, die eine degenerative Veränderung der Bandscheiben oder aber eine Nerveneinklemmung bewirken.

### Ätherische Öle:

2 × täglich 2 Tropfen **Nelkenöl, Muskel-Relax-Öl** oder **Zimtrindenöl** lokal einreiben.

### Öl-Stein-Einreibungen:

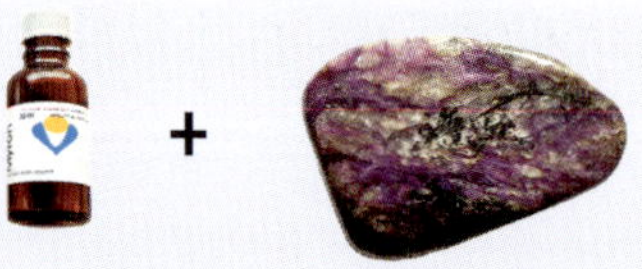

Ideal ergänzt sich die lokale Einreibung von **Muskel-Relax-Öl** mit **Charoit** oder **Sugilith**.

### Ergänzende Heilstein-Anwendungen:

- Zur Krampf- und Spannungslösung **Tsesit, Ägirin** oder **Charoit** aufkleben und als Heilstein-Wasser trinken,
- zur Schmerzlinderung **Tsesit, Sugilith, Kunzit** oder **Ägirin** auf den Schmerzbereich lokal auflegen,
- zur Förderung der Beweglichkeit **rosa Turmalin** oder **Kunzit** aufkleben,
- zur Durchblutungsverbesserung **Obsidian** oder **Rhodonit** aufkleben oder als Heilstein-Wasser trinken,
- zur Vorbeugung **Bernstein, Dolomit** oder mehrfarbigen **Turmalin** als Kette tragen.

### Physiologische Anwendungen:

Keine direkte Indikation für **kolloidales Silber** oder **Klinoptilolith** im Schmerzzustand.

## Hörsturz

Eine plötzlich eintretende einseitige Schwerhörigkeit aus völligem Wohlbefinden heraus.
*Symptome:* Plötzlich einsetzende einseitige Schwerhörigkeit, die von einem geringen Hörverlust bis zur Ertaubung jeder Abstufung reichen kann. Gefühl, als sei Watte im Ohr. Meist verbunden mit einem dumpfen Druckgefühl im Ohr oder Ohrgeräuschen und nur ganz selten von Schwindel begleitet.
*Ursache:* Plötzliche Durchblutungsstörung des Innenohres nach einer Gefäßerkrankung, Bakterien- oder Virusinfektion, Stoffwechselstörung nach einer außergewöhnlichen Stressbelastung oder nach Unfällen mit Kopfbeteiligung.

### Ätherische Öle:

Es liegen keine gesicherten Erfahrungen mit Ölen vor. Ein Versuch, mit 2 × täglich 2 Tropfen **Rosmarinöl** hinter dem Ohr einzureiben, könnte sich als hilfreich erweisen.

### Ergänzende Heilstein-Anwendungen:

- Zur Verbesserung der Schwerhörigkeit **Cavansit** auflegen sowie **Kunzit** auf die Region der Niere der gleichen Seite aufkleben,
- zur langfristigen Verbesserung auf Kopfhöhe unter das Betttuch oder ins Kopfkissen **Sardonyx** oder **Chalcedon** legen,
- zur Vorbeugung und zum Stressabbau **Lapislazuli, Lepidolith, Bernstein, Chalcedon** oder **Anhydrit** tragen,

- zur Stärkung der Nieren **blauen Turmalin** als Heilstein-Wasser trinken.

**Physiologische Anwendungen:**
Keine Indikation für **kolloidales Silber** oder **Klinoptilolith**.

## Husten
### Tussis

Ein durch einen Schutzreflex unwillkürlich oder willkürlich ausgelöste explosionsartige Entleerung der Luft, die die Bronchien und die Lunge von Schleim oder eingeatmeten Fremdstoffen befreien soll.
*Symptome:* Hustenanfälle, verbunden mit einem Auswurf von Schleim, um die Atemwege von Fremdkörpern wie Staub oder auch Schleim zu befreien.
*Ursache:* Eine Reizung der Atemwege durch Gifte, Rauch und Staub – oft berufsbedingt, beim Zigarettenrauchen, bei allergischen Lungenerkrankungen, bei Fremdkörpern in den Atemwegen, auch als Symptom bei Asthma, Grippe, Pseudokrupp, Keuchhusten und anderen Kinderkrankheiten oder psychischen Problemen sowie bei Tumoren der Bronchien und der Lunge.

**Ätherische Öle:**
3–4× täglich 1–2 Tropfen **Eukalyptusöl, Fenchelöl, Thymianöl** und **Pfefferminzöl** in die Brustregion einreiben.

**Öl-Stein-Einreibungen:**

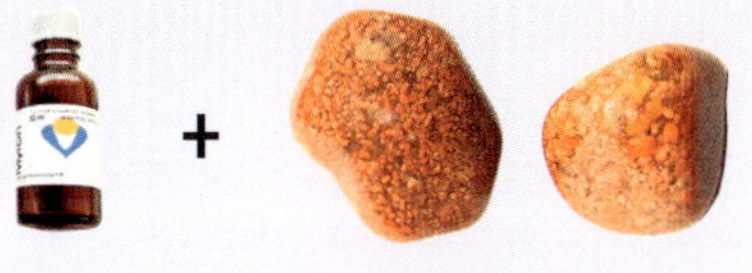

Ideal ergänzt sich die Brust-Einreibung von **Fenchelöl** mit **rosa Moosachat.**

**Ergänzende Heilstein-Anwendungen:**
- Zur Hustenreizlinderung **Apophyllit** oder **Rutilquarz** aufkleben oder in der Hand halten,
- zur Hustenreizlinderung bei allergischer Disposition **Aquamarin** oder **Apophyllit** tragen,
- bei trockenem Reizhusten **Fluorit, Moosachat** oder **Chalcedon** auf den oberen Brustbereich auflegen,
- bei lange anhaltenden, schmerzhaften Hustenanfällen **Moosachat, Türkis** oder **Chrysokoll** über der Brust tragen,
- bei Beklemmung und Atembeschwerden **Rutilquarz** oder **Apophyllit** tragen oder als Heilstein-Wasser trinken,
- bei starkem Husten **Zirkon** in die Hand nehmen,
- zur Schleimlösung und Auswurfförderung **Rutilquarz, Andenopal**, bei Bedarf zusätzlich **rosa Moosachat**, tragen,
- zur Regeneration geschädigter Schleimhäute **Fluorit** oder **Andenopal** als Heilstein-Wasser trinken.

**Physiologische Anwendungen:**
2× täglich 10 ml **kolloidales Silber** 25 ppm mit einem Vernebler inhalieren. Keine sinnvolle Indikation für **Klinoptilolith.**

## Immunschwäche

Ein gesundes Immunsystem erkennt Fremdkörper und -stoffe und baut sie dann in einem zweiten Schritt ab und entsorgt sie aus dem Organismus. Eine intakte Darmflora ist für das Erkennen von Antigenen aber ebenso wichtig wie das Instrumentarium zum Abbau, zum Beispiel die weißen Blutkörperchen. Es gibt somit viele Ansatzpunkte und Ursachen für eine Schwächung bzw. Störung des Immunsystems.
*Ursachen:* Chronische oder vermehrte akute Krankheiten, oft auch der tägliche Stress zehren

an den Kraftreserven des Körpers und schwächen das Immunsystem. Weitere Risikofaktoren können sein: das zunehmende Alter, eine HIV-Infektion (Aids), falsche Ernährung, mangelnde Bewegung, zu wenig Schlaf, große psychische Belastungen, Alkohol- und Drogenmissbrauch, genetische Veränderungen durch Strahlenbelastung, Vergiftungen, Chemotherapien oder MTX. Selten kommt auch eine angeborene Abwehrschwäche mit einem Mangel an spezifischen Abwehrzellen des Immunsystems vor.

### Ätherische Öle:

2 × täglich 1–2 Tropfen **Ingweröl** oder **arabisches Weihrauchöl** einnehmen, wenn kein zu niedriger Blutdruck vorliegt.

### Ergänzende Heilstein-Anwendungen:

- Zur allgemeinen Immunsteigerung regelmäßig mit einem **Amethyst-Drusenstück** ausstreichen, anfällige Bereiche können besonders gründlich behandelt werden,
- in Erkältungszeiten einige Wochen **Heliotrop**, **sphärolithischen Chalcedon** oder **rosa Moosachat** als Anhänger oder Kette tragen, besonders bei eitrigen Prozessen und Erschöpfung,
- zur Lymphanregung **Chrysokoll, Chalcedon** oder **Andenopal** als Heilstein-Wasser trinken,

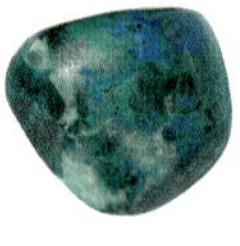

- zur Durchblutungsverbesserung **Rubin, Obsidian** oder **Granat** tragen,
- zur Stärkung bei körperlicher Schwäche **Unakit, Thulit** oder **Rubin-Zoisit** als Heilstein-Wasser trinken.

### Physiologische Anwendungen:

3 × täglich 20 ml **kolloidales Silber** mit 25–50 ppm einnehmen. Dazu 2 × täglich 3 g **Klinoptilolith** als Pulver zusammen mit der Symbioselenkung durch gequollenen Flohsamen in etwas Wasser einrühren und einnehmen.

## Impfschäden durch Adjuvantien

Ein Folgeschaden nach einer Impfung, ausgelöst vor allem durch Zusatzstoffe zu einem Impfstoff (Adjuvantien). Er wird im Allgemeinen schwer erkannt und oft nicht mit der Impfung in Zusammenhang gebracht.

*Symptome:* Bei Kindern plötzlicher Vertrauensverlust in die Mutter, Entwicklungsstörungen, Verhaltensauffälligkeiten bis zu späterer Unfruchtbarkeit. Bei Erwachsenen treten seltener Impfschäden in erkennbarem Zusammenhang auf. Impfversuche mit 6-fach- oder 8-fach-Impfungen werden, oftmals ohne Wissen der Eltern, bereits an Säuglingen vorgenommen. Der Wirkstoff enthält Quecksilberverbindungen, welche als Depotgifte vom Körper nicht ausgeschieden werden können und die frühkindliche Entwicklung massiv beeinträchtigen können.

Dies trifft nicht auf mRNA-Impfstoffe zu, die keine oder kaum Adjuvantien beinhalten und mit klassischen Impfungen nicht vergleichbar sind.

### Ätherische Öle:

Es liegen keine sinnvollen und gesicherten Empfehlungen für die Therapie mit Ölen vor.

### Ergänzende Heilstein-Anwendungen:

- Zur Immunstabilisierung und psychischen Stabilisierung **Smaragd** oder **Chrysokoll** als Heilstein-Wasser trinken und **schwarzen Turmalin** tragen,
- zur Schwermetallausleitung **Antimonit** oder **Covellin** auflegen, besser wäre der schwer erhältlichere **Cinnabarit.**
- Je nach Symptomatik können weitere Steine nach Rücksprache mit dem Therapeuten notwendig sein.

### Physiologische Anwendungen:

Direkt nach der Impfung über einen Zeitraum von 10 Tagen 2 × täglich 10–20 ml **kolloidales Silber** mit 25 ppm einnehmen. Zur Ausleitung von Metallen aus Impfadjuvantien kann 2 × 3 g

**Klinoptilolith** als Pulver in etwas Wasser eingerührt und über einen Zeitraum von 6 Wochen eingenommen werden.

## Insektenbisse und -stiche

Die Reaktion auf einen Insektenbiss oder -stich kann bis zum tödlichen Schock führen.
*Symptome:* An der Einstichstelle tritt eine Rötung auf, der ein Juckreiz mit mehr oder weniger großer Schwellung der sich ausbreitenden Hautrötung folgt, und eine Blase bilden kann.
Entzündet sich die Einstichstelle, können Fieber und Gelenkschmerzen folgen. Bei einer allergischen Reaktion auf einen Biss oder Stich kann eine lokale oder auch generalisierte Schwellung auftreten, die im Bereich der Atemwege zu Atembeschwerden führen kann.
*Komplikationen:* Durch einen Insektenbiss oder -stich kann eine Sekundärinfektion, zum Beispiel durch die Übertragung von Viren (Frühsommermeningitis), Bakterien (Borreliose) oder Amöben (Malaria) stattfinden, die zu schweren Erkrankungen führen können.
*Ursache:* Durch einen Insektenbiss oder -stich ins Gewebe gelangtes Gift. Spinnen werden – obwohl sie keine Insekten sind – ebenfalls dazugezählt.

### Ätherische Öle:

2× täglich 2 Tropfen **Lavandinöl** oder **Insektenschutz** lokal auftupfen.

### Ergänzende Heilstein-Anwendungen:

- Zur Kühlung und Abschwellung **Lapislazuli, Amethyst, Bergkristall** oder **Prasemquarz** auflegen,
- zur Histaminunterdrückung und Juckreizmilderung **Rhodonit, Aventurin** oder **Prasemquarz** auflegen oder als Heilstein-Wasser trinken,
- zur Entzündungshemmung **Heliotrop** und **Prasemquarz** auf den Stich auflegen,
- zur Entgiftung und Neutralisierung des Insektengiftes sowie zur Förderung des Lymphflusses **Chrysopras** oder **blauen Turmalin** tragen,
- zur Stärkung der Nieren **Nephrit, Aventurin** oder **blauen Turmalin** tragen oder als Heilstein-Wasser trinken,
- zur Vorbeugung **Prasemquarz, Serpentin** oder **Bernstein** tragen.

### Physiologische Anwendungen:

Bei Bedarf einige Tropfen **kolloidales Silber** mit 50 ppm auf den Stichbereich auftragen und im Falle einer allergischen Reaktion einnehmen.
Einen dünnen, wasserhaltigen Brei aus **Klinoptilolith** auf die Einstichstelle auftragen. Bei akuter Kreislaufschwäche hilft oft auch, eine Prise **Salz** einzunehmen.

## Ischiasbeschwerden

Ischialgie

Eine Reizung oder Schädigung der Ischias-Nervenwurzel.
*Symptome:* Akut einsetzende, charakteristische Schmerzen, vom Gesäß aus dem Verlauf des Ischiasnervs folgend, über die Oberschenkelhinterseite und Wade bis zu den Fersen ausstrahlend. Oft ist dieser Schmerz mit einem Ausfall der Reflexe verbunden. Charakteristisch für diesen Schmerz ist, dass er sich während eines Husten- oder Niesanfalles verstärkt.
*Ursache:* Meist durch einen Bandscheibenvorfall oder eine Einklemmung des Ischiasnervs verursacht.

### Ätherische Öle:

2× täglich 1–2 Tropfen **Nelkenöl** oder **Muskel-Relax-Öl** oder in den Sakralbereich einreiben.

››

**Öl-Stein-Einreibungen:**

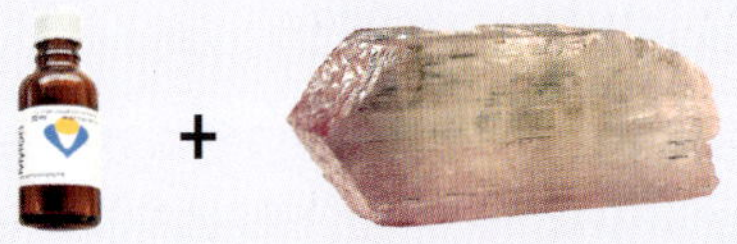

Ideal ergänzt sich die Einreibung von **Nelkenöl** oder **Muskel-Relax-Öl** mit **Kunzit** vor allem in den Sakralbereich.

**Ergänzende Heilstein-Anwendungen:**

- Zur akuten Schmerzlinderung **Tsesit, Sugilith, Kunzit** oder **Saphir** lokal über dem Steißbein aufkleben,
- zur Regeneration der Nerven **Ägirin, Kunzit** oder mehrfarbigen **Turmalin** aufkleben,
- zur Regeneration der Bandscheiben **Aragonit** oder **Apatit** über Monate aufkleben und als Heilstein-Wasser trinken.

**Physiologische Anwendungen:**

Keine Indikation für **kolloidales Silber** oder **Klinoptilolith.**

## Keuchhusten

Pertussis

Eine hochinfektiöse, akute bakterielle Atemwegserkrankung vorwiegend im Kindesalter.
*Symptome:* Typische, sehr heftige Hustenanfälle, starke Atembeschwerden und leichtes Fieber unter 38 Grad. Die Hustenanfälle bestehen aus einer Serie von stakkatoartigen Hustenstößen und sind oft mit kurzem Atemstillstand verbunden, die bis zu einer halben Minute dauern können. Diese Hustenanfälle treten vorzugsweise in der Nacht auf. Dickflüssiger Schleim wird abgehustet, häufig mit Erbrechen. Das Gesicht kann dabei anschwellen und durch Sauerstoffmangel bläulich anlaufen. Vorwiegend tritt diese Erkrankung im Frühjahr auf.

Bei Kleinkindern und Säuglingen kann es zu Krämpfen und Bewusstlosigkeit kommen. Manchmal treten auch infolge der Hustenanfälle Blutungen in der Augenbindehaut auf.
*Ursache:* Eine bakterielle Tröpfcheninfektion mit Bordetella pertussis – nach einer Inkubationszeit von 7–14 Tagen.

**Ätherische Öle:**

2–3× täglich 2–3 Tropfen **Fenchelöl, Eukalyptusöl** oder **Erkältungsöl** in die Brust einreiben.

**Öl-Stein-Einreibungen:**

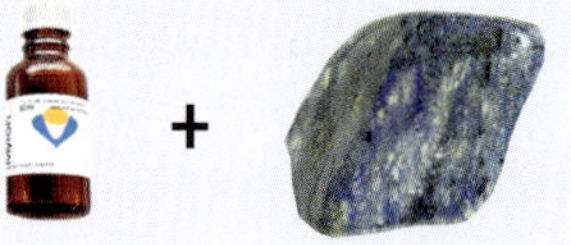

Ideal ergänzen sich **Fenchelöl** und **Dumortierit**.

**Ergänzende Heilstein-Anwendung:**

- Zur Hustenreizlinderung und Besserung der Atemnot **Rutilquarz** oder **grünen Apophyllit** in der Hand halten,
- zur Krampflösung **Malachit** als Kette oder Pi-Scheibe auf der Brust tragen oder den noch stärkeren **braunen Zirkon** tragen,

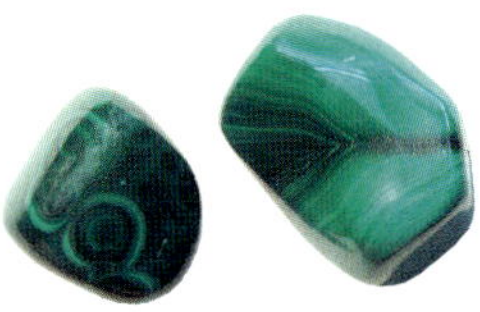

- zur Schleimlösung **Moosachat** oder **Andenopal** tragen und als Heilstein-Wasser trinken,
- zur Linderung der Panikzustände **Anhydrit, Strontianit** oder **braunen Zirkon** tragen.

**Physiologische Anwendungen:**

2–3× täglich 20 ml **kolloidales Silber** mit 50 ppm einnehmen; besser jedoch 10 ml mit dem Vernebler inhalieren. Keine sinnvolle Indikation für **Klinoptilolith.**

# Knochenbruch oder Knochenriss

Fraktur

Eine Knochenerkrankung, die allgemein durch Einwirkung von Gewalt entsteht.

*Symptome:* Starke Schmerzen, der gebrochene Körperteil wirkt deformiert, die Umgebung ist durch Blutergüsse verfärbt. Bei verletzten Nerven können ein Taubheitsgefühl oder gar Lähmungserscheinungen auftreten.

*Formen:* Dehnungsbruch, Drehungsbruch, Abscherbruch und Stauchungsbruch. Weiter werden offene Brüche, bei denen ein Knochenteil die Haut durchbricht, und geschlossene Brüche, wobei die Knochen im Gewebe eingeschlossen bleiben, unterschieden.

*Ursache:* Meist durch äußere Gewalteinwirkung wie Unfälle, selten durch Dauerbelastung eines Knochens oder Knochenschwund ausgelöst.

### Ätherische Öle:

Es liegt keine gesicherte Öl-Empfehlung vor. Eventuell kann das Auftragen von 1–2 Tropfen **Lavandinöl** lokal gegen die Schmerzen sehr sinnvoll sein.

### Öl-Stein-Einreibungen:

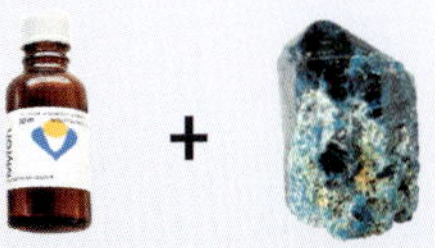

Ideal ergänzt sich die Einreibung von **Lavandinöl** mit **Apatit** über der Bruchstelle.

### Ergänzende Heilstein-Anwendung:

- Zur Heilungsförderung **Apatit** nahe dem Bruch aufkleben und als Heilstein-Wasser trinken oder **Aragonit** auflegen,
- zur Anregung des Calciumeinbaus in den Knochen **Calcit** oder **Aragonit** oder alternativ **Dolomit** aufkleben und zusammen mit **Fluorit** als Heilstein-Wasser trinken,
- zur allgemeinen Stärkung bei brüchigen Knochen **Apatit** und **Fluorit** tragen und als Heilstein-Wasser trinken,
- zur Beschleunigung der Wundheilung zunächst (bis zu 2 Tagen) **Obsidian** zur Bewältigung des Schockereignisses, dann **Rhodonit** zur narbenfreien Abheilung oder Magnetit tragen,
- zur Schmerzlinderung **grünen Turmalin** oder **Ägirin** und zum Abbau des Blutergusses Mookait aufkleben.

### Physiologische Anwendungen:

Bei Knochenbrüchen wirkt der Einsatz von 2 × 20 ml **kolloidales Silber** mit 25 ppm und 3 g **Klinoptilolith** schneller knochenregenerierend.

# Knochenerweichung

Osteoporose

Eine Knochenerkrankung, die durch einen krankhaften Schwund von Knochengewebe gekennzeichnet ist.

Durch den Abbau werden die Knochen poröser und brechen leichter als gesunde Knochen. Knochenbrüche (Frakturen) des Handgelenks, der Wirbelsäule und der Hüfte sind häufig die Folge, es kann jedoch auch das ganze Skelett betroffen sein.

*Symptome:* Schmerzen, vor allem im Rücken, Haltungsänderung mit Rundrücken mit Hautfalten am Rücken, die tannenbaumähnlich aussehen.

*Ursache:* Die häufigsten Formen dieser Erkrankung stellen die primären Osteoporosen dar, deren Ursachen noch ungeklärt sind. Dazu zählt die nach den Wechseljahren auftretende Osteoporose, die bei Frauen wahrscheinlich durch den Rückgang der Produktion von Östrogen verursacht wird, sowie die Altersosteoporose, die sich ab dem 70. Lebensjahr manifestiert und auch Männer befällt. ››

Die sekundäre Osteoporose kann durch Bewegungsmangel, Mangelernährung und Alkoholismus, verschiedene Erkrankungen (zum Beispiel Diabetes mellitus, Tumoren) oder medikamentöse Langzeitbehandlung (beispielsweise mit Kortikoiden) verursacht sein.

**Ätherische Öle:**
Es liegt keine sinnvolle und gesicherte Empfehlung für die Therapie mit Ölen vor.

**Ergänzende Heilstein-Anwendungen:**
- Zur Anregung des Calciumeinbaus in den Knochen **Apatit, Aragonit** oder **Dolomit** aufkleben und als Heilstein-Wasser trinken,
- zur allgemeinen Stärkung bei brüchigen Knochen **Apatit** oder **Fluorit** tragen und als Heilstein-Wasser trinken,
- zur Harmonisierung des Hormonhaushaltes **Mondstein** tragen.

**Physiologische Anwendungen:**
2× täglich 3 g **Klinoptilolith** als Pulver in etwas Wasser einrühren und über einen Zeitraum von 3 Monaten einnehmen; dadurch wird Calcium in die Knochen eingebaut. Keine Indikation für **kolloidales Silber.**

## Konzentrationsstörungen und Lernschwäche, Lernschwierigkeit

Eine mangelnde Fähigkeit, die Lerninhalte beispielsweise des normalen Schulunterrichts zu erfassen, zu behalten, wiederzugeben und anzuwenden.
*Symptome:* Konzentrationsstörungen, Störung der Aufmerksamkeit, Merkschwäche, Vergesslichkeit.
*Ursache:* Sie können nach Ermüdung und aufwühlenden seelischen Ereignissen, aber auch bei Vergiftungen, psychischen Erkrankungen, Durchblutungsstörungen und Hirnverletzungen auftreten.

**Ätherische Öle:**
1–2 Tropfen **Konzentrationsöl, Eukalyptusöl** oder **Thymianöl** im Raum verdunsten oder 1–3 Tropfen **Zitronenöl** in die Schulmappe oder ein Buch eintropfen.

**Ergänzende Heilstein-Anwendungen:**
- Zur Konzentrationssteigerung, für die Arbeitshaltung und die ernsthafte Auseinandersetzung mit Lernstoff einen **Amethyst** als Drusenstück oder einen großen Einzelkristall am Lernplatz auf Dauer aufstellen
  und nach jeder Lerneinheit den Kopf ausstreichen, dazu **Citrin** oder **Saphir** tragen,
- zur leichten Aufnahme und Wiedergabe des Stoffes **Chalcedon** tragen, er hilft vor allem bei sprachlichen Fächern und im schulischen Bereich, den Stoff gut zu verstehen und mit vorhandenem Wissen zu verknüpfen; bei praxisnahen Wissensgebieten mit der gleichen Wirkung **Citrin** tragen,
- zur Nervenstärkung bei außergewöhnlichen Belastungen und zur Aufnahme großer Wissensmengen im Kurzzeitgedächtnis **Tsesit, Fluorit** oder **Rauchquarz** tragen,
- zur Selbstkontrolle **Rauchquarz** tragen, er hilft auch, die Konzentration bei Belastung oder lange andauernden, schwierigen Situationen aufrechtzuerhalten,
- zur Förderung des logischen Denkens und Durchhaltevermögens **Amethyst** tragen und als Heilstein-Wasser trinken,
- zur gedanklichen Strukturierung, gegen Denkblockaden und Vorurteile **Fluorit** oder alternativ **Kunzit** oder **Lapislazuli** tragen oder am Arbeitsplatz aufstellen; sie helfen, Ordnung zu schaffen,
- zur Stimmungsaufhellung, bei Unsicherheit und Lampenfieber **Topas** zusammen mit **Chalcedon** tragen.

**Physiologische Anwendungen:**
2× täglich 20 ml **kolloidales Silber** mit 25 ppm einnehmen. Über eine Zeit von 4 Wochen täglich 2 Teelöffel **Trink-Gold** einnehmen. Dazu 1–2×

täglich 3 g **Klinoptilolith** als Pulver in etwas Wasser einrühren und einnehmen.

## Kopfschmerzen

Cephalgie

Ein hartnäckiger, diffuser oder örtlich begrenzter Schmerz in unterschiedlichen Kopfbereichen. Kopfschmerzen sind keine eigenständige Erkrankung, sondern Folge einer vasomotorischen Regulationsstörung und ein vieldeutiges Krankheitssymptom.

Die Stärke des Kopfschmerzes gibt keinen Hinweis auf die Schwere der zugrundeliegenden Krankheit.

*Symptome:* Der Schmerz kann klopfend, dumpf, bohrend, dröhnend oder drückend sein, sich an den unterschiedlichsten Bereichen des Kopfes abspielen, dauernd, sporadisch oder zyklisch und an einem Ort oder ausstrahlend auftreten. Oft wird der Schmerz durch Geräusche oder Helligkeit verstärkt, manchmal durch Ruhe oder Dunkelheit verbessert.

*Ursache:* Folge einer Gehirnerschütterung, fiebrigen Infektionserkrankung, auch durch Eiterherde an Mandeln, Nebenhöhlen oder Zähnen, Überanstrengung bei Kurzsichtigkeit oder verschiedenen Augenerkrankungen, Verspannungen durch Haltungsfehler, Beschwerden der Halswirbelsäule, hormonelle Umstellung und Überempfindlichkeit bei Wetterwechsel besonders bei Föhn; bei Veränderungen des Blutdrucks, Stoffwechselstörungen, bei sich im Kopfbereich ausbreitenden Tumoren, Schlaganfall und Blutarmut, schweren Allgemeinerkrankungen, Vergiftungen, Alkohol- oder Drogenkonsum, selten auch bei rheumatischen Beschwerden. Oft im psychischen Bereich zu finden und als Folge einer lang andauernden Konzentration.

**Ätherische Öle:**
Bei Bedarf 1–2 Tropfen **Muskatellersalbeiöl** einnehmen oder 1 Tropfen **Pfefferminzöl** in den Schläfenbereich einreiben. *Achtung:* nicht in die Augen bringen.

**Ergänzende Heilstein-Anwendungen:**
- Zur allgemeinen Schmerzlinderung des Kopfschmerzes unklarer Ursache mit einem **Amethyst-Drusenstück** ausstreichen und die Füße drückend massieren oder alternativ **Dolomit** und **Rhodonit** als Heilstein-Wasser trinken oder mit **Tsesit** die Stirne massieren, zusätzlich viel **Dolomit** als Heilstein-Wasser trinken,
- bei Verspannungskopfschmerz **Amethyst, Rauchquarz** oder **Tsesit** als Kette tragen oder mit einem **Amethyst-Drusenstück** abstreichen,
- zur Durchblutungsverbesserung **Rubin, Koralle** oder **Rhodochrosit** tragen, bei zu eng gestellten Gefäßen während der Ruhe im Liegen **Rhodochrosit** in die Kuhle am Ende des Hinterkopfs legen,
- bei Schmerzen infolge einer Entzündung und/oder Vereiterung **Smaragd** als Heilstein-Wasser trinken und/oder **sphärolithischen Chalcedon** tragen,
- bei Schmerzen mit hormonellen, nervösen und seelischen Ursachen über Wochen **Lapislazuli, Bernstein, Malachit** oder **Serpentin** als Kette tragen.

**Physiologische Anwendungen:**
Im Allgemeinen keine Indikation für **kolloidales Silber**, auch nicht für **Klinoptilolith**; der Kopfschmerz kann sich aber in Einzelfällen mit dessen Anwendung auflösen.

**Allgemeine Maßnahmen:**
Heißes Fußbad im Wechsel mit kaltem nehmen.

**Ergänzende Maßnahmen:**
Eine baubiologische oder radiästhetische Schlafplatzuntersuchung ist meist sinnvoll.

## Krampfadern

Varikosis, Varizen

Eine krankhafte Erweiterung und Verwindung der oberflächlichen Venen ohne ersichtlichen Grund.

*Symptome:* Sichtbar als erweiterte und sich schlängelnde, unter der Haut meist an den Beinen hervortretende Venen; können jedoch auch in der Speiseröhre, am After, im Hodensack und auf dem Bauch vorkommen. Im Liegen erscheinen diese als gewundene, dicke bläuliche Schlangenlinien, die sich beim Stehen prall füllen. Beim Auftreten größerer oberflächlicher Venen können ein brennender Schmerz und Schweregefühl auftreten.

Sie werden durch Überbelastung, Herabhängenlassen der Beine, viel Stehen, Schwangerschaft oder Übergewicht verstärkt.

Es kommt zu Schmerzen, Wadenkrämpfen und einem Schweregefühl der Beine. Bei einer starken Ausprägung kann es zu einer Wassereinlagerung in den Beinen kommen.

*Ursache:* Vererbte Disposition, hormonelle Umstellungen während der Schwangerschaft, Übergewicht, Folge einer angeborenen Bindegewebsschwäche. Langes Stehen und Sitzen ohne ausreichende Bewegung kann verstärkend wirken.

››

**Ätherische Öle:**

Es liegt keine sinnvolle und gesicherte Empfehlung zur Therapie mit Ölen vor.

**Ergänzende Heilstein-Anwendungen:**

- Zur Bindegewebsstärkung konzentrisch gebänderten **Achat, Koralle** oder **Mookait** auf den betroffenen Bereich kleben,
- zur Durchblutungsverbesserung konzentrisch gebänderten **Rhodochrosit** oder **rote Koralle** aufkleben,
- zur Schmerzlinderung flachen **Rhodonit** und flachen **Dolomit** zusammen in Schmerznähe in den Strumpf fixieren,
- zur Nachbehandlung, auch nach Venen-OP, **Rhodonit** als Heilstein-Wasser auftragen.

**Physiologische Anwendungen:**

Keine sinnvolle Indikation für **kolloidales Silber** oder **Klinoptilolith.**

## Kreislaufbeschwerden

Orthostatische Dysregulation

Eine Reaktion des Körpers auf eine Störung der Durchblutung oder des Blutdrucks.

*Symptome:* Schwindel bis Schwarzwerden vor den Augen, Kältegefühl in Händen und Füßen, Müdigkeit und Antriebsschwäche und Blässe, aber auch Herzklopfen, schneller Puls und Ohrensausen, selten auch Schweißausbrüche.

*Ursache:* Meist unbekannt, sonst auch eine Folge innerer Erkrankungen, Infektionserkrankungen, Blutverlust oder Wasserverlust.

**Ätherische Öle:**

1–2 × täglich 1 Tropfen **Eukalyptusöl** einnehmen oder alternativ **Rosmarinöl** (bei zu niedrigem Blutdruck), **Indisches Melissenöl** (bei zu hohem Blutdruck).

**Ergänzende Heilstein-Anwendungen:**

- Zur Durchblutungsverbesserung **Rhodochrosit** oder **Koralle** tragen,
- bei chronischer Kreislaufschwäche zur Blutdruckregulierung ist **Rubin** schnell wirksam und **Lapislazuli** mit hohem Pyrit-Anteil wirkt nachhaltig, als Anhänger auf Brusthöhe tragen,
- zur sanften Kreislaufanregung **Tsesit, Rosenquarz** oder **Rhodonit** tragen,
- zur starken Kreislaufanregung **Rhodochrosit** oder **Topas** tragen,
- zur Erwärmung der Hände und Füße **Obsidian** als flache Scheibe in den Socken tragen.

**Physiologische Anwendungen:**

Bei akuten Schwindelgefühlen Kristall-**Salz** als Prise einnehmen oder als **Salz**-Sole kurmäßig trinken. Keine Indikation für **kolloidales Silber** oder **Klinoptilolith.**

## Kummer, Sorgen

Ein psychisches Geschehen, das ursächlich durch ein erlittenes Verlusterlebnis, ein Leid oder erschwerte Lebensumstände, nicht immer bewusst ausgelöst oder zugänglich ist, sich über einen längeren Zeitraum entwickelt und sich allem Anschein nach in absehbarer Zeit nicht ändern wird.

Typisch am Kummer ist ein Festhalten an der Vergangenheit – im Positiven wie im Negativen.

**Ätherische Öle**:
Bei Bedarf 1–2 Tropfen **Muskatellersalbeiöl** einnehmen, es wirkt stark euphorisch.

**Physiologische Anwendungen:**
Keine direkte Indikation für **kolloidales Silber** oder **Klinoptilolith** mit kurzfristigem Erfolg.

## Lebererkrankungen
### Hepatopathien

Eine Sammelbezeichnung verschiedener, sehr unterschiedlicher Erkrankungen, die durch verschiedene Störungen der Leberfunktionen ausgelöst werden.
*Symptome:* sind meist unspezifisch, oft mit Abgeschlagenheit, Müdigkeit, Leistungsminderung, Schmerzen im Oberbauch, Übelkeit und Erbrechen, Unverträglichkeit von Fett oder fetthaltigen Produkten. Manchmal löst der Geruch von fettem Essen schon Übelkeit aus.
*Komplikationen:* Es können Blutungen an der Speiseröhre, Bauchwassersucht und Atembeschwerden auftreten.
*Ursache:* Infektionen durch Bakterien, Viren und selten auch Würmer; Folge von Alkohol- oder Drogenmissbrauch, Vergiftungen oder Medikamentenschäden; Autoimmunerkrankungen oder chronische Entzündungen ungeklärter Ursache.

**Ätherische Öle:**
2 × täglich 1 Tropfen **Ingweröl** oder 2 × täglich 2 Tropfen **Pfefferminzöl** einnehmen.

**Öl-Stein-Einreibungen:**

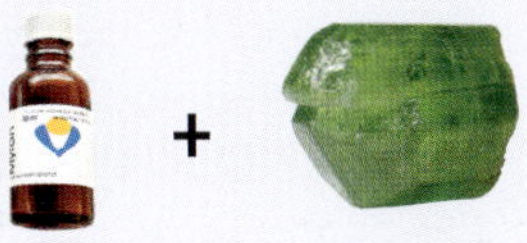

Ideal ergänzt sich die Einreibung von **Ingweröl** mit **Peridot.**

**Ergänzende Heilstein-Anwendungen:**
- Zur Besserung der Übelkeit **Citrin, Dumortierit** oder **Malachit** auf den Bauch halten und mit ins Bett nehmen,
- zur Entgiftung und Stärkung der Leberfunktionen **Peridot, Smaragd** oder **Chrysopras** als Heilstein-Wasser trinken,
- zur Anregung der Gallenflüssigkeit **Malachit, Chrysokoll** oder **Smaragd** auf die Lebergegend auflegen,
- zur Blähungsmilderung und Besserung der Obstipation **rosa Moosachat, Dumortierit** oder **Klinoptilolith** tragen,
- zur vollständigen Erholung über Monate **Rubin-Zoisit** aufkleben.

**Physiologische Anwendungen:**
2× täglich 30–50 ml **kolloidales Silber** mit 50–100 ppm; kann durch seine Wirkung auf die Stammzellen positiv auf das Leberparenchym einwirken. 2× täglich von jeweils 3 auf 6 g steigernd **Klinoptilolith**, als Pulver in etwas Wasser eingerührt und eingenommen, entlastet die Leber.

››

**Begleitende Maßnahmen:**
Verzicht auf Alkohol und schwere abendliche Mahlzeiten, stattdessen zeitiges Zubettgehen. Zugehörige Reflexzonen des Rückens und unterhalb des unteren rechten Rippenrandes mit Saugschröpfkopf bis zur Hautrötung massieren. In der Erholungsphase Wärmezufuhr mit ölgetränkten warmen Packungen auflegen.

## Lippenbläschen
Herpes labialis

Eine harmlose Viruserkrankung mit schmerzhaften Bläschen auf den Lippen und um den Mund bzw. der Übergangszonen der Lippenschleimhaut zur Mundschleimhaut.
*Symptome:* In Gruppen auftretende Bläschen, die mit serösem Inhalt gefüllt sind, sie verkrusten nach wenigen Tagen und heilen ohne Narbenbildung ab und werden durch Sonneneinfluss schlimmer. Die umgebende Haut schwillt an, und jede Berührung ist schmerzhaft. Bei großflächigem Befall kommt es zu Abgeschlagenheit, Fieber mit Lymphknotenschwellung. Herpes verläuft gutartig, kann jedoch in regelmäßigen Abständen wieder auftreten.
*Ursache:* Meist als Begleiterscheinung der verminderten Abwehr bei fieberhaften Erkrankungen.

**Ätherische Öle:**
Bei Bedarf 1 Tropfen **Lavandinöl** lokal auftragen.

**Ergänzende Heilstein-Anwendungen:**
- Zur energetischen Reinigung und Anregung des Immunsystems mit einem **Amethyst-Drusenstück** ausstreichen,
- zur Entgiftung des Bindegewebes Peridot, **Chrysopras, Smaragd** oder **Andenopal** lokal auflegen, als Heilstein-Wasser auftragen und trinken,
- zur Lymphflussanregung **sphärolithischen** oder **dendritischen Chalcedon** tragen oder als Heilstein-Wasser trinken,
- zur Entzündungshemmung und Entgiftung **Chrysopras** oder **sphärolithischen Chalcedon** als Heilstein-Wasser trinken,
- zur Linderung des Brennens der Bläschen **Labradorit, Opal** oder **Chalcedon** daraufhalten.

**Physiologische Anwendungen:**
Einige Tropfen **kolloidales Silber** mit 50 ppm lokal auftragen und 2 × täglich 20 ml mit 25 ppm einnehmen. Die Lippen mit Kristall-**Salz-Sole** einreiben, das kann die Bläschen verschwinden lassen. Keine Indikation für **Klinoptilolith**.

## Lungenentzündung
Pneumonien

Eine meist gefährliche, akute oder chronische, durch Bakterien oder Viren ausgelöste Entzündung des Lungengewebes, die meist plötzlich beginnt.
*Symptome:* Eine schwere Beeinträchtigung des Allgemeinbefindens, mit beschleunigter, oberflächlicher Atmung mit Luftnot, Auswurf, plötzlich auftretendem hohem Fieber, meist mit Schüttelfrost, trockenem Husten und stechenden, atemabhängigen, meist einseitigen Brustschmerzen. Husten mit rostrotem Auswurf kommt erst später hinzu.

Rückfälle nach einer überstandenen Lungenentzündung sind grundsätzlich möglich.
*Ursache:* Durch verschiedene Bakterien wie Pneumokokken oder Staphylokokken, seltener Viren oder Pilze, hervorgerufen, aber auch durch radioaktive Strahlen, chemische Reizstoffe oder dem fehlerhaften Einatmen sauren Mageninhalts oder Essens bei Schluckstörungen.

**Ätherische Öle:**
2 × täglich 2 Tropfen **Eukalyptusöl, Fenchelöl, Pfefferminzöl** oder **Rosmarinöl** in die Brust einreiben.

**Öl-Stein-Einreibungen:**

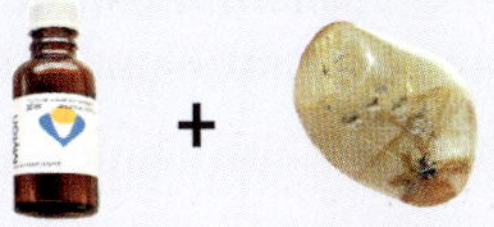

Ideal ergänzt sich die Einreibung von **Rosmarinöl** mit **Rutilquarz** oder **Chalcedon.**

**Ergänzende Heilstein-Anwendungen:**

- Zur Schmerzlinderung **Charoit** oder **Sugilith** tragen,
- zur Hustendämpfung und Krampflösung **Rutilquarz** und **rosa Moosachat** oder **Chalcedon** mit Dendriten tragen, bei starken Krämpfen/Anfällen **grünen Apophyllit** auf die Brust halten,
- zur Entzündungshemmung und Fiebersenkung **Labradorit** oder **rosa Moosachat** tragen,
- zur Schleimlösung und Auswurfförderung **Andenopal** oder **milchigen Rutilquarz** tragen,
- zur Bronchialerweiterung und allgemeinen Erleichterung **blaue Koralle, Chalcedon** als Rosette oder **Andenopal** als Anhänger auf der Brust tragen.

**Physiologische Anwendungen:**

2 × täglich 5-10 ml **kolloidales Silber** mit 50 ppm inhalieren, dazu 2 × 20–30 ml einnehmen. Keine sinnvolle Indikation für Klinoptilolith.

## Lymphgefäß- und Lymphknotenentzündung

Lymphangitis, Adenitis

Eine Entzündung der Lymphgefäße und der Lymphknoten nach dem Eindringen von Erregern in die Lymphkapillaren.
*Symptome:* Schwellung mit rotfleckigen Gebieten und eine rote streifenförmige Schwellung unter der Haut, mit Schwellung der Lymphknoten.
*Ursache:* Die Folge einer meist bakteriellen Infektion, verschiedener Kinderkrankheiten, Lymphgefäßentzündung, Leukämie oder dem Abbau einer Metastasierung.

**Ätherische Öle:**

2 × täglich 1–2 Tropfen **Ingweröl** oder **Lavandinöl** lokal auf die Schwellung auftragen.

**Öl-Stein-Einreibungen:**

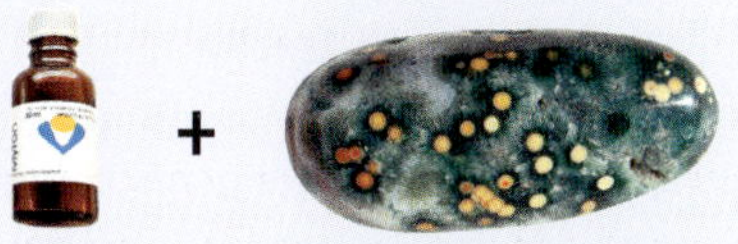

Ideal ergänzt sich die sanfte Einreibung von **Lavandinöl** mit **sphärolithischem Chalcedon** über den betroffenen Hautgebieten.

**Ergänzende Heilstein-Anwendungen:**

- Zur Entzündungshemmung **Heliotrop** oder **sphärolithischen Chalcedon** tragen,
- zur Lymphableitung sphärolithischen **Chalcedon** tragen, dazu **Chalcedon** mit Dendriten oder **Bergkristall** als Heilstein-Wasser trinken,
- zur Stärkung der Nieren und Optimierung des Wasserhaushalts **blauen Turmalin** als Heilstein-Wasser trinken und **Nephrit** oder **Aquamarin** auf die Nieren aufkleben.

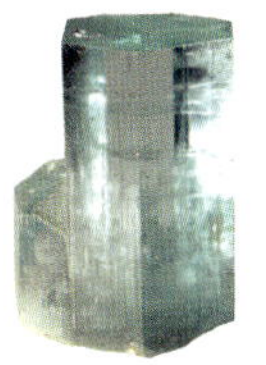

**Physiologische Anwendungen:**

2 × täglich 20 ml **kolloidales Silber** mit 25 ppm einnehmen. Ein Brei aus **Klinoptilolith**, als Pulver in etwas Wasser aufgeschlämmt, auf die Stelle auftragen und im Idealfall lange feucht halten.

## Magenbeschwerden

Eine Anzahl unspezifischer Beschwerden im Oberbauchbereich, die sich kaum von einer Erkrankung der Bauchspeicheldrüse, Gallenblase, Leber und des Darmes unterscheiden und genauso unterschiedlich sein können wie die möglichen Ursachen.
*Symptome:* Druckgefühl oder Schmerzen in der Magengegend, Völlegefühl, oft mit Appetitlosigkeit und Aufstoßen, Blähungen oder Unverträglichkeit bestimmter Speisen, Übelkeit, manchmal auch mit Erbrechen. Es können Durchfall oder Stuhlverstopfung auftreten, meist aber ist die Stuhlkonsistenz nicht betroffen.
*Ursachen:* Verdorbener Magen, Alkohol- oder Medikamentennebenwirkung, verminderte Säureproduktion im Magen, chronische Magenschleimhautentzündungen, Kummer, Sorgen und Stress.

**Ätherische Öle:**
2 × täglich 2 Tropfen **Ingweröl, Anisöl** oder **Fenchelöl** in den Bauch einreiben.
**Öl-Stein-Einreibungen:**
Ideal ergänzt sich die sanfte Einreibung von **Ingweröl** mit **Chalcedon** über dem Magen.

**Ergänzende Heilstein-Anwendungen:**
- Bei Übelkeit **Dumortierit, Malachit, Smaragd** oder bei nur geringen Empfindungen **Bernstein** zur Beruhigung aufkleben,
- bei Verdauungsschwäche **Citrin** und **Chalcedon** als Rosette lokal auflegen,
- bei übersäuertem Magen **Dolomit** aufkleben und als Heilstein-Wasser trinken,
- bei Krämpfen im Magenbereich **Malachit**, **Dumortierit** oder **Chalcedon**-Rosetten tragen,
- bei Magenleiden körperlicher und seelischer Ursache **Malachit** oder **Bernstein** auflegen.

**Physiologische Anwendungen:**
2× täglich 10 ml **kolloidales Silber** mit 25 ppm einnehmen, 2× täglich 2 Teelöffel **Kieselsäure-Gel** als Schleimhautschutz einnehmen, oder 2× täglich 3 g **Klinoptilolith** als Pulver in etwas Wasser einrühren und dann vor dem Essen zu sich nehmen.

## Magen-Darm-Geschwüre

Ulcus ventriculi et duodeni, Ulcus pepticum

Eine Sammelbezeichnung für Geschwüre des Magens und Zwölffingerdarms.
*Symptome:* Der Beginn der Geschwüre ist schleichend, meist als leichtes Unwohlsein oder als brennende, nagende oder krampfartige Schmerzen in der Magengrube, mit saurem Aufstoßen und einem Nüchternschmerz oder einem Schmerz sofort nach den Mahlzeiten. Dann treten Übelkeit, Sodbrennen, Erbrechen und Verstopfung auf.

Das Geschwür kann tief in die Schleimhaut eindringen und schwere Blutungen verursachen, wobei Blut im Erbrochenen oder im Kot auftreten kann.
*Ursache:* Meist unbekannt, auch als Folge einer Magenschleimhautreizung, übermäßigem Alkohol- oder Tabakgenuss, Stress und Überarbeitung, Nebenwirkung verschiedener Medikamente und oft mit einer psychischen Komponente.

**Ätherische Öle:**
2× täglich 1 Tropfen **Ingweröl** einnehmen und 2× täglich 2 Tropfen in den Bauch einreiben.

**Ergänzende Heilstein-Anwendung:**
- Zur Schmerzlinderung **Chalcedon** als Rosette auflegen,
- bei Übelkeit nach dem Essen und zur raschen Entsäuerung des Gewebes **Dolomit** aufkleben,
  zur Vorbeugung gegen Übersäuerung des Magens und des Gewebes **Türkis** tragen,
  gegen Krämpfe und Gereiztheit **Malachit** oder **Dolomit** als Heilstein-Wasser trinken,

- zur Magenschleimhautregeneration und zum Schleimhautschutz bei Geschwüren **Türkis, Charoit** oder **Bernstein** aufkleben,

**Physiologische Anwendungen:**
2× täglich 20 ml **kolloidales Silber** mit 25 ppm einnehmen. Dazu 1× täglich 3 g **Klinoptilolith** als Pulver in etwas Wasser einrühren und einnehmen. 2 g **Natron**, in etwas Wasser gelöst eingenommen, neutralisiert überschüssige Magensäure schnell.

## Magenschleimhautentzündung
Gastritis

Eine gereizte und entzündliche Veränderung der Magenschleimhaut, die akut oder chronisch auftreten kann.
*Symptome:* Akute Form mit plötzlichem Beginn, meist nach Alkoholgenuss oder scharf gewürztem Essen. Begleitet von saurem Aufstoßen, Blähungen, Druckgefühl oder krampfartigem Schmerz im Oberbauch, fadem Geschmack im Mund, Zungenbelägen, Mundgeruch, Erbrechen, Übelkeit, Völlegefühl und gelegentlichen Durchfällen. Es kann auch Schwindel auftreten.
*Ursache:* Als akute Erscheinung meist die Folge eines übermäßigen Alkoholgenusses oder Rauchens. Nebenwirkung verschiedener Medikamente, Stress. Als chronische Erscheinung bei Autoimmunerkrankungen, durch Helicobacter Pylori verstärkt oder ausgelöst und durch Gallenrückfluss verursacht.

**Ätherische Öle:**
Es gibt keine gesicherte Empfehlung für die Therapie mit Ölen.

**Ergänzende Heilstein-Anwendungen:**
- Bei Magenschmerzen **Chalcedon** als Rosette auf den Bauch halten, bei Magenkrämpfen Malachit auflegen,
- gegen Unwohlsein und Übelkeit **Bernstein** oder **Sardonyx** aufkleben,
- zur Entzündungshemmung gelben **Mookait** oder **Heliotrop** aufkleben,
- zur Nachbehandlung, Schleimhautschutz und Magenstabilisierung gebänderten **Achat** tragen oder **Stromatolith** auf den oberen Bauchbereich auflegen.

**Physiologische Anwendungen:**
2–3× täglich 20–40 ml **kolloidales Silber** mit 25 ppm einnehmen, alternativ 3 g **Kieselsäure-Gel, Bentonit** oder **Klinoptilolith** als Pulver in etwas Wasser einrühren und einnehmen.

## Mandelentzündung
Angina tonsilitis

Eine akute Entzündung der Gaumenmandeln des lymphatischen Rachenringes.
*Symptome:* Flammende Rötung des Rachens mit Schwellung der Mandeln, Schluckschmerz und einem Engegefühl im Hals, meist plötzlich einsetzendem hohem Fieber, eventuell auch Schüttelfrost und Erbrechen. Die Schmerzen können beim Schlucken bis ins Ohr ausstrahlen. Die Lymphknoten am Hals sind geschwollen und schmerzhaft, auf den Mandeln erscheint ein gelber Belag, meist mit üblem Mundgeruch. Es besteht ein allgemeines Krankheitsgefühl mit Abgeschlagenheit, Glieder- und Kopfschmerzen.
*Komplikationen:* Eine nicht richtig ausgeheilte Mandelentzündung kann eine Nieren-, Mittelohr- oder Herzbeutelentzündung oder Gelenkrheumatismus auslösen.
*Ursache:* Eine Infektion meist durch Streptokokken oder Viren, selten auch durch Pilze ausgelöst.

**Ätherische Öle:**
2× täglich 1 Tropfen **Bergamotte-Öl** oder alternativ 2× täglich 2–3 Tropfen mit **Fenchelöl, Rosmarinöl** oder **Salbeiöl** gurgeln.

››

**Öl-Stein-Einreibungen:**

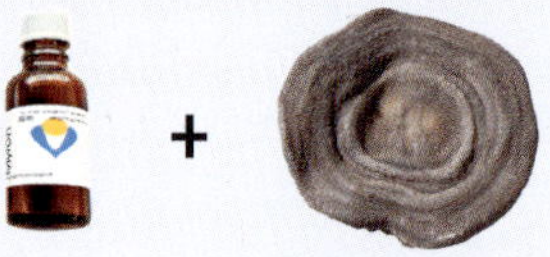

Ideal ergänzen sich **Salbeiöl** und **Chalcedon**.

**Ergänzende Heilstein-Anwendungen:**

- Zur Schmerzlinderung **Chrysokoll, Sugilith, Chalcedon** oder **Lapislazuli** lokal fixieren.
- zur Entzündungshemmung und Fiebersenkung **Lapislazuli, Saphir, Smaragd, Malachit, Heliotrop** oder **sphärolithischen Chalcedon** tragen,
- zusätzlich zur Unterstützung des Immunsystems mit hellem **Amethyst-Drusenstück** den gesamten Körper ausstreichen,
- zur Abschwellung **Andenopal, Selenit** oder **blauen Turmalin** auf die Mandelregion aufkleben bzw. **blauen Turmalin** als Heilstein-Wasser trinken,
- zur Entgiftung und Lymphentstauung **Chrysopras** oder **Chalcedon** tragen,
- zur Schleimlösung **grünen Moosachat** oder **hellen Mookait** als Anhänger auf der Brust tragen,

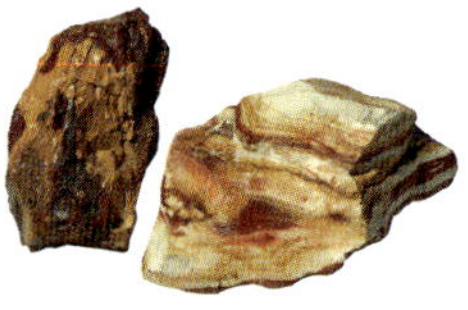

- zur Bronchialerweiterung **Lapislazuli** oder **Türkis** als Anhänger auf der Brust tragen,
- zur Vorsorge, allgemeinen Besserung und Regeneration der Mandeln **Chalcedon** oder **hellen Mookait** lokal aufkleben.

**Physiologische Anwendungen:**

2× täglich je 10–20 ml **kolloidales Silber** mit 25 ppm zum Gurgeln und Trinken. Als sinnvoll hat sich auch erwiesen, 10 ml **kolloidales Silber** mit einem Vernebler zu inhalieren. Keine sinnvolle Indikation für **Klinoptilolith.**

## Masern

Morbili

Eine sehr ansteckende, durch Tröpfcheninfektion ausgelöste, fieberhafte Virusinfektion, die besonders im Kindesalter auftritt.

*Symptome:* Beginnt mit uncharakteristischen Erkältungserscheinungen, Appetitlosigkeit, Mattigkeit, Halsschmerzen sowie Lichtscheue mit geröteten, tränenden Augen, einem aufgedunsenen Gesicht, trockenem Husten, Bindehautentzündung und Fieber, das sehr hoch steigen kann, aber wieder verschwindet.

Der typische Hautausschlag beginnt hinter den Ohren und breitet sich vom Gesicht über den Hals und über den gesamten Körper aus; erneuter Fieberanstieg auf bis zu 40 Grad. Dabei erfüllt das Fieber eine wichtige Heilungsfunktion und sollte in der Regel nicht gesenkt werden. Nach 2–5 Tagen geht dann das Fieber zurück, der Ausschlag verschwindet. Auf der Haut bilden sich kleine weiße Schuppen.

*Komplikationen:* Es kann infolge verschleppter Masern zu einer Mittelohrentzündung, Lungenentzündung oder Gehirnentzündung kommen.

*Ursache:* Eine Masern-Virus-Infektion, mit einer Inkubationszeit von 9–11 Tagen.

**Ätherische Öle:**

Bei Bedarf täglich 2 Tropfen **Fenchelöl** lokal auftragen und einnehmen oder 3 × 2 Tropfen **Lavandinöl** lokal auftragen.

**Öl-Stein-Einreibungen:**

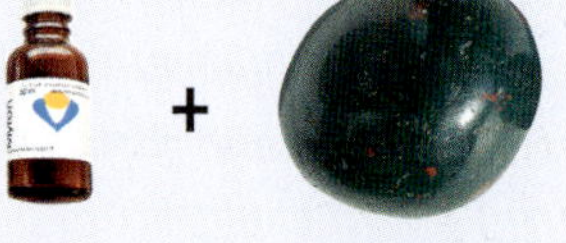

Ideal ergänzt sich die Einreibung von **Lavandinöl** mit **Heliotrop**.

**Ergänzende Heilstein-Anwendungen:**

- Zur Entzündungshemmung und Fiebersenkung **Heliotrop** oder **grünen Moosachat** tragen oder als Heilstein-Wasser trinken,
- zur Juckreizmilderung mit A**venturin, Prasemquarz, Labradorit** oder **Bernstein** sanft in die Haut einreiben oder tragen,
  zur Förderung der Entgiftungsfunktion der Niere **Nephrit** oder **Peridot** tragen bzw. als Heilstein-Wasser trinken,
- zur Hautregeneration **Aventurin, Chalcedon** oder **Rhodonit** tragen.

**Physiologische Anwendungen:**

2 × täglich 20 ml **kolloidales Silber** mit 25 (besser 50) ppm einnehmen und tropfenweise auf die betroffene Fläche unverdünnt auftragen. Dazu 1–2 × täglich 3 g **Klinoptilolith** als Pulver in etwas Wasser einrühren und einnehmen. Sowie **Salz-Sole** auf die Haut gegen den Juckreiz auftragen.

## Menstruationsbeschwerden

### Dysmenorrhoe

Verschiedene Störungen der monatlichen Regel.

*Symptome:* Schmerzhafte, teils psychisch bedingte Regelblutung mit Spannungsgefühl, krampfartigen Unterleibs- und Rückenschmerzen und Völlegefühl. Sie können sich bis zu wehenartigen Gebärmutterkoliken steigern und treten kurz vor der Regel meist bei Frauen unter 30 Jahren auf – verbunden mit einem Unwohlsein und gedrückter psychischer Stimmung. Neben Stimmungsschwankungen, Reizbarkeit, Appetitlosigkeit und Nervosität können verschiedene Beschwerden im Kopf- und Magen-Darm-Bereich sowie Übelkeit und Schwindel die Beschwerden begleiten.

*Prämenstruelles Syndrom:* Viele Frauen leiden einige Tage vor dem Einsetzen der Regelblutung unter verschiedenen körperlichen und psychischen Beschwerden, die mit dem Einsetzen der Regelblutung verschwinden wie Spannung in der Brust, Völlegefühl, Blähungen, Ödeme, Kopfschmerzen, Schwindel, Hungergefühl, depressive Verstimmung und Schlafstörungen.

*Formen der Menstruationsstörung:*

- Amenorrhoe: Ausbleiben der Regel länger als 3 Monate,
- Oligomenorrhoe: zu seltene Regelblutung, mit einem Zyklus von länger als 35 Tagen,
- Polymenorrhoe: zu häufige Regelblutung, mit einem Zyklus kürzer als 22 Tage,
- Hypomenorrhoe: zu schwache Regelblutung,
- Hypermenorrhoe: zu starke Regelblutung,
- Menorrhagie: verlängerte und verstärkte Regelblutung, die 7–14 Tage andauert,
- Metrorrhagie: längere Zwischenblutung über 7 Tage, die auch unabhängig von der normalen Regelblutung auftreten kann.

*Ursachen:* Schwangerschaft, fehlende, unvollständig angelegte oder fehlfunktionierende Eierstöcke oder Gebärmutter, Unterfunktion der Hirnanhangsdrüse oder Schilddrüse, Nebenwirkung der Pille, Endometriose, Entzündungen, Myome oder Polypen, selten Karzinome, psychische Probleme und Stress, nach Angst, Freude, Schreck oder Spannungen. Emotionale Beeinflussungen wie anstrengende geistige Arbeit oder der Beginn einer neuen Arbeit können verantwortlich sein.

**Ätherische Öle:**

2 × täglich 1–2 Tropfen **Muskatellersalbeiöl** einnehmen oder in den Unterleib einreiben, das hilft in rund 90 Prozent aller Fälle sehr schnell. **Anisöl** bzw. **Fenchelöl** oder alternativ **Lavandinöl** oder **Rosmarinöl** in den Unterleib einreiben, deren Wirkung ist aber bei Weitem nicht so zuverlässig.

**Öl-Stein-Einreibungen:**

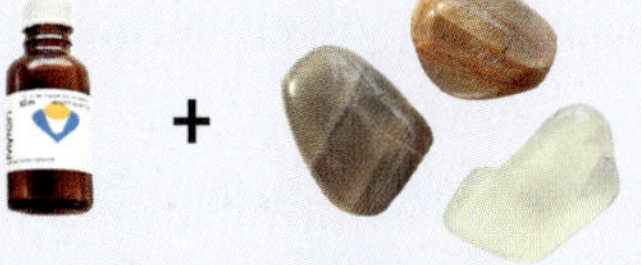

Ideal ergänzt sich die Einreibung in den Unterleib von **Muskatellersalbeiöl** mit **Mondstein.**

››

### Ergänzende Heilstein-Anwendungen:

- Zur Schmerzstillung und Entkrampfung des Unterleibs **Dumortierit, Chrysokoll** oder **Covellin**, bei stärkeren Krämpfen **Malachit** oder **braunen Zirkon** auflegen,
- bei spät einsetzender Blutung **Malachit** oder **braunen Zirkon** auf den Unterbauch legen, zur Erleichterung der körperlichen Beschwerden vor dem Einsetzen der Blutung **Mondstein** oder **Amazonit** tragen,
- zur Regulierung zu starker Blutung **Rhodonit** oder **Mookait** tragen,
- zur Regulierung zu schwacher Blutung **Rubin** oder **Granat** tragen,
- zur Regulierung zu seltener Blutung **Covellin, Malachit** oder **Mondstein** längere Zeit tragen,
- zur Verlängerung des Zyklus bei stets verfrüht einsetzender Blutung **Lapislazuli** ohne Einsprengsel von Pyrit tragen,
- zur Einstellung des Eisprungs auf den Vollmond **Mondstein** 2–3 Zyklen tragen, stärkt durch die Verbundenheit mit Naturrhythmen,
- zur Menstruationsauslösung als letztes Mittel **braunen Zirkon** wiederholt wenige Minuten auflegen,
- zur Regulierung der Hormonschwankungen **Mondstein** oder **Rubin** tragen,
- zur Durchblutungsverbesserung und Kreislaufstabilisierung Mookait, Rubin oder Rosenquarz tragen,
- zur Erleichterung der Hitzewallungen **Bernstein, Lapislazuli, Sodalith, Andenopal** tragen,
- zur psychischen Aufhellung und zur Verbesserung des Allgemeinempfindens **Bernstein, rosa Opal, Covellin, Amazonit** oder **Nephrit** tragen.

### Physiologische Anwendungen:

2× täglich 20 ml **kolloidales Silber** mit 25 ppm einnehmen. Verschiedene Menstruationsbeschwerden lassen sich mit der Einnahme von 2×3 g **Klinoptilolith** bessern, aber auch das ist sehr individuell. Deswegen muss die sinnhafte Einnahme an sich selbst getestet werden.

## Milchbildungsstörung

Eine Störung der normalen Muttermilchbildung während der Stillungszeit.
*Ursache:* Unsicherheit und Nervosität, häufig jedoch auch Störungen von außen während der Stillzeit.

Das Stillen sollte im »Stillen« in behaglicher zurückgezogener Situation durchgeführt werden. In der Muttermilch sind alle Stoffe enthalten, die das Baby braucht; sie ist durch nichts zu ersetzen.

### Ätherische Öle:

1× täglich 1–2 Tropfen **Fenchelöl** oder **Anisöl** nach dem Stillen in den Brustbereich einreiben. Der Abstand von der Einreibung zum nächsten Stillvorgang sollte mindestens 2 Stunden betragen, wobei die Brust vor dem Stillvorgang nochmals abgewaschen werden sollte.

### Öl-Stein-Einreibungen:

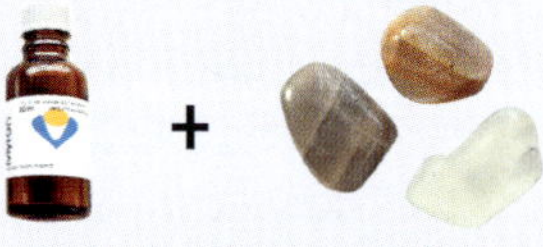

Ideal ergänzt sich die Brusteinreibung von **Anisöl** oder **Fenchelöl** mit **Mondstein**.

### Ergänzende Heilstein-Anwendungen:

- Zur Unterstützung der Milchbildung **hellblauen Chalcedon, dendritischen Chalcedon** oder **milchigen Opal** (kein Edelopal) als Anhänger tragen sowie als Heilstein-Wasser trinken,
- zur Entzündungshemmung und zur Heilung wunder Brustwarzen **Heliotrop** oder **Rhodonit** im BH tragen.

### Physiologische Anwendungen:

Tropfenweise **kolloidales Silber** mit 25 ppm. **Kieselsäure-Gel** zur Behandlung von Hautrissen auf die Brustwarzen auftragen – ist aber weniger wirksam. Keine sinnvolle Indikation für die Anwendung von **Klinoptilolith.**

**Ergänzende Maßnahmen:**
Wenn das Stillen schmerzhaft ist, weil das Baby zu fest beißt, mit Stillhütchen vorbeugen.

## Mineralstoffmangel

Mineral-Defizit-Syndrom

Ein Auftreten verschiedener Beschwerden, ausgelöst durch das Fehlen verschiedener Mineralstoffe.
*Ursachen:* Eine meist mineralstoffarme Fehl- oder Mangelernährung, Folge von hormonellen Störungen, Nebenwirkungen von Diuretika, Vergiftung, Nierenerkrankungen.

**Ätherische Öle:**
Es liegen keine sinnvollen und gesicherten Erfahrungen für die Therapie mit Ölen vor; 1–2 Tropfen **Muskatellersalbeiöl** können jedoch über den Hormonhaushalt auf verschiedene Mineralstoffe einwirken.

**Ergänzende Heilstein-Anwendungen:**
Grundsätzlich verbessert das Tragen der nachfolgenden getesteten Steine die Resorption über den Darm und den Einbau ins Gewebe der in ihm enthaltenen Mineralstoffe:

- Zur Verbesserung der allgemeinen Resorption im Dünndarm bei Mineralstoffmangel **Sardonyx** oder mehrfarbigen **Turmalin** oder alternativ **Granat** tragen oder als Heilstein-Wasser trinken,
- bei Kupfermangel **Covellin** oder **Malachit** tragen,
- bei Magnesiummangel **Dolomit** tragen,
- bei Manganmangel **Tsesit, Rhodonit** oder **Rhodochrosit** tragen,
- bei Lithiummangel **Kunzit** oder **Lepidolith** tragen,
- zur Verbesserung der Calciumresorption **Apatit** oder **Fluorit** tragen,
- zur Verbesserung der Eisenresorption **Tsesit** tragen,
- zur Verbesserung der Zinkresorption **Schalenblende** tragen.

**Physiologische Anwendungen:**
Keine sinnvolle Indikation für kolloidales Silber oder Klinoptilolith. Klinoptilolith ist weitgehend mineralstofffrei und kann damit auch keine Mineralien abgeben. Über einen Zeitraum von 2–4 Wochen täglich 1 Teelöffel **Bentonit** (mineralstoffhaltig) einnehmen.

## Mittelohrentzündung

Otitis media

Eine entzündliche Erkrankung des Mittelohrraumes, oft mit Schmerzen und Schwerhörigkeit.

Die akute Form entsteht durch eine Infektion der Mittelohrschleimhaut, die im Rahmen einer Erkältungskrankheit auftritt.
*Symptome:* Herabgesetztes Allgemeinempfinden, plötzlich auftretende, starke Ohrenschmerzen, Ohrgeräusche, Hörverminderung mit Schwerhörigkeit bis Taubheit, hohes Fieber und im Spätstadium Ohrfluss, eventuelles Erbrechen.

Bei der chronischen Form tritt manchmal eine Schwerhörigkeit auf, die jedoch nicht stark ausgeprägt sein muss, mit dumpfem Gefühl im Ohr, Absonderungen und Schmerzen können fehlen.

Bei der chronisch-eitrigen Form besteht Ausfluss aus dem Ohr, häufig schubweise auftretend, oft mit Schmerzen. Die Absonderung fließt durch einen Trommelfelldefekt nach außen. Die Schwerhörigkeit wird zunehmend stärker.
*Komplikationen:* Wenn eine Mittelohrentzündung nicht abheilt, kann eine Mastoiditis (eine eitrige Entzündung des Knochens hinter dem Ohr) entstehen.
*Ursache:* Meist durch eine aufsteigende bakterielle oder virale Infektion nach einer Verletzung des Trommelfells oder über die Tuben ausgelöst.

››

**Ätherische Öle:**
3 × täglich 1 Tropfen **Anisöl** oder **Fenchelöl** lokal hinter dem Ohr einreiben.

**Öl-Stein-Einreibungen:**

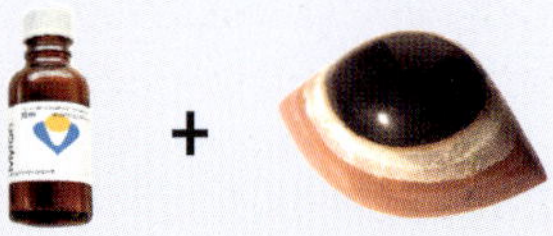

Ideal ergänzt sich die Einreibung von **Anisöl** hinter dem betroffenen Ohr mit **Sardonyx.**

**Ergänzende Heilstein-Anwendungen:**
- Zur Entzündungshemmung **Smaragd, Heliotrop** oder **Cavansit** in der Hörmuschel befestigen,
- bei chronischer Entzündung mit beginnender Schwerhörigkeit **Smaragd** oder **Sardonyx** auf das Ohr auflegen,
- zur Stärkung der Nieren **bunter Turmalin, Lapislazuli** oder **Nephrit** tragen,
- zur Immunstärkung **Chalcedon** als Rosetten oder **Smaragd** tragen.

**Physiologische Anwendungen:**
**Kolloidales Silber** mit 50 ppm konnte in Einzelfällen durch Einträufeln in die Ohren die Entzündung stoppen. Keine sinnvolle Indikation für **Klinoptilolith.**

## Morbus Crohn
### Enteritis regionalis

Eine schubweise verlaufende, chronisch-entzündliche, narbenbildende Darmerkrankung, die regional begrenzt oder im gesamten Verdauungstrakt auftreten kann.
*Symptome:* Oft mit kolikartigen Bauchkrämpfen, chronischen, teilweise blutigen Durchfällen, selten auch mit Verstopfung, Übelkeit, Erbrechen, Appetitlosigkeit, Leistungsabfall, Erschöpfungszuständen und Gewichtsverlust verbunden. Fieberschübe können auftreten sowie Haut-, Augen- und Gelenkentzündungen. Im Laufe der Erkrankung kommt es zu Anämie und Eiweißmangel.
*Ursachen:* Weitgehend unbekannt; eine Immunstörung durch eine mangelnde Immunstimulation wird heute diskutiert. Familiäre Häufungen geben einen Hinweis auf eine mögliche genetische Rolle, psychische Einflüsse spielen sicherlich mit eine Rolle.

**Ätherische Öle:**
1–2× täglich **Weihrauchöl** einnehmen und zusammen mit **Fenchelöl** in den Bauch einreiben. 2× täglich 1 Tropfen **Muskatellersalbeiöl** zur psychischen Stabilisierung einnehmen.

**Öl-Stein-Einreibungen:**

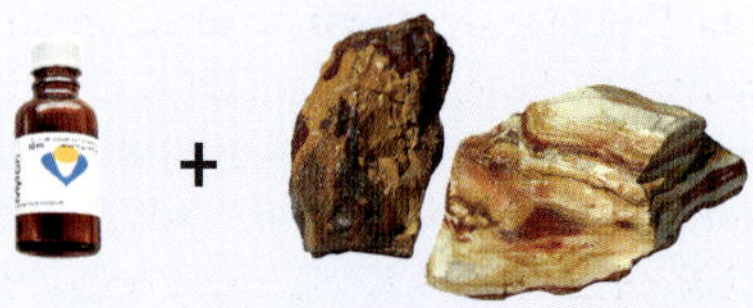

Ideal ergänzt sich die Einreibung von **Muskatellersalbeiöl** mit **Mookait** in den Bauch.

**Ergänzende Heilstein-Anwendungen:**
- Zur energetischen Stabilisierung des Darmes mit einem **Amethyst-Drusenstück** ausstreichen und **Antimonit** als Heilstein-Wasser trinken,
- zur Entzündungshemmung und Fiebersenkung **Heliotrop, Lepidolith** oder **sphärolithischen Chalcedon** als Heilstein-Wasser über einen längeren Zeitraum trinken,
- zur Krampf- und Schmerzlinderung **Dumortierit** tragen oder **Malachit** auflegen,
- zum Schleimhautschutz und zur Schleimhautregeneration **rosa Moosachat, Lepidolith** oder **Mookait** tragen oder aufkleben,
- zur Normalisierung der Darmfunktionen **Stromatolith** oder **Schalenblende** lokal aufkleben,
- zur Psychostabilisierung **Kunzit, Malachit** oder **Lapislazuli** lokal aufkleben.

**Physiologische Anwendungen:**
1–2× täglich 20 ml **kolloidales Silber** mit 25–50 ppm einnehmen. Dazu 2× täglich 3 g **Klinoptilolith**-Pulver, in etwas Wasser eingerührt, einnehmen. Optimal ist, 800–1 600 mg indischen Weihrauch mit 65–85-prozentiger Boswelliasäure täglich einzunehmen, damit liegen bisher die besten Erfahrungen vor.

## Chronisches Müdigkeits- und Erschöpfungssyndrom

Chronic-fatique-Syndrom

Eine rätselhafte und umstrittene Krankheit, wobei die Betroffenen an einer permanenten und extrem starken Erschöpfung leiden, die ein normales alltägliches Leben unmöglich macht.
*Symptome:* Eine monatelange Müdigkeit mit Abgeschlagenheit und Konzentrationsschwäche. Zusätzlich können depressive Verstimmungen, Nachtschweiß und Sensibilitätsstörungen auftreten.
*Ursache:* Vermutlich mehrere Faktoren, kann sowohl auf Entzündungen, Eisenmangel, Durchblutungsstörungen, Nervenleiden, Umweltgifte, Belastungen durch Elektrostress, Schwermetallbelastung, hormonelle Störung als auch auf ungünstige Lebensgewohnheiten sowie seelische Belastungen, Konflikte und Sorgen zurückgeführt werden.

**Ätherische Öle:**
3× täglich 1 Tropfen **Eukalyptusöl** in das Pulsgebiet am Arm einreiben und 2× täglich 1 Tropfen **Muskatellersalbeiöl** einnehmen oder alternativ 3× täglich 1 Tropfen **Anisöl** und **Rosmarinöl** einreiben.

**Ergänzende Heilstein-Anwendungen:**
- zur Besserung mentaler Erschöpfungszustände **Cavansit** oder **Aquamarin** tragen,
- Zur Kräftigung und zur Steigerung der körperlichen Leistungsfähigkeit **Tsesit, Apatit, Aquamarin, Rubin** oder **Smaragd** tragen; sie erfrischen und motivieren,
- zur Überwindung von Lustlosigkeit, zur Vitalisierung und für Tatendrang **roten Granat** tragen, der mit besonderer Ausdauer durch Krisen hindurchhilft, oder alternativ **Rhodochrosit**, aber nicht länger als 3 Wochen am Stück, um sich nicht unbemerkt zu verausgaben,
- zur Anregung der Nebenniere **Andenopal**, **Rubin** oder **Nephrit** tragen,
- zur Regeneration nach schweren zehrenden Erkrankungen **Rubin-Zoisit** oder **Unakit** tragen.

**Physiologische Anwendungen:**
2× täglich 1 Teelöffel **Trink-Gold** einnehmen. 2× täglich 20 ml **kolloidales Silber** mit 25 ppm einnehmen. Dazu 1–2× täglich 3 g **Klinoptilolith** als Pulver in etwas Wasser einrühren und dann einnehmen.

**Begleitende Maßnahmen:**
Wichtig ist, möglichst viele belastende Faktoren auf seelischer und sozialer Ebene zu reduzieren, aber auch Schwermetallbelastungen, Impfschäden oder auch baubiologische Störungen auszuschließen.

## Multiple Sklerose

Encephalomyelitis disseminata

Eine schubförmig oder langsam sich entwickelnde entzündliche Autoimmunerkrankung des Rückenmarks mit einer Schädigung der Nervenhüllen. Betroffen sind überdurchschnittlich viele Frauen zwischen 20 und 40 Jahren, die Selbstmordrate ist hoch (https://www.curado.de/risikofaktoren-suizid-multiple-sklerose-31449).
*Symptome:* Sehr vielfältig und sehr unterschiedlich. Beginnt meist mit einer Sehverschlechte-

rung, verschwommenem Sehen und Augenzittern, mit zunehmender Müdigkeit und Schwäche, Zittern beim Zugreifen und zunehmender Sprachschwierigkeit. Später dann kann der/die Betroffene Stuhl und Urin nicht mehr halten. Es kommt zu Sensibilitätsstörungen und immer stärker werdenden Lähmungserscheinungen.
*Ursache:* Ist weitgehend unbekannt, eine Beteiligung an auslösenden Infektionserkrankungen wie Masern und Röteln wird heute diskutiert.

### Ätherische Öle:

Es liegt keine gesicherte und sinnvolle Empfehlung für eine Therapie mit Ölen vor.

### Ergänzende Heilstein-Anwendungen:

- Zur Besserung der Sehstörungen **Topas** auf das Auge mit einer Augenklappe fixieren oder **Dioptas** als Heilstein-Wasser trinken
- zur Besserung der Blasenschwäche **Nephrit** oder **Chrysopras** oder **Citrin** tragen bzw. als Heilstein-Wasser trinken,
- zur Linderung der Zuckungen und Spasmen **Strontianit** in der betroffenen Region fixieren, zum Beispiel nachts im Strumpf tragen,
- zur Minderung der Lähmungserscheinungen **Turmalin, Ägirin, Kunzit** oder **Sugilith** tragen,
- zur Entzündungshemmung **Kunzit, Smaragd** oder **Sugilith** tragen,
- zum Ausleiten der Gewebegifte nach einer Chemotherapie **Smaragd** oder **Chrysopras** tragen und als Heilstein-Wasser trinken.

### Physiologische Anwendungen:

In erster Linie indischen Weihrauch hochdosiert mit mindestens 800 mg (besser 1 400 bis 1 600 mg) mit 67 bis 80-prozentiger Boswelliasäure einnehmen; das kann die nächsten Schübe weit hinauszögern. 2× täglich 30 ml **kolloidales Silber** mit 50 (besser 100) ppm über Wochen einnehmen, dann auf 2 × 20 ml mit 25 ppm senken. Prinzipiell: Täglich 2×3 g **Klinoptilolith** als Pulver in etwas Wasser einrühren und einnehmen.

## Mumps

Parotitis epidemica

Eine akute übertragbare, hochansteckende Viruserkrankung mit Anschwellung der Ohrspeicheldrüse, die vorwiegend bei Kindern und Jugendlichen auftritt.
*Symptome:* Eine schmerzhafte nicht eitrige Entzündung und Schwellung meist einer Ohrspeicheldrüse und anderer Speicheldrüsen sowie charakteristische Ohrenschmerzen und Beschwerden beim Kauen und Schlucken. Nach einem Vorstadium mit Appetitlosigkeit, Reizbarkeit, Hals- und Kopfschmerzen kommt es zu einem Fieberanstieg bis 40,5 Grad, oft mit Schüttelfrost. Die Ohrspeicheldrüse schwillt teigig und schmerzhaft an, meist zuerst einseitig, der die andere Seite nach wenigen Tagen folgt.

Nach 5–8 Tagen sinkt das Fieber, die Drüsenschwellung bildet sich zurück.
*Ursache:* Durch eine Tröpfcheninfektion mit dem Mumps-Virus nach einer Inkubationszeit von 15–21 Tagen ausgelöst.
*Komplikationen:* Hodenentzündung bei Jungen und Eierstock- und Brustdrüsenentzündung bei Mädchen, die Entzündungen können zur Unfruchtbarkeit führen, Bauchspeicheldrüsenentzündung, Herzmuskelentzündung oder Hirnhautentzündung.

### Ätherische Öle:

2× täglich mit 2 Tropfen **Bergamotte-Öl** oder **Lavandinöl** lokal einreiben.

### Öl-Stein-Einreibungen:

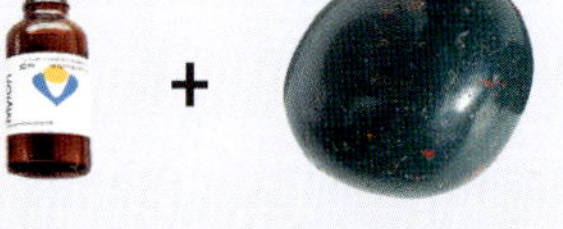

Ideal ergänzt sich die sanfte Einreibung von **Lavandinöl** mit **Heliotrop**.

**Ergänzende Heilstein-Anwendungen:**

- Zur Entzündungshemmung und Fiebersenkung **Heliotrop** und **Chalcedon** alle 2 Stunden im Wechsel lokal auflegen oder fixieren, nachts **sphärolithischen Chalcedon** oder **rosa Moosachat** mit ins Bett nehmen und in der Hand halten,
- zur Lymphflussanregung und Drüsenabschwellung **Chalcedon, Chrysopras** oder allgemeinen **Andenopal** tragen,
- zur Schmerzlinderung **Sardonyx** oder **Chrysokoll** auf die Backen auflegen,
- zur Linderung der Halsschmerzen **Chalcedon** oder **Heliotrop** als Kette oder im Halstuch direkt auf der Haut im Halsbereich tragen.

**Physiologische Anwendungen:**
3× täglich 20 ml **kolloidales Silber** mit 50 ppm einnehmen oder durch einen Vernebler einatmen. Dazu täglich 3 g **Klinoptilolith**, als Pulver in etwas Wasser eingerührt und eingenommen, bessert die Grundlage des Immunsystems.

## Mundausschlag

Aphten

Ausschlag an Lippen und der Mundschleimhaut in Form kleiner, gelblicher Flecken.
*Symptome:* Linsengroße, gelblich weiße Flecken, die zu einer schmerzhaften und unangenehmen oberflächlichen Läsion führen. Die Bläschen verschwinden meist nach etwa 10–14 Tagen von alleine, ohne weitere Folgen.
*Ursache:* Die Folge einer verminderten Abwehrlage mit der Anfälligkeit für Infektionen.

**Ätherische Öle:**
Mit 2 Tropfen **Myrtenöl** in alkoholischer Lösung gurgeln.

**Ergänzende Heilstein-Anwendungen:**

- Bei ersten Anzeichen **Peridot** und **Chrysopras** als Mundspülung trinken,
- zur Abheilung der Bläschen und zur Schmerzlinderung **grünen Turmalin, Sphen** oder **Chrysopras** in den Mund zum Lutschen nehmen,
  zur Stärkung der Abwehrkraft **Sphen** und **Smaragd** tragen oder mit **Aventurin** als Heilstein-Wasser trinken,
- vorbeugend zur energetischen Stabilisierung des Magen-Darm-Traktes mit **Amethyst-Drusenstück** ausstreichen.

**Physiologische Anwendungen:**
Mindestens 3× täglich **kolloidales Silber** mit 25 ppm zur Mundspülung einsetzen, dazu 2× 20 ml mit 25 ppm einnehmen und auftragen. Dazu 1–2× täglich 3 g **Klinoptilolith** als Pulver in etwas Wasser einrühren und einnehmen.

## Mundschleimhautentzündung

Stomatitis simplex

Eine nicht ansteckende Entzündung der Mundschleimhaut.
*Symptome:* Schmerzhafte Entzündung, mit Rötung und Schwellung, auch Blutungen, Belägen, Mundgeruch, vermehrter Speichelbildung und erschwerter Nahrungsaufnahme, mit einer Empfindlichkeit gegen heiße, saure oder gewürzte Speisen und Beschwerden beim Kauen oder Schlucken.
*Sonderform:* Soor (Stomatitis mycotica): weiße, brennende Bläschen an Wangen, Zunge und im Rachen, die leicht abwischbar sind.
*Ursache:* Die Folge einer bakteriellen oder viralen Erkrankung, einer Pilzinfektion, durch Tabakrauchen, Begleitreaktion einer Stoffwechselerkrankung wie der Zuckerkrankheit, Eisenmangelanämie, Vitamin-B-Mangelstörung, einer Metallvergiftung, Antibiotika- oder Chemo-Therapie, Immunschwäche oder empfindliche Reaktion auf Zahnprothesen.

››

### Ätherische Öle:

Es liegen keine gesicherten Empfehlungen für eine Therapie mit Ölen vor; ein Versuch mit 2 × täglich 1 Tropfen **Fenchelöl** mit etwas Wasser zur Mundspülung sollte unternommen werden.

### Ergänzende Heilstein-Anwendung:

- Zur Abheilung der Bläschen und zur Schmerzlinderung **Peridot** oder **Chrysopras** in den Mund zum Lutschen nehmen oder als Mundwasser einsetzen,
- zur Stärkung der Abwehrkraft **Peridot** und **Smaragd** mit Rauchquarz als Heilstein-Wasser trinken,
- bei Zuckerkrankheit **Citrin** als Wasser reichlich trinken,
- zur Entgiftung nach medikamentöser Behandlung **Chrysopras, Smaragd** oder **Sardonyx** als Heilstein-Wasser trinken,
- vorbeugend zur Stabilisierung des Magen-Darm-Traktes **Rauchquarz** oder **Bernstein** tragen.

### Physiologische Anwendungen:

2 × täglich 10 ml **kolloidales Silber** 25 ppm zur Mundspülung einsetzen, dazu 2 × 20 ml einnehmen und tropfenweise auftragen. Dazu 1–2 × täglich 3 g **Klinoptilolith** als Pulver in etwas Wasser einrühren und einnehmen.

## Chronische Muskelschmerzen

Fibromyalgie-Syndrom

Ein Krankheitszustand ungeklärter Ursache durch chronische Schmerzen in der Muskulatur.
*Symptome:* Ein über den ganzen Körper verteilter Schmerz – ausgelöst durch Fingerdruck auf Muskeln, Muskelhüllen oder Sehnen.

Chronische Müdigkeit und Erschöpfung, Schlafstörungen, Kopfschmerzen, kalte Hände und Füße, starke Schweißneigung, Zittern, Gleichgewichtsstörungen, Empfindungsstörungen wie Taubheitsgefühl oder Kribbeln, Gelenkschmerzen und erhöhte Kälteempfindlichkeit. Es kann zu Gesichtsfeldausfällen mit verschwommenem Sehen kommen. Ängstlichkeit, Gedächtnis- und Konzentrationsstörungen, Depressionen und Stressempfindlichkeit.
*Ursache:* Bisher weitgehend ungeklärt, es werden heute Virusinfektionen, autoimmune oder psychogene Faktoren diskutiert.

### Ätherische Öle:

2 × täglich 5 Tropfen **Muskel-Relax-Öl** oder 2 × täglich 1 Tropfen **Nelkenöl** in den Schmerzbereich sanft einreiben.

### Öl-Stein-Einreibungen:

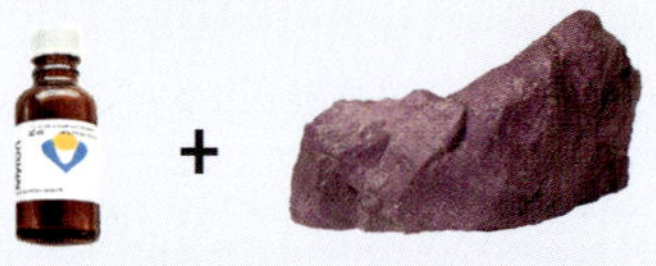

Ideal ergänzt sich die sanfte Einreibung von **Muskel-Relax-Öl** mit **Sugilith**.

### Ergänzende Heilstein-Anwendungen:

- Zur Schmerzlinderung **Sugilith, Charoit** oder **Rhodonit** tragen bzw. sanft einmassieren
- zur Aktivierung und Überwindung der Müdigkeit **Tsesit** tragen,
- bei Empfindungsstörungen und Taubheitsgefühl **Turmalin** oder **Kunzit** tragen.

### Physiologische Anwendungen:

2 × täglich 30 ml **kolloidales Silber** mit 50 ppm einnehmen. Dazu täglich 2 × 3 g **Klinoptilolith** als Pulver in etwas Wasser einnehmen.

## Muskelschwäche

Myasthenia gravis pseudoparalytica

Eine durch Muskelabbau auftretende Schwäche und Kraftlosigkeit, oft als Begleiterscheinung anderer Erkrankungen.
*Symptome:* Ein Augenlid schließt sich oder Auf-

treten von Doppeltsehen mit zunehmender Verschlechterung im Laufe des Tages. Schwierigkeiten beim Kauen und Schlucken, die während der Mahlzeit sich verschlimmern. Die Muskulatur des Gesichts erschlafft und die Lippen weichen zurück, wobei ein verzerrtes Lächeln entsteht. Die Kraft der gesamten Muskulatur wird immer schwächer, bis es zu einer Lähmung der Atemmuskulatur kommt.
*Ursache:* Überanstrengung, Infektionen, schlechte Ernährung, in seltenen Fällen eine Folge eines Antikörperüberschusses, der die normale Reizübermittlung zwischen den Muskeln und den Nerven stört.

**Ätherische Öle:**
Es liegen keine gesicherten Empfehlungen zur Therapie mit Ölen vor.

**Ergänzende Heilstein-Anwendungen:**
- Zum Muskelaufbau und zur Muskelkräftigung **Tsesit** im Wechsel mit **Thulit** als Heilstein-Wasser trinken und die betroffene Muskulatur sanft massieren,
- zur Verbesserung der Energieversorgung und gegen mögliche Traumatisierungen der Muskulatur **Obsidian** tragen und zur Massage benutzen,
- zur Anregung des Stoffwechsels zusätzlich **Apatit** oder **roten Granat** tragen.

**Physiologische Anwendungen:**
2× täglich 20 ml **kolloidales Silber** mit 25 ppm einnehmen. Dazu täglich 2×3 g **Klinoptilolith** als Pulver in etwas Wasser einrühren und einnehmen.

## Nagelfalzentzündung

Paronychie, Panaritium

Eine durch eine kleine Verletzung, rissige Nagelbette oder Nägelknabbern auftretende Entzündung des Nagelfalzes.
*Symptome:* Der Bereich um den Nagel ist mehr oder minder gerötet, geschwollen, berührungsempfindlich und schmerzhaft, mit klopfenden Schmerzen. Schreitet die Entzündung weiter fort, bildet sich Eiter unter der Haut. Eine Wärmeanwendung verschlimmert den Schmerz, kühlende Umwicklungen lindern ihn meist etwas.
*Ursache:* Eine bakterielle Entzündung verschiedener Bakterien wie Staphylokokken oder Streptokokken oder des Hefepilzes Candida albicans, ausgelöst nach einer Verletzung des Nagelbettes.

**Ätherische Öle:**
2× täglich 2 Tropfen **Lavandinöl** lokal auftragen.

**Ergänzende Heilstein-Anwendungen:**
- Zur Entzündungshemmung **Heliotrop** oder **Lapislazuli** ohne Pyriteinsprengsel frei in der Hand halten,
- zur Schmerzmilderung **Disthen** oder **Rhodonit** in die Hand nehmen,
- zur Abschwellung und Entstauung der Lymphe **Chalcedon, Chrysokoll** oder **Andenopal** in die Hand nehmen.

**Physiologische Anwendungen:**
Tropfenweise **kolloidales Silber** mit 50 ppm auftragen oder durch ein Fingerbad mit 25 ppm tief einwirken lassen. **Klinoptilolith**, als Pulver in etwas Wasser angerührt, auf die entzündete Stelle streichen und leicht antrocknen lassen.

## Nahrungsmittelunverträglichkeit

Eine Reaktion des Körpers auf den Verzehr von unverträglichen Nahrungsmitteln, wobei die Reaktion durch enthaltenes Gift oder allergische Sensibilisierung ausgelöst werden kann. Bei einer nicht immunologischen Reaktion liegt hingegen ein erworbenes oder angeborenes Unvermögen vor, einen Nahrungsbestandteil völlig zu verwerten, etwa wegen eines Enzymmangels. ››

*Symptome:* Häufige Symptome sind Atemnot, Juckreiz, Nesselsucht, Schwellungen der Schleimhaut, Übelkeit, Erbrechen, Durchfall oder Herzrasen, die einzeln oder in Kombination auftreten können.

Bei stark sensibilisierenden Allergien kann durch eine massive Histaminfreisetzung ein Schock ausgelöst werden, der innerhalb von wenigen Sekunden bis zu einer Stunde nach Allergenkontakt auftreten kann. Er betrifft oft mehrere Organsysteme gleichzeitig, wobei am häufigsten das Herz-Kreislauf-System, die Atemorgane, der Magen-Darm-Trakt sowie die Haut betroffen sind.

Nahrungsmittelintoleranzen werden häufig nicht als solche erkannt und können zu verschiedensten Beschwerdebildern führen, von Gewichtsproblemen bis zu depressiven Verstimmungen.

Wichtig ist es, die Bestandteile zu kennen und konsequent zu vermeiden.

*Ursache:* Eine Reaktion auf Allergien-auslösende Nahrungs- und Genussmittel, Lebensmittelfarbstoffe, Geschmacksverstärker oder Konservierungsstoffe.

**Ätherische Öle:**
Es gibt keine gesicherten Empfehlungen zur Therapie mit Ölen.

**Ergänzende Heilstein-Anwendungen:**

- Zur Histaminblockierung und Juckreizminderung **Aquamarin**, eventuell zusätzlich zur Desensibilisierung **Apophyllit** oder alternativ **Prasemquarz** oder **Aventurin**, tragen und als Heilstein-Wasser trinken,
- zur Abwehrstärkung **Granat, Aquamarin** oder **Smaragd** einige Wochen tragen,
- zur Verbesserung der Verdauung **Citrin, Sardonyx** oder **Schalenblende** auf Magenhöhe tragen,
- zur Verbesserung der Aufnahme und Verwertung der Nährstoffe **Rutilquarz, Mookait** oder versuchsweise **Antimonit** tragen.

**Physiologische Anwendungen:**
Tropfenweise **kolloidales Silber** mit 25 ppm äußerlich auftragen und verteilen, das lindert Hautreizungen. Dazu 2× täglich 10 ml **kolloidales Silber** mit 25 ppm einnehmen; es senkt sanft die Allergiebereitschaft und Entzündungsneigung. 2× täglich 3 g **Klinoptilolith** als Pulver in etwas Wasser einrühren und über einen Zeitraum von 6 Monaten einnehmen; kann Unverträglichkeiten bessern.

**Anmerkungen:** Grundsätzlich sollten allergieauslösende oder unverträgliche Nahrungsmittel über längere Zeit gemieden werden, da nach einer Stärkungs- und Entgiftungsphase der Organismus oftmals Stoffe in Bio-Qualität wieder vertragen können.

## Narben-Nachbehandlung
Cicatrix

Im Laufe einer Wundheilung bei Verletzungen der Haut, Geschwüren, Entzündungen, örtlichem Gewebetod, tieferen Verbrennungen und nach Operationen bildet sich sichtbares Ersatzgewebe für das zerstörte Körpergewebe (Narben).

An exponierten Körperstellen werden sie als störend empfunden und stellen nicht nur ein kosmetisches Problem dar. Sie können mitunter erhebliche Schmerzen verursachen oder, wenn sie in der Nähe von Gelenken liegen, auch zu Einschränkungen der Beweglichkeit führen.

Grundsätzlich beeinträchtigen sie aufgrund der geringeren elektrischen Leitfähigkeit den Energiefluss in den betroffenen Energiemeridianen. Quer zur Körperachse verlaufende Narben wirken störender.

**Ätherische Öle:**
2× täglich 1–2 Tropfen **Lavandinöl** lokal auftragen.

**Öl-Stein-Einreibungen:**

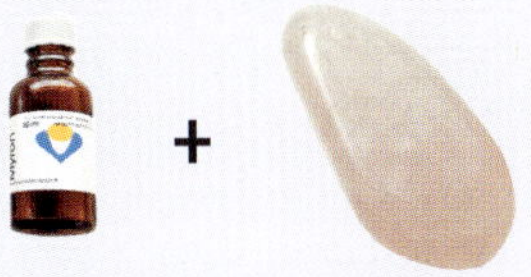

Ideal ergänzt sich die lokale Einreibung von **Lavandinöl** mit **Obsidian** oder **Rosenquarz**.

**Ergänzende Heilstein-Anwendungen:**

- Zur Abheilung und weiteren Entstörung der Narbe mit Obsidian und Rhodonit das Gewebe massieren oder als Wasser die gesamte Partie einreiben,
- zur Regeneration des Narbengewebes Chrysokoll tragen oder lokal fixieren,
- zur Verbesserung der Nervenleitung und zur Entstörung der Energiebahnen durch das Narbengewebe Ägirin oder Turmalin als Kristall mit Pflaster auf die Haut über der Narbe kleben.

**Physiologische Anwendung:**

Eine Narben-Nachbehandlung mit **kolloidalem Silber** ist nicht sinnvoll, wenn der Vernarbungsprozess der Haut (Defektheilung) bereits abgeschlossen ist. Keine sinnvolle Indikation für die Anwendung von **Klinoptilolith.**

## Nasenbluten

Epistaxis

Ein spontanes Austreten von Blut aus der Nase in unterschiedlicher Stärke mit sehr unterschiedlicher Ursache.

*Symptome:* Aus einem oder beiden Nasenlöchern fließt Blut.

*Ursache:* Folge einer Erkältung, trockener Nasenschleimhaut, von kräftigem Schnäuzen oder Niesen, Nasenbohren, Nasen- oder Kopfverletzungen, Bluthochdruck, Blutgerinnungsstörungen, Arteriosklerose und bei akuten Infektionen, Nasennebenhöhlenentzündung, Vitamin-C- und K-Mangel, gelegentlich auch bei bösartigen Geschwülsten.

**Ätherische Öle:**

Bei Bedarf 1 Tropfen **Lavandinöl** oder **Nasales Reflexöl** auf Watte tropfen und in die Nase einführen; das stoppt die Blutung.

**Ergänzende Heilstein-Anwendungen:**

- Bei plötzlichem Einsetzen von heftigem Bluten **Obsidian** oder **Rhodonit** an die Nasenwurzel halten,

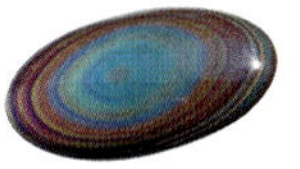

- zur Stillung schwächerer Blutung **Rhodonit** oder **rote Koralle** auflegen, sie wirken zusammenziehend auf die Schleimhäute und kräftigen die Gefäße.

**Physiologische Anwendungen:**

Mit verdünnter Kristall-**Salz-Sole** eine Nasenspülung auf Verträglichkeit testen, nicht jedoch an dem Tag, an dem das Bluten aufgetreten ist.

## Nebenhöhlenentzündung

Sinusitis

Eine meist bakteriell ausgelöste, hartnäckige, abszessähnliche, eitrige Entzündung der Schleimhäute der Nebenhöhlen.

*Symptome:* Plötzlicher Beginn mit klopfenden Druckschmerzen in der Gegend der erkrankten Nebenhöhlen an der oberen Wangenregion, die beim Bücken schlimmer werden; Schwindelgefühl, Lichtempfindlichkeit, Fieber bis zu 40 Grad, ein nicht abheilen wollender Schnupfen mit eitrig-gelblichem oder milchig-trübem Nasenausfluss, Schweregefühl im Kopf mit einem allgemeinen Unwohlsein sowie eine behinderte Nasenatmung; gerötete Augenlider können lange Zeit bestehen bleiben. ››

*Ursache:* Eine Infektion durch Bakterien, Viren oder Pilze, kann auch durch einen kranken oberen Zahn oder eine Zahnwurzel verursacht werden.

### Ätherische Öle:

1 Tropfen **Nasales Reflexöl** oder **Rosmarinöl** mit einem Wattestäbchen bis 1 cm tief in die Nase einführen.

### Öl-Stein-Einreibungen:

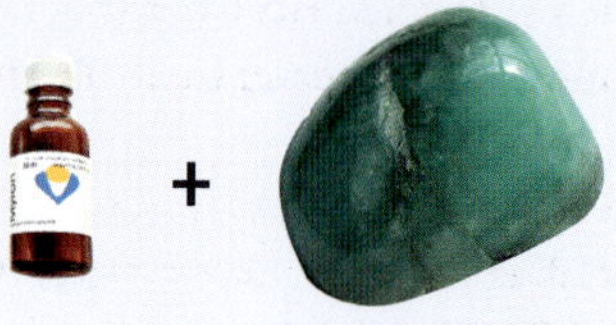

Ideal ergänzt sich der Einsatz von **Rosmarinöl** mit einem Wattestäbchen im unteren Naseninnenbereich mit einem kleinen, runden **Smaragd**-Stab, ebenfalls im Naseninneren.

### Ergänzende Heilstein-Anwendungen:

- Zur Entzündungshemmung und zum Eiterabbau **Smaragd** oder **Heliotrop**, versuchsweise **Cavansit** auf dem Nasenansatz für mehrere Stunden befestigen,
- speziell bei Stirnhöhlenentzündung **Smaragd**, **Sphen** oder **Tsesit** äußerlich auflegen,
- zur Fiebersenkung und Regeneration der Schleimhäute **Moosachat** oder **Labradorit** als Anhänger oder Kette auf der Thymusdrüse tragen,
- zur Schmerzlinderung und weiteren Stärkung der Abwehrkraft **Heliotrop** oder **Smaragd** tragen.

### Physiologische Anwendungen:

2× täglich 20 ml **kolloidales Silber** mit 25 ppm lange im Mund belassen sowie äußerlich tropfenweise auftragen und einreiben. Dazu 1–2× täglich 3 g **Klinoptilolith** als Pulver in etwas Wasser einrühren und einnehmen. Kristall-**Salz-Sole**-Spülung durch die Nase ziehen.

## Nervenentzündung und Nervenschmerz

Neuritis, Neuralgie

Eine Bezeichnung für anfallartig auftretende Schmerzen im Ausbreitungsgebiet eines sensiblen Nervs.

*Symptome:* Ein wellenförmiger, attackenartiger oder dauerhaft auftretender Schmerz, der als stechend, bohrend, reißend, brennend empfunden wird und meist auf ein umschriebenes Gebiet begrenzt bleibt. Er kann sich bis zum Schulterblatt ziehen und wird begleitet von Empfindungsstörungen wie Kribbeln, Brennen oder einem pelzigen Gefühl, auch mit Lähmungserscheinungen. Der Schmerz kann von wenigen Minuten bis zu mehreren Wochen anhalten und in unregelmäßigen Abständen immer wieder auftreten.

Beim Nervenschmerz sind im Gegensatz zur Nervenentzündung keine anatomischen Veränderungen oder Funktionsausfälle der Nerven nachweisbar.

*Ursache:* Folge einer Infektion durch verschiedene Bakterien oder Viren, Vergiftung.

### Ätherische Öle:

2× täglich 1 Tropfen **Nelkenöl, Eukalyptusöl, Pfefferminzöl** oder **Wacholderöl** lokal auftragen.

### Öl-Stein-Einreibungen:

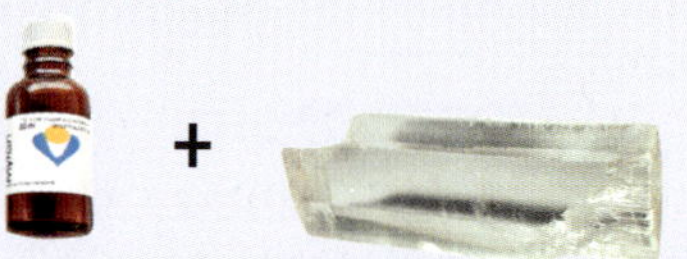

Ideal ergänzt sich die lokale Einreibung von **Nelkenöl** mit **Selenit**.

### Ergänzende Heilstein-Anwendungen:

- Zur akuten Schmerzreduktion **Selenit** oder **Sugilith** lokal fixieren, **Tigerauge** kann bei mehrwöchigem Gebrauch Taubheitsgefühle verursachen,

- zur Entzündungshemmung vor allem bei Empfinden von Hitze, bei ziehenden und ausstrahlenden Schmerzen **Kunzit** oder **blauen** oder **grünen Turmalin** lokal aufkleben,
- zur Schmerzlinderung bei bohrenden, drückenden und stechenden Schmerzen sowie zur Nervenberuhigung **Sugilith** oder **Ägirin** tragen,
- zur Nervenregeneration und bei Taubheitsgefühlen **Turmalin** oder **Disthen** lokal aufkleben.
- zur Entzündungshemmung bei wiederholtem Auftreten **Nephrit** lokal aufkleben.
- zur Vorbeugung und Nachversorgung kann der nervenberuhigende **Selenit** getragen oder an das Bett gestellt werden.

**Physiologische Anwendungen:**
2× täglich 30 ml **kolloidales Silber** mit 50 oder besser 100 ppm einnehmen. Keine direkte Indikation für **Klinoptilolith.** Er kann aber bei chronischen Entzündungen verwendet werden. Dazu 1–2× täglich 3 g **Klinoptilolith** als Pulver in etwas Wasser einrühren und einnehmen.

## Nervosität
### Nervosismus

Ein Zustand reizbarer Überempfindlichkeit oder Überreaktion.
*Symptome:* Ungeschicklichkeit, Unausgeglichenheit, Überreaktion, Hast, Unruhe, Ungeduld und Überempfindlichkeit, gesteigerte Ermüdbarkeit.

Ein jahrelang andauernder nervöser Zustand kann zu Kopfschmerzen, Magenbeschwerden, Herzbeschwerden und Schwindelgefühlen führen sowie irgendwann zu nervöser Erschöpfung.
*Ursache:* Die Folge einer Schilddrüsenüberfunktion, aber auch von psychisch aufwühlenden Ereignissen.

**Ätherische Öle:**
1 Tropfen **Muskatellersalbeiöl** einnehmen oder 1-2 Tropfen **Lavandinöl** zum Beispiel über ein Papiertaschentuch einatmen.

**Ergänzende Heilstein-Anwendungen:**
- Zur allgemeinen Beruhigung **Lepidolith, Aventurin, Bernstein** oder **Nephrit** tragen,
- zur Beruhigung einer überaktiven Schilddrüse **Aquamarin** oder **Lapislazuli** am besten als Kette tragen,
- für eine Grundhaltung der Gelassenheit und inneren Zufriedenheit zunächst **Dumortierit**, dann nach 4 Wochen **Bernstein** als Kette tragen und **Selenit,** besser noch **Tsesit,** mit ins Bett nehmen,
- bei Nervosität, die mit Unruhe, Gereiztheit und Hektik einhergeht, **Tsesit, Selenit, Dolomit, Türkis** oder **Aventurin** tragen.

**Physiologische Anwendungen:**
Keine direkte akute Indikation für **kolloidales Silber** oder **Klinoptilolith.**

## Nesselsucht
### Urtikaria

Eine angeborene oder erworbene veränderte, gesteigerte oder verminderte Reaktion der Haut oder Schleimhäute auf bestimmte »normale« Reize.
*Symptome:* Können sofort und massiv oder erst später, teils erst nach einigen Tagen auftreten, mit heftigem Juckreiz und Prickeln, Hautrötung, Schwellung und Quaddelbildung auf der Haut, die unregelmäßig begrenzt, aber sich auch großflächig über den Körper ausbreiten kann.
*Ursache:* Die Folge einer Überempfindlichkeitsreaktion auf Nahrungsmittel, Pflanzen, Insektenstiche, Tierhaare, Medikamente oder chemische Stoffe und Sonnenstrahlen.

**Ätherische Öle:**
2× täglich 2–3 Tropfen **Lavandinöl** lokal auftragen. ››

**Öl-Stein-Einreibungen:**

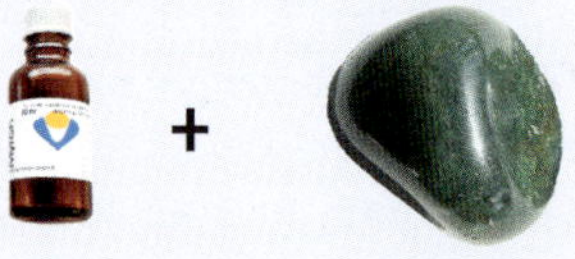

Ideal ergänzt sich die sanfte Einreibung von **Lavandinöl** durch **Aventurin**.

**Ergänzende Heilstein-Anwendungen:**

- Zur Senkung der Reaktionsbereitschaft Histaminunterdrückung und Juckreizminderung **Nephrit, Aquamarin** und **Apophyllit** als Heilstein-Wasser trinken oder alternativ **Serpentin** tragen,
- zur Linderung der Hautreizungen **Aventurin**, gelb-braunen **Stromatolith** oder **Schalenblende** tragen,
- zur Reduzierung von Überreaktionen des Immunsystems **Saphir** oder **Heliotrop** oder versuchsweise **Schalenblende** oder **Ägirin** aufkleben,
- zur Abschwellung und Entzündungshemmung **Heliotrop, Chrysopras** oder **Lapislazuli** ohne Pyrit tragen,
- zur Stärkung der Entgiftungsfunktion der Nieren **Nephrit, Smaragd** oder **Aventurin** tragen,
- zur Stärkung der Ausscheidung über den Darm **Sardonyx, Schalenblende, Mookait** oder **Stromatolith** tragen.

**Physiologische Anwendungen:**

Zur allgemeinen Linderung 3× täglich 20 ml **kolloidales Silber** mit 25 ppm einnehmen und äußerlich tropfenweise 50 ppm unverdünnt anwenden. Kristall-**Salz-Sole**-Vollbäder zur Entlastung des Bindegewebes einnehmen. Zur Verbesserung des Hautzustandes täglich 2 Teelöffel **Kieselsäure-Gel** lokal auftragen.

# Neurodermitis, chronisches Ekzem

Neurodermitis atropica

Eine zum Teil allergische, zum Teil stoffwechselbedingte und von der Veranlagung her vererbbare, in Schüben auftretende Erkrankung der Haut, die durch Ernährung positiv, durch Umweltbeanspruchungen stark negativ beeinflussbar ist.
*Symptome:* Der Hautausschlag findet sich vor allem symmetrisch in den Armbeugen und Kniekehlen sowie im Nacken, Hals, Gesicht, an Hand- und Fußrücken. Die Haut ist gerötet, trocken, gespannt, leicht gedunsen mit einem unerträglichen Juckreiz, der in der Bettwärme noch schlimmer wird. Der unerträgliche Juckreiz zwingt zum Kratzen, wodurch der Ausschlag zu nässen beginnen kann und bei Verletzung der Haut auch blutet.
*Merkmale:* Haarverlust an den außen liegenden Rändern der Augenbrauen, auf Drucklinien bleiben weiße Linien erhalten, Vergröberung des Hautrasters vor allem an den Handrücken. Häufig tritt die Neurodermitis im Wechsel mit Asthma auf.
*Beeinflussung:* Sie wird durch Ernährung, Seeaufenthalt und Reizklima verbessert.

**Ätherische Öle:**

2–3× täglich 1–2 Tropfen **Lavandinöl** lokal einreiben.

**Öl-Stein-Einreibungen:**

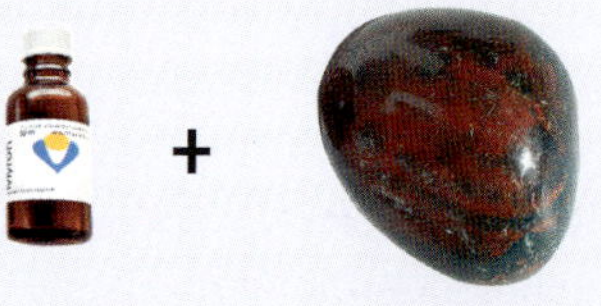

Ideal ergänzen sich **Lavandinöl** und **Heliotrop**.

### Ergänzende Heilstein-Anwendungen:

- Zur schnelleren Wundheilung und zum Abbau von sozialen Empfindlichkeiten **Rhodonit** tragen, zur nachhaltigen konstitutionellen Verbesserung **Antimonit** tragen,
- zur Verbesserung des Hautzustandes, zur Verbesserung der Widerstandskraft der Haut und zur Reizlinderung **Heliotrop, Aventurin** oder **Prasemquarz** tragen oder bei Juckreiz sanft massieren,
- zur Stärkung der Darmfunktionen und Entlastung der Ausscheidungsfunktion der Haut **Sardonyx** oder **Stromatolith** tragen,
- zur anschließenden Entgiftung über die Nieren bei stabilem Hautzustand **Chrysopras** oder **Smaragd** tragen und als Heilstein-Wasser trinken,
- zur Entzündungshemmung und Juckreizminderung **Lapislazuli** möglichst ohne Einschlüsse von Pyrit oder **Chalcedon** als Anhänger oder Kette mehrere Wochen bis zur Abheilung tragen.

### Physiologische Anwendungen:

2 × täglich tropfenweise **kolloidales Silber** mit 50 ppm lokal auftragen. Dazu 1–2 × täglich 3 g **Klinoptilolith** als Pulver in etwas Wasser einrühren und einnehmen. Zur besseren Wasserversorgung der oberen Hautschichten **Salz**-Vollbäder nehmen. Das über die Haut ausgeschiedene Gift mit **Salz-Sole** abwaschen.

### Zusätzliche Maßnahmen:

Borretschsamenöl oder Schwarzkümmelöl mindestens 4 Wochen einnehmen und eventuell auf die Hautstellen auftragen.

## Nierenbeckenentzündung

Glomerulonephritis

Eine meist akute, bakterielle Entzündung des Nierenbeckens, die oft nach einer Blasenentzündung auftritt.

*Symptome:* Appetitlosigkeit, Unbehagen, Frösteln, Fieber und Schüttelfrost, Herpes labialis, heftige Kreuzschmerzen, Nierenschmerzen oder ein Druckgefühl in der Nierengegend; die Nieren sind klopfempfindlich. Eine trockene und belegte Zunge mit vereinzelten Fieberanfällen und erschwertem Wasserlassen bei vermehrtem Harndrang. Der Urin wird trübe und meist flockig. In schweren Fällen kann die Harnausscheidung immer mehr zurückgehen oder ganz aufhören. Das Gesicht ist morgens geschwollen, vor allem um die Augen.

Die chronisch verlaufende Form ist durch mildere Symptome mit vereinzelten Fieberanfällen und Schmerzen beim Wasserlassen gekennzeichnet.

*Ursache:* Eine aufsteigende bakterielle Infektion, meist durch Kolibakterien, Staphylokokken, Streptokokken, Gonokokken, Mykobakterien oder Trichomonaden ausgelöst, die durch Kälte oder Harnstau begünstigt wird.

### Ätherische Öle:

2× täglich 1 Tropfen **Wacholderöl** oder **Eukalyptusöl** in den Unterleib oder alternativ **Lavandinöl** einreiben.

### Öl-Stein-Einreibungen:

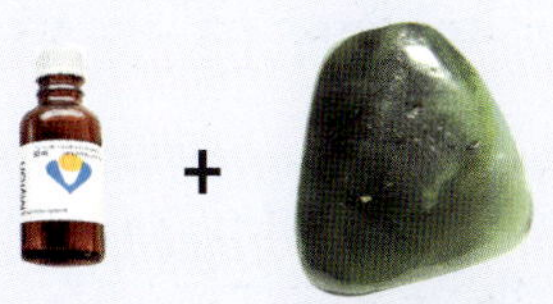

Ideal ergänzt sich die sanfte Einreibung von **Eukalyptusöl** oder **Wacholderöl** mit **Nephrit**.

### Ergänzende Heilstein-Anwendungen:

- Zur Entzündungshemmung **Aventurin, Smaragd** oder **Heliotrop** als Heilstein-Wasser trinken und lokal fixieren,
- zur Stärkung der Niere und Verbesserung ihrer Funktionen **Cavansit, Nephrit** oder **farbigen Turmalin** tragen,

››

- zur verstärkten Harnausscheidung **Peridot** oder **blauen Turmalin** als Heilstein-Wasser trinken,
- zur Schmerzlinderung **Sugilith, Ägirin** oder **Labradorit,** auch versuchsweise **Schalenblende,** am Kreuz aufkleben.

### Physiologische Anwendungen:

2 × täglich 30 ml **kolloidales Silber** mit 50 (besser 100) ppm zur Reduktion der Entzündung einnehmen, 25 ppm ist meist zu schwach dazu.

## Nierensteine

Nephrolithiasis

Eine durch Steinbildung gekennzeichnete Erkrankung der Niere unterschiedlicher Ursachen, die bei Steinabgang wehenartige Schmerzen verursachen können.

*Symptome:* Steine können reiskorngroß sein, bis zu Steinen, die das ganze Nierenbecken ausfüllen; die Beschwerden sind von der Größe des Steines sowie dessen Sitz abhängig. Quälend-krampfartige Schmerzen, die in die Leistengegend oder Oberschenkelinnenseite ausstrahlen, mit Übelkeit, Erbrechen, Schweißausbrüchen, Schüttelfrost und Fieber sowie Blut im Harn.

*Ursache:* Nierensteine entstehen durch das Auskristallisieren von im Harn gelösten Stoffen.

### Ätherische Öle:

2–3 × täglich 1 Tropfen **Eukalyptusöl, Rosmarinöl** oder alternativ **Fenchelöl** in den Unterbauch einreiben.

### Öl-Stein-Einreibungen:

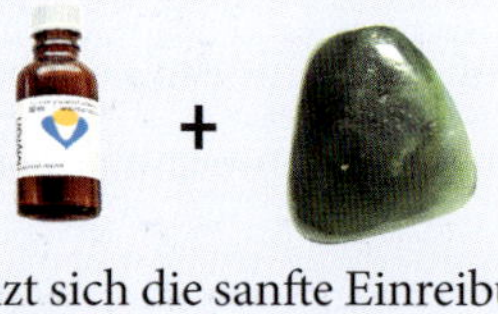

Ideal ergänzt sich die sanfte Einreibung von **Eukalyptusöl** mit **Nephrit** in den Unterbauch.

### Ergänzende Heilstein-Anwendungen:

- Zur Beeinflussung der Grunderkrankung **Smaragd, Aventurin** oder **Nephrit** lokal aufkleben,
- zur Krampflösung **Charoit, Malachit** oder Pyrit-Sonne und zur Schmerzlinderung **Dumortierit** tragen,
- zur Durchblutungsverbesserung **farbigen Turmalin, Rhodonit** oder **Mookait** zur sanften Massage verwenden,
- zum Auflösen und Austreiben der Steine **Nephrit, Diamant, sphärolithischen Chalcedon** oder **schwarzen Turmalin** tragen oder als Heilstein-Wasser trinken,
- zur Verbesserung und Glättung der Haut mit Ödemabbau **Anhydrit** tragen oder lokal auflegen,
- zur Juckreizmilderung **Aventurin** oder **Chalcedon**, tragen oder als Heilstein-Wasser trinken.

### Physiologische Anwendungen:

Keine sinnvolle Indikation für **kolloidales Silber** oder **Klinoptilolith**. Beide lösen die Nierensteine nicht auf.

## Ohrgeräusche

Tinnitus aurium

Ein akutes und häufig nur kurzzeitig anhaltendes Phänomen mit störenden Ohrgeräuschen, die ohne äußere Schallquelle im Kopf empfunden werden.

*Symptome:* Klingen, Rauschen, Pfeifen, Summen, in einem oder beiden Ohren oder im Kopf lokalisiert wahrgenommen.

Chronisch ist die Erkrankung, wenn die Ohrgeräusche über einen Zeitraum von mehr als 3 Monaten anhalten.

Komplikationen des chronischen Tinnitus sind psychische Folgeerscheinungen, die sich in Konzentrations- und Schlafstörungen, Depressionen und Ängsten äußern.

*Ursache:* Hörbeeinträchtigungen, Lärmschäden, Morbus Menière, Hörsturz, Probleme mit der Halswirbelsäule oder im Zahn-Kiefer-Bereich sowie Stress.

### Ätherische Öle:

Es liegen keine gesicherten Empfehlungen für die Therapie mit Ölen vor. Bei starker psychischer Beeinträchtigung kann der Einsatz von 2 Tropfen **Muskatellersalbeiöl** sinnvoll sein.

### Ergänzende Heilstein-Anwendungen:

- Zur Verbesserung der ausgeprägten Grunderkrankung und Steigerung der Lebensenergie **Cavansit** im betroffenen Ohr fixieren, dies gelingt mithilfe eines um den Kristall gewickelten Bindfadens; für täglich 20 Minuten,

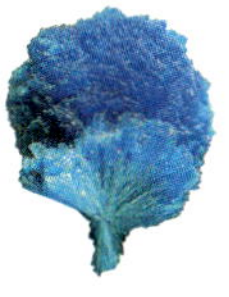

- zur Verbesserung der leichten Erkrankung mit dem Ohr auf **Chalcedon** als Rosette schlafen und **Sardonyx** tagsüber tragen,
- in schweren Fällen 2 × täglich ruhend 10 Minuten **Chalcedon** als Rosette auf jedes Ohr auflegen und **Sardonyx** tragen,
- wenn sich der Zustand mit obiger Anwendung nicht weiter verbessern lässt, **Cavansit** in einem Ohr fixieren oder alternativ **Türkis** oder **schwarzen Turmalin** als Ohr-Olive (speziell geformter Stein mit einer Schnur an einem Ende) ins Ohr stecken,
- zur Durchblutungsverbesserung und Regeneration **roten Granat, Rhodonit, Cavansit** auflegen oder, wenn möglich, als Kette tragen.

### Physiologische Anwendungen:

2 × täglich einige Tropfen **kolloidales Silber** mit 25 ppm in die Ohren tropfen, kann Ohrgeräusche verbessern. Keine sinnvolle Indikation für **Klinoptilolith**.

## Operation

Ähnlich einer Schnittverletzung ist eine Operation ein tiefer Gewebeeingriff mit einem scharfen Messer (Skalpell), wobei Haut, Bindegewebe, Nerven und Blutgefäße durchtrennt werden.

Größere Operationen müssen unter Narkose durchgeführt werden, wobei das Gehirn zumindest zeitweise vollständig ausgeschaltet wird.

Kleinere Operationen werden unter lokaler Betäubung durchgeführt, wobei Medikamente zur Unterbrechung der Nervenübertragung gespritzt werden.

### Ätherische Öle:

Es gibt kaum eine Möglichkeit, eine OP mit Ölen vorzubereiten oder diese während einer Operation einzusetzen. Sinnvoll jedoch kann 1 Tropfen **Nelkenöl** lokal gegen Schmerzen und die Nachbehandlung der OP-Narbe mit Lavandinöl und die Durchblutungsförderung des Gewebes um das OP-Feld sein.

### Ergänzende Heilstein-Anwendungen:

- Zur Linderung der Schmerzen nach einer Operation **Obsidian, Sugilith** oder **Kunzit** lokal aufkleben, bei Bedarf mit **Halit**-Kristall durch kurzes Daraufhalten kühlen,
- zur Wundheilung nach einer Operation erst **Obsidian** auflegen, dann **Rhodonit** oder **Mookait** tragen sowie regelmäßig mit einem **Amethyst-Drusenstück** ausstreichen,
- zur Erholung und Kräftigung nach einer Operation mehrere Wochen **Unakit** tragen oder **sphärolithischen Chalcedon** als Heilstein-Wasser trinken.

### Physiologische Anwendungen:

Keine sinnvolle Indikation für die Anwendung von **Klinoptilolith.**

# Orangenhaut

Cellulitis

Eine Veränderung der Beschaffenheit der Unterhautstruktur und des Unterhautfettgewebes.
*Symptome:* Unregelmäßige Einlagerung von Fettdepots, die zu bucklingen Unregelmäßigkeiten der Hautoberfläche mit orangenähnlichem Aussehen führt.

### Ätherische Öle:

2× täglich 1–2 Tropfen **Wacholderöl, Orangenschalenöl** oder alternativ **Zitronenschalenöl** über etwa 6 Monate konsequent lokal einreiben.

### Ergänzende Heilstein-Anwendungen:

- Zur Bindegewebekräftigung **Lepidolith** tragen oder langfristig **Bergkristall** und **Rosenquarz** zusammen als Heilstein-Wasser trinken,
- zur Hautregeneration **sphärolithischen Chalcedon** tragen,
- zur Durchblutungsverbesserung und Gewebestraffung **roten Granat** für Massagen verwenden,
- zur Entgiftung über die Niere und Förderung der Wasserausscheidung **Peridot, Sodalith** oder **blauen Turmalin** als Heilstein-Wasser trinken,
- zur Anregung des Lymphflusses **Chrysopras** oder **Andenopal** tragen.

### Physiologische Anwendungen:

**Salz-Sole**-Vollbad nehmen und **Kieselsäure-Gel** auftragen. Keine Indikation für **kolloidales Silber** und **Klinoptilolith**.

### Begleitende Maßnahmen:

Zeitweise Zufuhr basischer Mineralstoffe mit ausgewogener Ernährung und vermehrt trinken. Während der Zeit der Entgiftung kein Sport.

# Pilzbefall

Mykosen

Ein Befall der feucht-warmen Hautpartien oder der Schleimhäute unter anderem durch den Hefepilz Candida albicans.
*Symptome:* Betroffen sind meist die Leistenbeugen oder Schleimhäute, verbunden mit einer Hautrötung sowie einem starken Juckreiz. Im Intimbereich der Frau macht sich ein Brennen mit Juckreiz in der Scheide bemerkbar. Die Schamlippen schwellen an und sind leicht gerötet. Der Ausfluss ist weißlich-cremig.

Bei einer herabgesetzten Widerstandsfähigkeit können sich diese Pilze auch auf innere Schleimhäute etwa des Mundes, des Magens, des Darmes und der Lunge festsetzen und schwere Krankheitsbilder hervorrufen.
*Ursache:* Die Folge von Durchblutungsstörungen, Fehlernährung, Immunschwäche, Stoffwechselstörungen, Schwermetallbelastung und Arzneimittelauswirkungen mit einer Pilzbesiedlung.
*Vorsicht:* Es gibt keine harmlosen Pilzinfektionen. Jede Pilzerkrankung muss intensiv behandelt werden, um ein Übergreifen auf andere Organe zu vermeiden. Die Behandlung von Pilzinfektionen muss lange genug durchgeführt werden. Mindestens jedoch noch drei Tage, nachdem alle äußeren Hauterscheinungen abgeklungen sind.

### Ätherische Öle:

2–3× täglich 1–2 Tropfen **Lavandinöl** oder **Rosmarinöl** lokal auftragen, bei Nagelpilz über mindestens 6 Monate anwenden.

### Öl-Stein-Einreibungen:

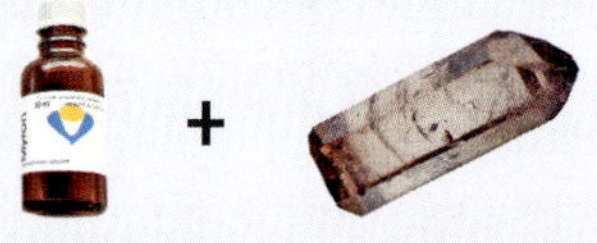

Ideal ergänzt sich die lokale Einreibung in das vom Pilz befallene Gebiet mit einer Mischung aus **Lavandin- und Rosmarinöl** mit **Rauchquarz**.

### Ergänzende Heilstein-Anwendungen:

- Bei Befall der Schleimhäute **Fluorit** innerlich als Heilstein-Wasser trinken,
- bei Befall der Scheide als Zusatzmaßnahme **Rhodochrosit** und **rosa Chalcedon** als Rosette lokal auflegen oder im Slip tragen,
- bei Befall der Fußnägel **Rauchquarz** lokal fixieren und im Strumpf tragen,
- zur Lymphflussanregung und Ausleitung **Chrysopras, Rauchquarz** oder **Fluorit** tragen und am besten in Kombination als Heilstein-Wasser trinken,
- zur Durchblutungsverbesserung **Rosenquarz**, **roten Granat** oder Rhodonit als Heilstein-Wasser trinken,
- zur Vorbeugung oder begleitend mit Nierenstärkung **Nephrit** oder **Gagat** tragen.

### Physiologische Anwendungen:

2×15 ml **kolloidales Silber** mit 50 ppm zur Pilzabtötung auch bei Nagelpilz und Reizlinderung einnehmen sowie häufig lokal mit 50 oder 100 ppm auftragen. Aus der Stammlösung 3× täglich gelöstes **Borax** mit einer Sprühflasche auf die vom Pilz befallenen Stellen sprühen und trocknen lassen. Pilzbefall der Haut ist keine sinnvolle Indikation für die Anwendung von Klinoptilolith.

## Potenzstörungen

Impotentia

Unvermögen des Mannes, den Geschlechtsverkehr regelrecht und befriedigend zu vollziehen.
*Symptome:* Erektionsschwäche bis -unfähigkeit, verfrühten oder verzögerten Samenerguss, Ausbleiben der Befriedigung.
*Ursachen:* Psychisch durch Erwartungsspannung, Penisfehlbildung, Gefäßerkrankung und Durchblutungsstörung, hormonelle Fehlsteuerung bei Hypogonadismus, Nervenerkrankungen als Folge einer Zuckerkrankheit, Folge von Alkoholismus oder Morphinismus, Lähmungen, Medikamentennebenwirkungen oder auch als Alterserscheinung.

### Ätherische Öle:

Es liegen, entgegen vieler Beschreibungen, in der Literatur bisher keine gesicherten und zuverlässigen Erfahrungen zur Therapie mit Ölen vor.

### Ergänzende Heilstein-Anwendungen:

- Zur Verstärkung männlicher Kraft und Charaktereigenschaften **Rubin, Citrin** oder **Thulit** tragen,
- zur Steigerung der sexuellen Leistungsfähigkeit und Ausdauer **roten Granat** und **Rubin** am Körper tragen,
- zur Überwindung schmerzlicher oder traumatisierter Erfahrungen **Rhodonit, Obsidian** oder **Malachit** tragen,
- zum Abbau von Versagensangst und Unsicherheit **Rubin-Zoisit, Thulit** oder **Rhodonit** tragen,
- zur Verhinderung von vorzeitigem Samenerguss **Rutilquarz, Granat** und versuchsweise **Antimonit** tragen,
- zur Unterstützung der männlichen Fruchtbarkeit **Rubin-Zoisit, Rosenquarz** oder **Thulit** tragen.

### Physiologische Anwendungen:

2× täglich 20 ml **kolloidales Silber** mit 25 ppm über einen Zeitraum von 6 Monaten einnehmen. Keine sinnvolle Indikation für die Anwendung von **Klinoptilolith.**

## Prellungen

Kontusion

Eine durch Einwirkung von stumpfer Gewalt auftretende schmerzhafte Verletzung wie Fall, Schlag oder Stoß, meist mit Bluterguss, aber ohne eine Gewebeverletzung.

››

**Ätherische Öle:**
2 × täglich 2–3 Tropfen **Lavandinöl** lokal einreiben.

**Öl-Stein-Einreibungen:**

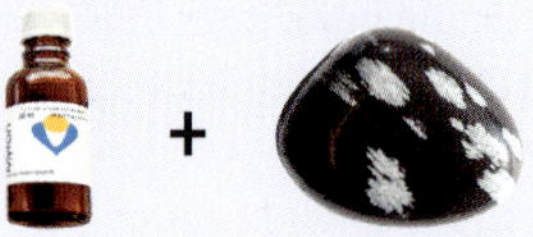

Ideal ergänzen sich **Lavandinöl** und **Obsidian**.

**Ergänzende Heilstein-Anwendungen:**
- Als Erste Hilfe **Obsidian**, anschließend **Rhodonit** auflegen,
- zur Regeneration des Gewebes **grünen Granat** auflegen,
- zur Schmerzlinderung **Amazonit** oder **Bergkristall** auflegen, sie wirken kühlend und abschwellend, oder **Rhodonit** aufkleben,
- zur Rückbildung von Blutergüssen **Rhodonit** oder **Rhodochrosit** lokal fixieren.

**Physiologische Anwendungen:**
Die Haut über der geprellten Stelle mit **kolloidalem Silber** mit 25 ppm einsprühen. Den geprellten Bereich mit einem dünnen Brei aus **Klinoptilolith**-Pulver, in etwas Wasser eingerührt, auftragen und durch eine Abdeckung schützen.

## Prostatavergrößerung

Prostataadenom

Eine meist nach dem 50. Lebensjahr bei Männern auftretende gutartige Wucherung der Vorsteherdrüse (Prostata), die die Harnröhre abdrückt und dadurch zu Störungen beim Wasserlassen führt.
*Symptome:* Häufiger Harndrang, auch nachts, verzögerter Beginn des Wasserlassens, starker Harndrang mit gleichzeitigem Abgang nur geringer Harnmengen, schwächer werdender Harnstrahl, wobei die vollständige Harnentleerung oft nicht mehr möglich ist; Schmerzen, Brennen und Ziehen beim Wasserlassen, manchmal mit Blut im Urin. Die vollständige Harnentleerung ist oft schmerzhaft, und es kommt häufig zu einem ständigen Tröpfeln aus der Harnröhre.

**Ätherische Öle:**
Es liegen keine gesicherten und zuverlässigen Empfehlungen für eine Therapie mit Ölen vor.

**Ergänzende Heilstein-Anwendungen:**
- Zur Abschwellung der Prostata **Rubin-Zoisit** tragen bzw. lokal aufkleben,
- zur Schmerzmilderung **Dolomit** oder **Bergkristall** lokal aufkleben.

**Physiologische Anwendungen:**
3 × täglich mindestens 60 ml **kolloidales Silber** mit 50 ppm (besser sogar 70 oder 100 ppm) über einen Zeitraum von 6 Monaten einnehmen. Dazu 1 × täglich 3 g **Klinoptilolith** als Pulver in etwas Wasser einrühren und einnehmen.

## Rachen-Kehlkopf-Entzündung

Pharyngitis, Laryngitis

Eine akute oder chronische Entzündung, meist als Begleiterscheinung einer Erkrankung der oberen Luftwege.
*Symptome:* Entzündeter und geröteter Rachen, Hustenreiz mit trockenem, bellendem Husten mit einer pfeifenden Einatmung, mäßiges Fieber bis 38,5 Grad, Heiserkeit, die bis zur Stimmlosigkeit führen kann. Räusperzwang mit einem Kratzen im Hals oder einem Enge- oder Fremdkörpergefühl und Schmerzen beim Schlucken oder Sprechen, Kopfschmerzen und geschwollene Lymphknoten am Hals.
*Ursache:* Meist durch eine bakterielle Streptokokken-, selten durch eine virale Infektion ausgelöst, die aber auch durch das Einatmen von Chemikalien, Staub, Rauch oder Überanstrengung der Stimme entstehen kann. In seltenen Fällen können Masern, Röteln oder auch eine Grippe ursächlich sein.

**Ätherische Öle:**
2× täglich 2–3 Tropfen **Bergamotte-Öl** oder **Fenchelöl** zum Gurgeln.

**Ergänzende Heilstein-Anwendungen:**
- Zur Entzündungshemmung und Fiebersenkung **Heliotrop, Lapislazuli**, bei Fremdkörpergefühl **sphärolithischen Chalcedon** tragen oder lokal äußerlich am Hals fixieren,
- zur Hustenreizlinderung **Rutilquarz, Chalcedon** oder **rosa Moosachat** als Heilstein-Wasser trinken,
- zur Schmerzlinderung **Charoit** oder **Apophyllit** tragen,
- zur Pflege der Stimmbänder **Disthen, Chalcedon** oder **Türkis** lokal fixieren oder Disthen als Wasser gurgeln.

**Physiologische Anwendungen:**
2× täglich 20 ml **kolloidales Silber** mit 25 ppm über einen Zeitraum von 3 Wochen nehmen. Im akuten Fall keine Indikation für **Klinoptilolith**.

## Regeneration

Rekonvaleszenz

Die Wiederherstellung, Erneuerung oder Neubelebung von Zellen, Geweben oder Organen auf körperlicher Ebene, der geistigen Kraft, Vitalität und der Stimmungslage auf psychischer Ebene.

**Ätherische Öle:**
2–3 Tropfen einer Mischung aus **Muskatellersalbeiöl** und **Zitronenöl** zusammen in der Aromalampe verdunsten.

**Ergänzende Heilstein-Anwendungen:**
- Zur Regeneration nach großer körperlicher Anstrengung **Rubin-Zoisit** tragen,
- zur Regeneration nach schwerer Erkrankung **Unakit** oder **Rubin-Zoisit** tragen oder als Wasser einnehmen,
- nach völliger körperlicher Auslaugung **Charoit** oder **roten Granat** tragen,
- zur Entgiftung des Bindegewebes mit Ausscheidung der darin eingelagerten Stoffwechselprodukte **Chrysopras** oder **Nephrit** tragen,
- zur Stärkung der Leber und Anregung der Gallensäfte, um Gifte über den Darm auszuscheiden, **Peridot** und **Smaragd** tragen.

**Physiologische Anwendungen:**
2× täglich 20 ml **kolloidales Silber** mit 25 ppm zur körperlichen und geistigen Regeneration über einen längeren Zeitraum einnehmen. Dazu mindestens 1× täglich 3 g **Klinoptilolith** als Pulver in etwas Wasser einrühren und einnehmen.

## Reise- und Seekrankheiten

Kinetose, Nausea

Eine vorübergehende Reaktion des Menschen auf ungewohnte vor allem schwankende oder drehende Bewegungsabläufe vor allem auf Schiffen, durch monotones Rütteln in Automobilen oder Reisebussen, der Eisenbahn oder dem Gefühl, ohne Grund zu sein (Flugzeuge).
*Ursachen:* Ausgelöst werden die Symptome durch eine Reizung des Gleichgewichtssinns und des vegetativen Zentrums im Stammhirn, auch durch seelische Spannungen und Angst.
*Leichte Form:* Appetitlosigkeit, Übelkeit mit blasser Gesichtsfarbe, Kopfschmerzen, Müdigkeit, Antriebsarmut, Schweißausbrüche und Schwindel.
*Schwerere Form:* Übelkeit oft mit Erbrechen, Appetitlosigkeit, eine ausgeprägte Müdigkeit, Antriebslosigkeit, oft Darmbeschwerden oder Durchfall.
*Schwere Form:* Subjektiv schweres Krankheitsgefühl, Appetitlosigkeit oder Übelkeit, oft mit starkem Erbrechen von Magensaft und Gallenflüssigkeit, Ekelgefühl gegenüber allen Nahrungsmitteln, Koordinationsstörung, völlige Antriebslosigkeit.

**Ätherische Öle:**
Bei Bedarf 2 Tropfen **Ingweröl** oder **Muskatellersalbeiöl** einnehmen. ››

**Ergänzende Heilstein-Anwendungen:**

- Zur Verbesserung der Übelkeit **Dumortierit** oder **Malachit** tragen,
- bei Durchfall **rosa Moosachat** und **Gagat** tragen oder als Heilstein-Wasser trinken,
- zur besseren Verträglichkeit von Busfahrten und Flügen **Aquamarin, Sugilith** oder **Türkis** tragen.

**Physiologische Anwendungen:**

Bei Übelkeit durch ungewohntes Essen und bei Durchfall 20 ml **kolloidales Silber** mit 25 ppm einnehmen. Keine sinnvolle Indikation für **Klinoptilolith**.

Auslöser können ebenso Schokolade, Milchprodukte, Alkohol oder Medikamente sein.

**Ätherische Öle:**

3× täglich 2 Tropfen **Ingweröl** oder 2× täglich 2–3 Tropfen **Anisöl** oder **Fenchelöl** zur Einreibung in den Bauchbereich.

**Öl-Stein-Einreibungen:**

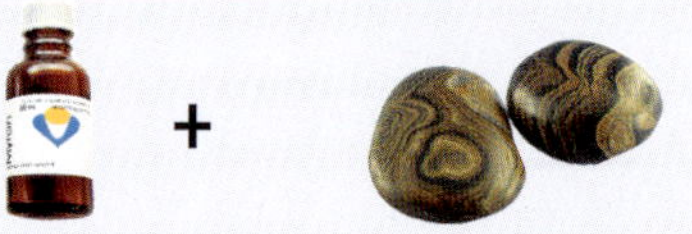

Ideal ergänzt sich die Einreibung von **Ingweröl** im Bauch mit **Stromatolith**.

## Reizdarm

### Colica mucosa, Colon irritabile

Eine chronische Entzündung, die selten den gesamten Dickdarm, meist jedoch das Darmende befällt, plötzlich einsetzen und/oder viele Jahre dauern kann.

Es sind meist vieldeutige, stark wechselnde Beschwerden im Mittel- und Unterbauchbereich vorhanden, jedoch nur wenige »objektive« Nachweise.

*Symptome:* Der Beginn verläuft mit schleimigen Darmentleerungen, deren Folge Appetitlosigkeit, Gewichtsabnahme, Schwäche, oft auch Wadenkrämpfe sind.

Meist ist eine psychische Komponente vorhanden, die verschlimmernd auf die Erkrankung wirkt. Diese verläuft schubartig, wobei anfallsfreie Zeiten mit kolikartigen Schmerzanfällen abwechseln. Häufig sind diese Zeichen nach einer psychischen Belastung festzustellen und vergehen bei einer Entspannung oder im Urlaub.

*Ursachen:* Bisher noch nicht auf organischer Grundlage feststellbar, häufig spielen psychische Belastungsfaktoren wie Angst oder Stress eine Rolle. Konstitutionelle Gegebenheiten können den Grundstein zum Leiden bilden.

**Ergänzende Heilstein-Anwendungen:**

- Zur Entkrampfung und Koliklösung **Malachit, Dumortierit, Amazonit** oder **Chalcedon** als Rosette aufkleben und **Dolomit** als Heilstein-Wasser trinken,
- zur Entzündungshemmung und Schmerzlinderung **Malachit, Chrysokoll** oder **Covellin** aufkleben,
- zur Lösung der Stuhlverstopfung mit **Turmalin** oder **rosa Moosachat** den Bauch massieren,

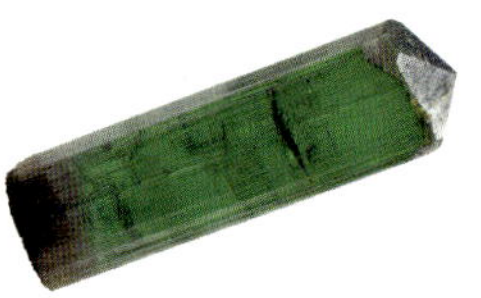

- zur Darmbakterien-Sanierung **Sardonyx, Stromatolith** oder **Schalenblende** tragen,
- bei hartnäckiger Reizung zur grundlegenden Verbesserung **Antimonit** auf den Bauch auflegen und als Heilstein-Wasser trinken,
- bei nervöser Empfindlichkeit und schlechter Aufnahme von Vitalstoffen **Rutilquarz** oder **Mookait** tragen,
- zur Schleimhautregeneration **rosa Moosachat** als Heilstein-Wasser trinken oder **grünen Granat** tragen.

**Physiologische Anwendungen:**
2× täglich 20 ml **kolloidales Silber** mit 25 ppm. Dazu 2× täglich 3 g **Bentonit** oder **Klinoptilolith** als Pulver in etwas Wasser einrühren und einnehmen.

## Rheuma
Chronische Polyarthritis

Eine chronisch-entzündliche, oft in Schüben verlaufende Erkrankung des Binde-, Stütz- und Muskelgewebes mit Hauptmanifestation an der Gelenkinnenhaut und Schleimbeutel.
*Symptome:* Neben unspezifischen Symptomen wie Appetitlosigkeit, Gewichtsverlust, leichter Ermüdbarkeit, allgemeiner Schwäche und eventuell leichtem Fieber vor allem die charakteristische Morgensteifigkeit. Das bedeutet, dass morgens nach dem Aufstehen die Gelenke für etwa 30 Minuten steif, kraftlos und nur schwer zu bewegen sind. Im weiteren Verlauf kann diese Morgensteifigkeit mehrere Stunden anhalten.

Es kommt zu Gelenkschmerzen, die zunächst nur bei Bewegung, später auch schon in Ruhe auftreten. Die Gelenke sind heiß, gerötet und angeschwollen. Es kommt zu Zerstörungen und Verkrüppelungen der Gelenke. In späteren Phasen der Erkrankung können neben den Gelenken auch fast alle inneren Organe mit Bindegewebe geschädigt werden.
*Ursache:* Noch ungeklärt; eine erbliche Veranlagung zu entzündlichen Reaktionen gegen körpereigene Stoffe scheint eine Rolle zu spielen. Hinzu kommt die Wucherung der Gelenkhaut, die das Gelenk mit Nerven und Gefäßen umschließt.

**Ätherische Öle:**
2× täglich 2 Tropfen **Eukalyptusöl** oder **Muskel-Relax-Öl** lokal einreiben und 2 Tropfen **Muskatellersalbeiöl** einnehmen oder 2× täglich 2 Tropfen **Pfefferminzöl, Rosmarinöl** oder **Zimtrindenöl** lokal einreiben.

**Öl-Stein-Einreibungen:**

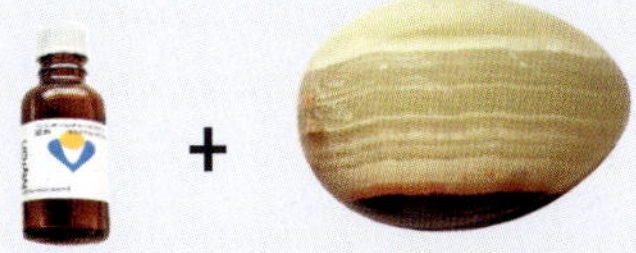

Ideal ergänzt sich die sanfte lokale Einreibung in das Schmerzgebiet mit **Muskel-Relax-Öl** oder einer Mischung aus **Nelken-, Rosmarin- und Zimtrindenöl** mit **Aragonit** oder **Fluorit.**

**Ergänzende Heilstein-Anwendungen:**
- Zur Verkürzung des akuten rheumatischen Schubs **Malachit** lokal aufkleben und zusätzlich über längere Zeit **Türkis** als Heilstein-Wasser trinken,
- zur Verbesserung der Beweglichkeit **Aragonit** oder **Fluorit** tragen und als Heilstein-Wasser trinken, zusätzlich **Bernstein** als Anhänger tragen,
- zur Entzündungshemmung und Schmerzlinderung **Labradorit** oder **grünen Granat** tragen oder **Tsesit** auflegen,
- bei Verschlechterung durch Wetterwechsel **Labradorit** tragen,
- zur Abwehrstärkung **Smaragd**, **Malachit** oder **Chrysopras** als Heilstein-Wasser trinken,
- zur Mobilisierung der Körperbeweglichkeit **Variscit** tragen,
- zur Anregung des Stoffwechsels **grünen Granat, grünen Turmalin** oder **Variscit** tragen.

**Physiologische Anwendungen:**
2× täglich 30 ml **kolloidales Silber** mit 50 ppm einnehmen. Dazu 2× täglich 5 g **Klinoptilolith** als Pulver in etwas Wasser einrühren und dann einnehmen.

# Röteln
Rubeola

Eine weit verbreitete, akut-infektiös, fieberhafte, gutartig und leicht verlaufende Viruserkrankung im Kindesalter, die am besten nicht medikamentös unterdrückt werden sollte.

*Symptome:* Beginn mit Grippe- und Augensymptomen, Husten, Anschwellen der Lymphdrüsen, dem ein masernähnlicher, kleinfleckiger, rosaroter Hautausschlag folgt, der hinter dem Ohr beginnt und sich auf den ganzen Körper ausbreitet. Die einzelnen Flecken fließen nicht so stark zusammen. Weitere Symptome sind Lymphknotenschwellungen am Nacken und Hals sowie eine Milzschwellung mit leichtem, kurz andauerndem Fieber. Das Krankheitsgefühl ist selten ausgeprägt, der Ausschlag nach wenigen Tagen verschwunden.

Häufig ist nach Abklingen ein Entwicklungs- und Reifefortschritt des Kindes zu beobachten.

*Ursache:* Eine Röteln-Virus-Infektion mit einer Inkubationszeit von 14–21 Tagen.

**Ätherische Öle:**

2 × täglich 2–3 Tropfen **Lavandinöl** oder **Salbeiöl** lokal auftragen. 2 × täglich 2 Tropfen **Lemongrassöl, Palmarosa-, Licea-Cubeba-Öl** oder **Indische Melisse** in etwas Wasser einnehmen.

**Öl-Stein-Einreibungen:**

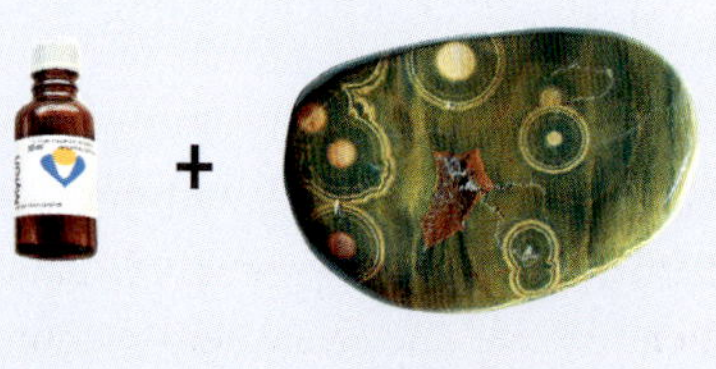

Ideal ergänzt sich die sanfte Einreibung von **Lavandinöl** mit **sphärolithischem Chalcedon.**

**Ergänzende Heilstein-Anwendungen:**

- Zur Entzündungshemmung und Fiebersenkung **sphärolithischen Chalcedon, rosa Moosachat** oder **Heliotrop** als Kette tragen,
- zur Schmerzlinderung bei Spannung der Haut **Chalcedon** oder bei Husten **Rutilquarz** oder **Apophyllit** tragen,
- zur Hautregeneration mit **Rhodonit** ausstreichen, nach Abklingen mit **Rosenquarz** als Heilstein-Wasser die Haut abreiben,
- zur Lymphflussanregung und Milzabschwellung **Chalcedon, Bergkristall** oder **Andenopal** als Heilstein-Wasser trinken.

**Physiologische Anwendungen:**

Alle 3 Stunden **kolloidales Silber** mit 50 ppm lokal auftragen, dazu 3 × täglich 30 ml **kolloidales Silber** mit 50 ppm einnehmen. Dazu 1 × täglich 3 g **Klinoptilolith** als Pulver in etwas Wasser einrühren und einnehmen. Auch **Salz-Sole** als Wickel anlegen oder als Bad nehmen.

# Rückenschmerzen
LWS-Syndrom

Ein meist chronisches Auftreten oft diffuser, schmerzhafter Beschwerden im Bereich der Wirbelsäule.

*Symptome:* In der Anfangsphase treten häufig unspezifische Beschwerden auf, mit Morgensteifigkeit, Spannung oder Schwäche, die meist bagatellisiert oder durch Aktivität verdrängt werden. In späteren Stadien werden dann die Symptome heftiger und dauern länger.

*Ursachen:* Überlastungsprobleme der Muskulatur und des Weichteilgewebes, statische Fehlhaltungen, chronische Verschleißprozesse, druckgereizte Nerven, Infektionserkrankungen, Tumorerkrankungen oder Gefäßleiden, psychische Belastungen sowie Schwangerschaft oder Erkrankungen der Organe des Bauchraums (beispielsweise Nieren, Dünn-/Dickdarm, Bauchspeicheldrüse).

**Ätherische Öle:**

2 × täglich 2 Tropfen **Muskel-Relax-Öl, Nelkenöl** oder Rosmarinöl lokal einreiben.

**Ergänzende Heilstein-Anwendungen:**

- Zur Schmerzmilderung **Ägirin, schwarzen Granat, schwarzen Turmalin, Tsesit** oder **Sugilith** lokal aufkleben,
- zur Verbesserung der Beweglichkeit **Ägirin** lokal fixieren oder alternativ **Aragonit, Bernstein** oder **Kunzit** tragen,
- zur Verbesserung der Belastbarkeit und Widerstandskraft **Türkis, Rauchquarz** und **Granat** tragen,
- zur Stärkung der Blase **blauen Turmalin, Achat, Nephrit** oder **Aventurin** tragen.

**Physiologische Anwendungen:**
Keine sinnvolle Indikation für **kolloidales Silber** oder **Klinoptilolith.**

## Scharlach

Scarlatina

Eine akute, sehr ansteckende, gefährliche bakterielle Infektionskrankheit, die meist im Kindesalter auftritt.
*Symptome:* Plötzliches hohes Fieber über 39 Grad, Schüttelfrost, Kopf- und Halsschmerzen, Schluckbeschwerden und Erbrechen mit Appetitlosigkeit, Übelkeit. Die Zunge ist geschwollen dunkelrot, weiß belegt, die Mundschleimhaut gerötet, die Mandeln entzündet und mit einem gelblich-weißen Belag überzogen. Der Hautausschlag ist scharlachrot und feinfleckig und tritt besonders in den Achselhöhlen, der Leistengegend, den Wangen und dem Kinn auf. Nach dem Fieberabfall beginnt die Abschuppung der Haut.
*Komplikationen:* Scharlach kann rheumatisches Fieber sowie Entzündungen der Herzinnenhaut, des Mittelohrs und der Nieren auslösen.
*Ursache:* Eine bakterielle Streptokokken-Infektion mit einer Inkubationszeit von 1–7 Tagen.

**Ätherische Öle:**
2 × täglich 2–3 Tropfen **Bergamotte-Öl** oder aber **Rosmarinöl** und **Lavandinöl** zu gleichen Teilen lokal auf den Ausschlag auftragen und täglich 2 × 1 Tropfen **Ingweröl** einnehmen.

**Ergänzende Heilstein-Anwendungen:**

- Zur Schmerzlinderung **Chrysokoll** oder **Sugilith** auflegen,
- zur Abschwellung der Zunge und allgemeinen Kühlung **Chalcedon** oder **Prasemquarz** oder **Amazonit** im Mund halten,
- zur Entzündungshemmung, Fiebersenkung und Immunstärkung **sphärolithischen Chalcedon, Mookait** oder **rosa Moosachat** tragen,
- zur Hautregeneration und Juckreizminderung **Rhodonit, Aventurin, Serpentin** oder **Amazonit** auflegen.

**Physiologische Anwendungen:**
Mehrfach täglich **kolloidales Silber** mit 50 (besser noch 100) ppm lokal auf den Ausschlag auftragen oder aufsprühen. Dazu 2 × täglich 30 ml **kolloidales Silber** mit 50 ppm einnehmen, auch damit gurgeln. Dazu 1 × täglich 3 g **Klinoptilolith** als Pulver in etwas Wasser einrühren und einnehmen.

## Schaufensterkrankheit

Arterielle Verschlusskrankheit

Eine Unterbrechung des sauerstoffreichen Blutstroms durch Verengung oder Abdrücken der arteriellen Blutgefäße mit stark unterschiedlichem Erscheinungsbild.
*Akut:* Meist infolge einer Embolie mit plötzlich beginnenden heftigen Schmerzen, Erblassen und Kälte in den betroffenen Körperteilen, meist der Beine, oft mit Sensibilitätsverlust oder Lähmungserscheinungen verbunden.
*Chronisch:* Kann mit Schmerzen verbunden sein, aber auch vollkommen schmerzfrei verlaufen.

Oft bleiben die Betroffenen zur Linderung der Schmerzen unvermittelt stehen; um nicht allzu sehr aufzufallen, schauen sie sich die Schaufenster an – daher der Name.
*Ursachen:* Durch einen gelösten Pfropf (Embolus), Gefäßwandveränderungen durch Ablagerung, Zusammendrücken von außen durch Tumore, Blutergüsse oder Knochenteile.

### Ätherische Öle:
3× täglich 2–4 Tropfen **Rosmarinöl** oder **Indisches Melissenöl** oder alternativ **Zitronenöl** lokal einreiben.

### Öl-Stein-Einreibungen:

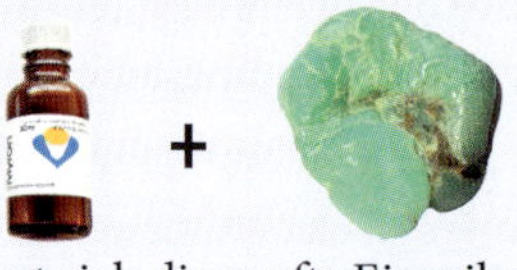

Ideal ergänzt sich die sanfte Einreibung der Beine mit **Rosmarinöl** durch **Chrysopras.**

### Ergänzende Heilstein-Anwendungen:
- Zur Lymphflussverbesserung **Chalcedon** als Kette tragen oder als Heilstein-Wasser trinken oder **Chrysopras** mit zusätzlich entgiftender Wirkung tragen,
- zur Durchblutungsverbesserung und Stärkung der Blutgefäße **Koralle, versteinertes Holz** oder **Rhodochrosit** als Heilstein-Wasser auftragen und einnehmen,
- zur Förderung der Umgebungskreisläufe **Rhodochrosit** oder **rosa Andenopal** als Heilstein-Wasser auftragen; sie wirken jedoch leicht blutdruckerhöhend,
- zur Bindegewebsstärkung **Rosenquarz, Achat, Amazonit, Lepidolith, Bergkristall** oder **Variscit** auflegen,
- zur Schmerzminderung **Charoit** oder **Sugilith** auflegen.

### Physiologische Anwendungen:
Keine sinnvolle Indikation für **kolloidales Silber** oder **Klinoptilolith.**

## Schilddrüsenüberfunktion
Hyperthyreose

Eine gesteigerte Ausschüttung von Schilddrüsenhormonen als Erkrankung der Schilddrüse. Dies kann eine ungehemmte Produktion von Schilddrüsenhormonen in einzelnen Bezirken der Schilddrüse (bei der Basedow-Krankheit), in der Anfangsphase einer Schilddrüsenentzündung oder bei einem Schilddrüsentumor sein.
*Symptome:* Im Anfangsstadium innere Unruhe, nervöse Übererregbarkeit, schlechter Schlaf, Reizbarkeit, Leistungsschwäche, Hitzeempfindlichkeit und Schweißausbrüche, vegetabile Labilität, Angstgefühl, zittrige Hände.

Das Spätstadium zeichnet sich aus durch Herzrasen, häufigen Stuhlgang und Durchfall, oft aber auch krampfartige Verstopfungen, Augenprobleme, Schilddrüsenschwellung, schwankenden Blutdruck, feuchte und warme Hände. Oft kommt es zu Gewichtsverlust trotz erhöhtem Appetit.
*Ursache:* Eine Entzündung der Schilddrüse, nach Bestrahlung und bei Schilddrüsenadenom auftretend.

### Ätherische Öle:
Es liegen keine gesicherten Empfehlungen für eine Therapie mit Ölen vor. 1–2 Tropfen **Muskatellersalbeiöl** eingenommen, kann meistens auf das Hormongeschehen positiv einwirken.

### Ergänzende Heilstein-Anwendungen:
- Zur Schilddrüsenregulierung **Aquamarin** oder **Lapislazuli** ohne Pyrit als Kette oder Anhänger tragen. Eventuell zusätzlich **Bergkristall** oder **Chalcedon** als Kette oder Anhänger tragen,
- zur Hormonumstimmung **Mondstein** oder **Amazonit** mehrere Monate tragen,
- zur Besserung der Begleiterscheinungen/ Folgen wie Unruhe und Schwäche **Mookait** oder **Nephrit** tragen.

**Physiologische Anwendungen**:
Längerfristig 2 × täglich 20 ml **kolloidales Silber** mit 25 ppm zur Schilddrüsenregulierung einnehmen. 2 × 3 g **Klinoptilolith** als Pulver in etwas Wasser einrühren und einnehmen.

## Schilddrüsenunterfunktion

Hypothyreose

Eine Fehlfunktion der Schilddrüse, die sich durch eine Verminderung der Schilddrüsenhormonkonzentration im Blut äußert. Die primäre Schilddrüsenunterfunktion ist eine angeborene oder während der Schwangerschaft entstandene Funktionsstörung der Schilddrüse. Die sekundäre Schilddrüsenunterfunktion ist bedingt durch eine Störung im Bereich der Hypophyse. Bei später erworbenen Unterfunktionen sind die *Symptome* eher unspezifisch wie zum Beispiel Übergewicht, Müdigkeit, Antriebsarmut, Leistungsschwäche oder depressive Verstimmungen.
*Ursachen:* Angeboren, durch Jodfehlverwertung, nach Entzündung der Schilddrüse, Strahlentherapie, Medikamente und Hypophysenstörung.

**Ätherische Öle:**
Es liegen keine sinnvollen und gesicherten Empfehlungen für eine Therapie mit Ölen vor. 1–2 Tropfen **Muskatellersalbeiöl** eingenommen, können aber manchmal positiv auf das Hormongeschehen einwirken.

**Ergänzende Heilstein-Anwendungen:**
- Zur Aktivierung der Schilddrüsenfunktion **Lapislazuli** mit Pyrit oder **Aquamarin** als Kette tragen oder lokal fixieren,
- zur Förderung der Aufnahme von Jod in die Schilddrüse **Bernstein** tragen,
- zur Hormonumstimmung **Mondstein** mehrere Monate tragen,
- zur Besserung der Folgen wie Müdigkeit oder Leistungsschwäche **Citrin** tragen.

**Physiologische Anwendungen:**
Längerfristig 2 × täglich 20 ml **kolloidales Silber** mit 25 ppm zur Schilddrüsenregulierung einnehmen. 2 × täglich 3 g **Klinoptilolith** als Pulver in etwas Wasser einrühren und einnehmen.

## Schlafstörungen

Insomnie, Agrypnie

Eine durch organische oder psychische Erkrankung bedingte oder durch eine Konfliktsituation ausgelöste Störung des Schlafes, als Ein- oder Durchschlafstörung. Entweder eine Erschwerung des Einschlafens, der Verringerung der nächtlichen Schlaftiefe oder dem vorzeitigen Erwachen am Morgen.
*Ursache:* Kaffee- und Tabakmissbrauch, Lärmbelastung, Schmerzen, Blutarmut, Sorgen sowie andere psychische Belastungen und Angstzustände, körperliche Erkrankungen wie Atembeschwerden, Entzündungen, Husten oder Juckreiz, Tumore, Nervenerkrankungen, Wechseljahrsbeschwerden sowie Zeitumstellungen und häufiges Wasserlassen bei Herz- oder Nierenerkrankungen.

**Ätherische Öle:**
2 Tropfen **Lavandinöl** abends auf das Kopfkissen auftropfen. Nicht höher dosieren, da dadurch längerfristig Kopfschmerzen ausgelöst werden können. Dazu 1–2 Tropfen **Muskatellersalbeiöl** abends 2 Stunden vor dem Schlafengehen einnehmen.

**Öl-Stein-Einreibungen:**

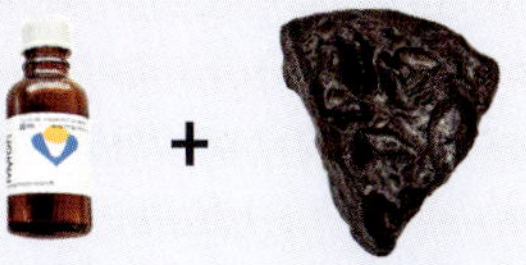

Ideal ergänzt sich die abendliche Brusteinreibung von **Lavandinöl** mit **Tsesit**.

**Ergänzende Heilstein-Anwendungen:**

- Zur Förderung von tiefem und erholsamen Schlaf **Tsesit, Charoit, Selenit** oder **schwarzen Turmalin** mit ins Bett nehmen,
- zur Verlängerung und Vertiefung des Schlafes bei zu frühem Erwachen **Tsesit** oder **Rosenquarz** unter das Kopfkissen legen,
- zur Verbesserung der Schlafqualität **Tsesit** unter das Kopfkissen legen,
- bei regelmäßig wenigen Stunden Schlaf **Lapislazuli** entweder tagsüber tragen oder nachts mit ins Bett nehmen,
- zur Erholung bei chronischem Schlafmangel **Tsesit** oder bei Störungen von außen **Lepidolith** tragen,
- zur Beruhigung bei nervöser Ursache und Ängstlichkeit **Selenit, Labradorit, Chrysopras** oder **Türkis** tagsüber tragen.

**Physiologische Anwendungen:**
Keine sinnvolle Indikation für **kolloidales Silber** oder **Klinoptilolith.**

**Ergänzende Maßnahmen:**
Verringerung von Elektrosmog im Wohn- und Schlafraum. Baubiologische Untersuchungen sind meist sinnvoll, um eine »Strahlenbeeinflussung« zu erkennen.

## Schlaganfall
Apoplexia cerebri

Ein plötzlicher Ausfall eines Teils des Gehirns, der sich mit Lähmungserscheinung oder Sinnes- und Sprachstörung äußern kann.
*Symptome:* Je nach betroffener Hirnregion können auftreten: Leichte Fälle mit kaum feststellbaren Symptomen, die sich innerhalb weniger Tage zurückbilden, schwerste Fälle können mit Halbseitenlähmungen bis zur völligen Bewusstlosigkeit mit Koma ablaufen.

Ist das Großhirn betroffen, kann die Muskelkoordination, die Sprach-, Rechen-, Schreib- und Lesefähigkeit sowie die Sehfähigkeit durch Gesichtsfeldausfälle oder aber Doppelsehen gestört sein.
*Folgende drei Gruppen von Symptomen werden dabei unterschieden:*
1. Lähmungen der rechten Gesichtshälfte, des rechten Arms oder Beins, die Unfähigkeit zu sprechen, zu schreiben, zu lesen oder gar Sprache zu verstehen.
2. Lähmungen der linken Gesichtshälfte, des linken Arms oder Beins, mit dem Verlust des Raumbewusstseins einschließlich des Bewusstseins von der linken Hälfte des eigenen Körpers.
3. Schwierigkeiten beim Schlucken und Sprechen sowie leichte Gliederschwäche.

Ist das Kleinhirn betroffen, kommt es zu Kopfschmerzen, Koordinations- und Gangstörungen.

Ist das Stammhirn betroffen, kommt es zu Drehschwindel, Sehstörungen, Schluckstörungen und zu Ausfällen durch die Hirnnerven.
*Ursache:* Eine Einblutung nach einem Riss eines Hirngefäßes, ein Verschluss, eine Verengung eines Hirngefäßes oder ein raumgreifender Tumor.

**Ätherische Öle:**
Es liegen keine sinnvollen und gesicherten Empfehlungen für die Therapie mit Ölen vor. Mit verschiedenen ätherischen Ölen der **Zitrusöl-Familie** kann jedoch über den Duft die Sinnesregeneration und über die Einreibung von **Rosmarinöl** die Durchblutung verbessert werden.

**Ergänzende Heilstein-Anwendungen:**

- Zur Entkrampfung bei Spasmen **Strontianit** tragen oder **Dolomit** als Heilstein-Wasser trinken,
- zur Verbesserung des Zitterns **Strontianit** tragen,
- zur Schmerzmilderung **Sugilith** (bei generalisierten Schmerzen), **Kunzit** (bei lokal betroffenen Gebieten) tragen,
- zur Linderung der Blasenstörung **Rubin-Zoisit, Aquamarin** oder **Kunzit** tragen oder auf den Unterleib fixieren,

- zur Minderung der Stuhlgangstörung **Sardonyx** oder **Kunzit** tragen,
- zur Besserung der Sensibilitätsstörungen **Baryt, Strontianit, Turmalin, Kunzit** oder **Sugilith** tragen,
- zur Blutverdünnung **Rhodochrosit, rosa Chalcedon** und **rosa Opal** tragen oder als Heilstein-Wasser trinken,
- bei Sprachschwierigkeiten, zur Verbesserung des Sprachflusses und des Sprachinhalts **Kunzit, Malachit** oder **Chalcedon** tragen oder als Heilstein-Wasser trinken.

**Physiologische Anwendungen:**
Prophylaktisch kann 1 × täglich 30 ml **kolloidales Silber** mit 25 ppm eingesetzt werden. Weder bei einem durch einen ischämischen Insult noch bei einem durch Hirnblutung ausgelösten Schlaganfall kann **kolloidales Silber** oder **Klinoptilolith** sinnvoll eingesetzt werden.

## Schmerzzustände
### Dolor

Eines der häufigsten Symptome einer Krankheit oder einer Schädigung. Ein Schmerz führt vielfach eine normale Warn- und Schutzfunktion aus. Er kann brennend, drückend, dumpf oder klopfend sein.
*Ursache:* Schmerz entsteht, wenn mechanische, thermische, chemische oder elektrische Reize einen gewissen Schwellenwert überschreiten und dadurch meist zu einer Gewebeschädigung mit Freisetzung von Schmerzstoffen führt. Der Schmerz lässt sich nach seinem Entstehungsort in somatischen (z. B. Haut, Muskeln, Gelenke) und viszeralen (Eingeweide) Schmerz einteilen.

Der chronische Schmerz tritt entweder in Form von Dauerschmerzen oder ständig wiederkehrend auf. Schmerzen können im Laufe der Zeit gegenüber der zugrundeliegenden Störung ganz in den Vordergrund treten und damit ein eigenständiges Krankheitssyndrom bilden.

**Ätherische Öle:**
Nur bei peripheren Schmerzen 2 × täglich 2–3 Tropfen **Nelkenöl** lokal einreiben.

**Ergänzende Heilstein-Anwendungen:**
- Zur Schmerzmilderung unerträglicher Schmerzen **Zirkon, Sugilith** oder **Kunzit** tragen,

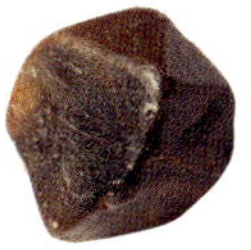

- bei krampfartigen Schmerzen **Dumortierit** halbtags oder **braunen Zirkon** stundenweise tragen,
- zur Verbesserung der Schmerztoleranz **Amethyst, Rauchquarz** oder **schwarzen Granat** tragen,
- bei Schmerzen im Bauchraum und Unterleib **Malachit** auflegen, **Dumortierit** aufkleben,
- bei Schmerzen der Extremitäten und Gelenke **Tsesit** auflegen oder lokal fixieren,
- bei organischem Schmerz **Rhodonit** oder **Achat** tragen,
- bei Phantomschmerzen **Ägirin, Bergkristall** oder **Rauchquarz** zum Auflegen,
- zur Reduktion der Krampfbereitschaft **Dolomit** oder **Serpentin** als Heilstein-Wasser trinken,
- zur Durchblutungsverbesserung **Granat** tragen sowie Rhodonit oder Tsesit zur Massage einsetzen,
- zur Stärkung der Grundvitalität des Körpers **Citrin, Nephrit, Magnetit** oder **Tsesit** tragen.

**Physiologische Anwendungen:**
2–3 × täglich 20 ml **kolloidales Silber** mit 50 ppm einnehmen, kann bei vielen Schmerzzuständen sinnvoll sein. **Klinoptilolith** dagegen hat bei akuten Schmerzzuständen keine Einsatzmöglichkeit.

**Ergänzende Maßnahme:**
Täglich mehrere Liter Wasser trinken.

## Schnitt- und Schürfwunden

*Schnitt:* Eine Einwirkung scharfkantiger Gegenstände wie zum Beispiel Messer oder Scheren, auf die Haut mit deren Verletzung. Die Wundränder sind glatt, die Wunde klafft häufig auseinander und blutet stark. Es kommt nur selten zu Wundinfektionen.
*Schürfung:* Eine Verletzung der oberflächlichen Hautschicht durch eine seitliche Gewalteinwirkung auf die Haut.
*Symptome:* Meist nur schwache Blutung, jedoch mit Austritt von Gewebsflüssigkeit aus der Wundfläche und starkem Wundschmerz. Bei tieferen Schürfwunden kann es zu punktförmigem Austritt von Blut kommen.

**Ätherische Öle:**
Bei Bedarf 2 Tropfen **Lavandinöl** in die offene Wunde tropfen.

**Ergänzende Heilstein-Anwendungen:**
- Zur ersten Hilfe und zur sofortigen Wundstillung schnellstmöglich **Tsesit** oder **Obsidian** nach Möglichkeit in, ansonsten auf die Verletzung oder alternativ **Rhodonit** oder **Mookait** auflegen,
- bei Schreck oder Schock **Obsidian** oder **Rhodonit** auf die Stirne auflegen, in der Hand halten oder tragen,
- zur Beschleunigung der Wundheilung und bei andauernden Schmerzen **Rhodonit** oder **Nephrit** auflegen.

**Physiologische Anwendungen:**
Mehrfach täglich **kolloidales Silber** mit 25, besser noch 50 ppm, gegen eitrige Entzündung in die Wunde tropfen und 25 ppm direkt zur Wundreinigung verwenden. **Klinoptilolith**, als Pulver direkt auf eine Wunde aufgetragen, kann Blutungen schnell stoppen. Bei kleineren Wunden **Kieselsäure-Gel** auftragen.

## Schuppenflechte

Psoriasis

Eine gutartige, jedoch hartnäckige, nicht ansteckende, chronisch-entzündliche Hauterkrankung, die in verschiedenen Formen und Schweregraden auftritt. Sie wird immer wieder von akuten Schüben angefacht.
*Symptome:* Entzündliche, scharf abgegrenzte Wundstellen, auch mit landkartenähnlichen Mustern vor allem an Knie, Ellbogen und behaartem Kopf, die von feinen, wachsartigen silberhellen Schuppen oder harten, oft großflächigen Hautplatten bedeckt sind, aber zu keinem Haarausfall führen. Nach deren Ablösen treten feine Blutstropfen aus. Die Fingernägel sind meist charakteristisch gezeichnet.
*Ursache:* Sind noch nicht vollständig bekannt. Die Erkrankung scheint durch eine Störung der eigenen T-Zellen hervorgerufen zu werden, möglicherweise mit einer vererbten Veranlagung.

**Ätherische Öle:**
2× täglich 2–3 Tropfen **Lavandinöl** oder 2× täglich 1–2 Tropfen arabisches **Weihrauchöl** lokal auftragen.

**Ergänzende Heilstein-Anwendungen:**
- Der beste Stein bei Schuppenflechte ist **Antimonit** als Heilstein-Wasser, mit einem **Bergkristall** eingeleitet, schluckweise über den Tag verteilt getrunken; damit auch die Haut abreiben,
- zur Juckreizmilderung **Lapislazuli, Lepidolith, Chalcedon** oder **Aventurin** tragen,
- zur Schuppenminderung **Fuchsit, Aventurin** oder **Lepidolith** als Heilstein-Wasser auftragen,
- zur Wundheilung **Rhodonit** oder **Obsidian** als Kette tragen,
- zur Hautregeneration die Wirkung von **Rhodonit, Schalenblende, Nephrit** oder **Antimonit,** mit einem Bergkristall eingeleitet, als Heilstein-Wasser trinken und auftragen.

**Physiologische Anwendungen:**

2× täglich **kolloidales Silber** mit 50 ppm zur Hautpflege in allen Stadien auftragen, dazu 2× täglich 30 ml **kolloidales Silber** mit 25 ppm einnehmen. Alternativ 2× täglich **Tsesit**-Creme auf die betroffenen Körperstellen dünn auftragen. **Salz-Sole**-Vollbäder nehmen und lokale **Salz**-Wickel auflegen. **Kieselsäure-Gel** zur Juckreizminderung und Hautregeneration lokal auftragen.

## Schuppungen

Desquamatio

Eine chronische Störung der Kopfhaut, durch eine verstärkte Ablösung der plättchenförmigen Hornzellen der Oberhaut.

*Ursachen:* Folge einer zu trockenen Haut, das Ende einer Infektionserkrankung mit Hauterscheinungen oder eine Überproduktion der Talgdrüsen.

**Ätherische Öle:**

2× täglich 2–3 Tropfen **Lavandinöl** und **Muskatellersalbeiöl** im Wechsel lokal auftragen oder einreiben.

**Öl-Stein-Einreibungen:**

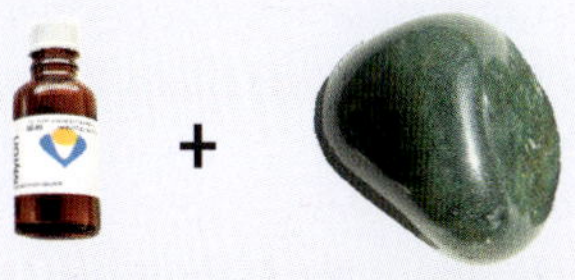

Ideal ergänzen sich **Lavandinöl** und **Aventurin**.

**Ergänzende Heilstein-Anwendungen:**

- Zur Reduktion der Schuppenbildung **Aventurin** als Wasser in die Kopfhaut einmassieren oder **Antimonit** tragen und in schweren Fällen als Heilstein-Wasser in die Kopfhaut einmassieren,
- zum Schutz der Unterhaut **Lepidolith** oder **Aventurin** tragen und als Heilstein-Wasser auftragen.

**Physiologische Anwendungen:**

Mehrfach täglich **kolloidales Silber** mit 50 ppm zur Juckreizminderung bei Bedarf auftragen. Keine sinnvolle Indikation für die Anwendung von **Klinoptilolith**.

## Schüttellähmung

Morbus Parkinson

Eine degenerative fortschreitende Erkrankung des Gehirns, bei der der Nervenüberträgerstoff Dopamin nicht mehr gebildet wird.

*Symptome:* Zuerst Zittern in Händen, Armen und Beinen. Die Hände zittern ständig und ohne erkennbaren Anlass. Die Bewegungsabläufe verlangsamen sich, mit vermindertem Minenspiel, das bis zur starren Maske werden kann, die Stimme wird leiser, die Feinmotorik immer schlechter, das Schriftbild immer kleiner, der Gang langsamer und kleinschrittig, bis zu Trippelschritten. Im späteren Stadium kann der Patient nicht mehr gehen und sitzt stundenlang ohne jede Regung, oft mit geöffnetem Mund. Die Hände zittern immer stärker, was jedoch aufhört, wenn eine Bewegung durchgeführt wird. Das Gesicht wird salbig, die Sprache stark verlangsamt, wenn auch bei normal erhaltener geistiger Wendigkeit. Dadurch kommt es meist zu einer depressiven, aber reizbaren Verstimmung.

*Ursache:* Nicht sicher bekannt.

**Ätherische Öle:**

Es liegen keine sinnvollen und gesicherten Empfehlungen für eine Therapie mit Ölen vor. Auf einzelne Symptome kann jedoch in Abstimmung mit dem Therapeuten gegebenenfalls Einfluss genommen werden.

››

**Ergänzende Heilstein-Anwendungen:**

- Zur Verminderung des Zitterns **Strontianit** oder **Kunzit** tragen,
- zur Besserung der Beweglichkeit sowie gegen eine verzweifelte Stimmungslage **Turmalin, Tansanit** oder alternativ **Smaragd** als Anhänger tragen,
- zur Überwindung der mimischen Starre und zur Teilnahme am Leben **Malachit, Rhodonit, Obsidian** oder **Turmalin** tragen,
- zur Verbesserung der depressiven Stimmung und gegen das Gefühl der Isolation **Tansanit, Lapislazuli** oder **Turmalin** tragen.

**Physiologische Anwendungen:**
Längerfristig 2 × täglich 20 ml **kolloidales Silber** mit 25, besser 50 ppm einnehmen. 2 × täglich bis zu 5 g **Klinoptilolith** als Pulver in etwas Wasser einrühren und einnehmen.

## Schwangerschaft und Schwangerschaftsbeschwerden

Schwangerschaft ist die Zeitspanne zwischen der Einnistung der befruchteten Eizelle in die Gebärmutter und der Geburt mit der biologischen Entwicklung des Fötus zum Kind.

Während dieser Zeit unterliegt der Körper einer Reihe hormoneller Umstellungen und einer Gewichtszunahme.

Etwa jede zweite Frau leidet in den ersten Schwangerschaftsmonaten an einer mehr oder weniger starken Übelkeit, teilweise mit Erbrechen. Häufig treten die Beschwerden morgens nach dem Aufstehen am stärksten auf.

In der Regel kommt es im vierten Schwangerschaftsmonat zu einer spontanen Besserung. Nur in seltenen Fällen leiden schwangere Frauen unter sehr starkem Erbrechen mit hohen Flüssigkeitsverlusten und Gewichtsreduktion.

**Ätherische Öle:**
In der Schwangerschaft sollte auf die meisten ätherischen Öle verzichtet werden, da viele Öle ungünstig in die Schwangerschaft eingreifen können. Nur **Fenchelöl, Anisöl, Lavandinöl** und **Rosenholzöl** können – niedrig dosiert – sinnvoll angewendet werden. Öle, von deren Gebrauch während der Schwangerschaft grundsätzlich abgeraten wird: **Eukalyptusöl, Nelkenöl, Pfefferminzöl, Rosmarinöl, Salbeiöl** und **Zedernholzöl.**

**Ergänzende Heilstein-Anwendungen:**

- Gegen Übelkeit und Erbrechen **Dumortierit** oder **Malachit** tragen,
- bei Wassereinlagerungen in die Beine **Chalcedon, blauen Turmalin** oder **Aventurin** tragen,
- bei Blähungen **rosa Moosachat** tragen,
- bei unwillkürlichem Harnabgang durch Druck auf den Schließmuskel **Rubin-Zoisit** tragen,
- bei Blutverlust und Eisenmangel **Tsesit** auflegen oder tragen,
- in Verbindung mit auftretenden Gelenkschmerzen **Aragonit** tragen oder eine **Pyrit-Sonne** auflegen,
- zur Bindegewebsstärkung und Elastizitätsverbesserung cremefarbenen **Mookait** oder **Bergkristall** tragen,
- zur Verminderung der venösen Stauung, zum Schutz der Venenklappen und gegen Krampfaderbildung **Koralle** alternativ **Rubin-Zoisit** tragen,
- zum Schutz des Fötus **Achat**, wenn möglich mit Wassereinschluss, **Bernstein, Malachit** oder **Nephrit** tragen; sinnvoll wäre es, für das zukünftige Baby ausgesuchte **Bernstein**-Kettchen während der Spätschwangerschaft bereits selbst zu tragen, um sie energetisch zu prägen,
- zur Verhinderung einer Frühgeburt **Achat** möglichst mit Wassereinschluss oder **Nephrit** tragen,

- bei Problemen der Hormonumstellung **Mondstein** oder **roten Granat** tragen,
- gegen Stimmungsschwankungen und Ängste **Chrysokoll, Kunzit, Andenopal** oder **Bernstein** tragen.

**Physiologische Anwendungen:**
Einige der Schwangerschaftsbeschwerden können durch **kolloidales Silber** mit 25 ppm und **Klinoptilolith** beeinflusst werden. Dazu **Kieselsäure-Gel** einnehmen.

- zur Verbesserung des Gehörs nach Infektionen oder Entzündungen **Heliotrop** als Ohr-Olive (speziell geformter Stein mit einer Schnur an einem Ende) ins Ohr stecken,
- zur Stärkung der Nierenfunktion **Nephrit** oder **Smaragd** auf die Nierengebiete der betroffenen Seite aufkleben.

**Physiologische Anwendungen:**
Keine sinnvollen Anwendungen für **kolloidales Silber** und **Klinoptilolith** bekannt.

## Schwerhörigkeit, Taubheit

Hypakusis

Eine Minderung bis Fehlen des normalen Hörvermögens bzw. dem Auseinanderhalten verschiedener, durcheinandersprechender Stimmen.
*Ursachen:* Eine Verlegung des äußeren Gehörgangs, zum Beispiel durch einen Ohrenschmalzpfropf, Mittelohrerkrankung oder Erkrankungen des inneren Ohres, aber auch Folge einer Infektionserkrankung, zu lange Lärmbelästigung und Funktionseinschränkung der Hörfähigkeit im Alter.

**Ätherische Öle:**
Es liegen keine sinnvollen und gesicherten Empfehlungen für eine Therapie mit Ölen vor. Zur Behandlung der seelischen Folgen einer empfundenen sozialen Isolation 3 × täglich 1–2 Tropfen **Muskatellersalbeiöl** einnehmen.

**Ergänzende Heilstein-Anwendungen:**
- Zur Hörverbesserung mit dem Ohr auf **Chalcedon** als Rosette schlafen und **Sardonyx** als Anhänger tragen, in schweren Fällen 2 × täglich ruhend 10 Minuten **Chalcedon** als Rosette auf jedes Ohr auflegen und **Sardonyx** tragen, bei Bedarf zusätzlich **Cavansit** tragen,
- zur Durchblutungsverbesserung **roten Granat** auflegen,

## Schwindel / Schwindelanfall

Vertigo, Morbus Menière

Eine Gleichgewichtsstörung infolge einer fehlenden Übereinstimmung von Tiefensensibilitätsempfindungen und optischen Empfindungen.
*Symptome:* Das unangenehme Gefühl, dass sich der Kopf oder die Gegenstände der Umgebung drehen, obwohl man sich nicht bewegt, oft mit Gleichgewichtsstörungen und Schwerhörigkeit, Augenzittern, Angst, Erbrechen, Übelkeit, Schweißausbrüchen und Herzrasen.

Morbus Menière ist ein akutes Auftreten von Drehschwindel.
*Symptome:* Plötzliches starkes Schwindelgefühl, das von Minuten bis Stunden dauern kann, mit Erbrechen, Schwerhörigkeit und Geräuschen im betroffenen Ohr, Augenzittern.
*Ursachen:* Folge einer Kopfverletzung, Störungen im Kleingehirn, Hirnnervenstörungen, Bluthochdruck, Verschluss von Blutgefäßen, die zum Gehirn führen, Alkohol- oder Drogenkonsum, Vergiftungen, oft bei Ohrenerkrankungen, bei Schiffsreisen, auch psychisch ausgelöst und oft auch vollkommen unbekannter Ursache.

**Ätherische Öle:**
Es liegen keine sinnvollen und sicheren Empfehlungen für die Therapie mit Ölen vor.

››

**Ergänzende Heilstein-Anwendungen:**

- Zur Verbesserung des Gleichgewichts und zum Abbau des Schwindels **braunen Zirkon** oder **Turmalin** tragen,
- zur Stärkung der Nierenfunktion **Nephrit** oder **Smaragd** auf die Nierengebiete der betroffenen Seite aufkleben.

**Physiologische Anwendungen:**

Bei niedrigem Blutdruck einen Prise **Salz** zu sich nehmen. Es sind keine sinnvollen Anwendungen von **kolloidalem Silber** und **Klinoptilolith** bekannt.

## Sehnenscheidenentzündung Tennis-Ellenbogen

Tendovaginitis

Eine schmerzhafte Entzündung der umhüllenden Scheiden der Sehnen des Handgelenkes oder Ellenbogens.

*Symptome:* Starke Schmerzen im Bereich des betroffenen Gelenks, auch mit Schwellung, kann mit Fieber vorkommen.

*Ursache:* Akute oder chronische Fehl- oder Überbelastung des Handgelenkes, auch Folge einer rheumatischen Erkrankung oder eines Infekts.

**Ätherische Öle:**

3 × täglich 1 Tropfen **Muskel-Relax-Öl** oder **Nelkenöl** lokal in den schmerzenden Bereich einreiben.

**Öl-Stein-Einreibungen:**

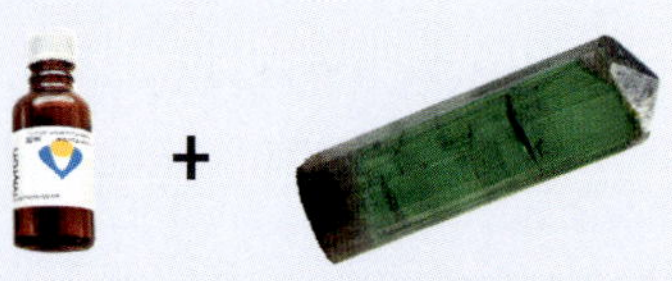

Ideal ergänzen sich **Muskel-Relax-Öl** und **Turmalin**.

**Ergänzende Heilstein-Anwendungen:**

- Zur Entzündungshemmung **Kunzit, Ägirin** oder **Eldarit** auflegen,
- bei trockener Entzündung durch chronische Belastung **Amazonit** als Tikra-Armband ums Handgelenk oder **grünen Turmalin** tragen,
- zur Regeneration der Sehnen **Chrysokoll** oder **Fluorit** tragen,
- bei infektiöser Entzündung mit Fieber **Heliotrop** tragen oder als Heilstein-Wasser trinken,
- bei einer chronischen Entzündung **Smaragd** oder **sphärolithischen Chalcedon** tragen,
- im Zusammenhang mit einer rheumatischen Erkrankung **Smaragd** oder **grünen Turmalin** tragen oder als Heilstein-Wasser trinken.

**Physiologische Anwendungen:**

Eine Auflage aus einem Brei aus **Klinoptilolith** in Pulverform mit etwas Wasser über der schmerzenden Stelle kann den Schmerz nehmen und die Entzündung beeinflussen. Es sind keine sinnvollen Anwendungen von **kolloidalem Silber** bekannt.

## Sodbrennen

Pyrosis, Refluxösophagitis

Ein durch Rückfluss von saurem Mageninhalt in die Speiseröhre ausgelöster, brennender Schmerz hinter dem Brustbein.

*Symptome:* Brennendes Schmerzgefühl in der Brustmitte oberhalb der Magengrube und entlang der Speiseröhre, mit einem Druckgefühl hinter dem Brustbein, das in den Hals, den Rachen oder sogar in das Gesicht ausstrahlen kann, meist nach den Mahlzeiten (durch Überfüllung oder Übersäuerung des Magens) und häufig beim Bücken oder Liegen.

Bei Rückfluss von Magensaft, kommt saures Aufstoßen nach der Nahrungsaufnahme hinzu. Im Wiederholungsfall können Blutungen auftreten.

Bei längerem Bestehen kann die Schleimhaut sich geschwürig verändern und schließlich unter Narbenbildung verengen.
*Ursache:* Oft eine Folge einer Übersäuerung des Magens, eines Zwerchfellbruchs, einer Magenschleimhautentzündung, Verdauungsstörungen, eines Magen- oder Zwölffingerdarmgeschwürs oder übermäßigen Alkohol- oder Speisengenusses.

### Ätherische Öle:
Es liegen keine sinnvollen und sicheren Empfehlungen für eine Therapie mit Ölen vor.

### Ergänzende Heilstein-Anwendungen:
- Zur raschen Linderung **Stromatolith** oder **Malachit** zusammen mit **Türkis** auf den Magen auflegen, bei Bedarf zusätzlich als Heilstein-Wasser trinken.

### Physiologische Anwendungen:
Täglich 3 g **Bentonit** bzw. **Klinoptilolith** nach dem Essen in Wasser eingerührt einnehmen. 1 Stunde nach dem Essen einen halben Löffel **Natron** in etwas Wasser einnehmen.

## Sonnenbrand
Dermatitis solaris

Eine akute schmerzhafte Entzündung der Haut nach zu starker Sonnenlichteinwirkung.
*Leichter Sonnenbrand:* Etwa 1–24 Stunden nach der Sonnenbestrahlung tritt eine Rötung der Haut mit mäßigem Brennen und Jucken auf, das etwa 3–4 Tage dauert.
*Schwerer Sonnenbrand:* Beginnt mit einer schmerzhaften Rötung, starkem Brennen, oft mit zusätzlicher schmerzhafter Blasenbildung mit anschließender Hautablösung, verbunden je nach Stärke mit allgemeinem Unwohlsein, Fieber, Übelkeit, Kopfschmerz und Kreislaufkollaps.
*Ursachen:* Zu starke ultravioletthaltige Sonnenlichteinwirkung auf die ungeschützte Haut.

### Ätherische Öle:
2× täglich 2–3 Tropfen **Lavandinöl** auftragen oder einreiben.

### Öl-Stein-Einreibungen:
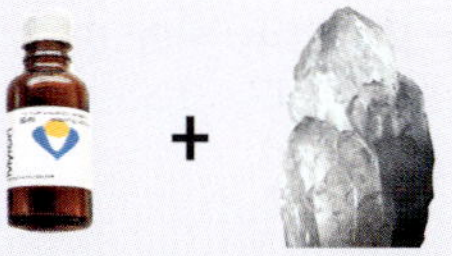

Ideal ergänzt sich die sanfte, fast berührungsfreie Einreibung von **Lavandinöl** mit **Bergkristall** oder **Rauchquarz.**

### Ergänzende Heilstein-Anwendungen:
- Zur Schmerzmilderung **Rauchquarz** oder **Bergkristall** als Ministeinchen in einem Leinensäckchen feucht auflegen, **Prasemquarz** oder **Aventurin** tragen und baldmöglichst als Heilstein-Wasser auftragen,
- zur Linderung der Hautreizung und Förderung der Hautregeneration **Aquamarin, Aventurin, Amazonit** oder **Rauchquarz** tragen,
- zur Förderung des Lymphflusses **Chalcedon** oder **Bergkristall** tragen und als Heilstein-Wasser auftragen,
- zur Linderung des Juckreizes **Aventurin** oder **Schalenblende** auflegen,
- zur Vorbeugung und nach dem Sonnenbrand **Bergkristall** oder **Prasemquarz** tragen.

### Physiologische Anwendungen:
Mehrfach täglich **kolloidales Silber** mit 25 ppm aus der Sprühflasche aufsprühen.

## Sonnenstich
Heliosis

Ein schweres Krankheitsbild, das durch eine Reizung der Gehirnhaut durch eine zu lange direkte und starke Sonneneinstrahlung auf den ungeschützten Kopf entsteht. ››

*Symptome:* Hochroter, heißer Kopf, kühle Haut mit Blässe, Kopfschmerzen, Unruhe, Schwindel, Übelkeit auch mit Erbrechen und Kollaps, hohes Fieber und Schüttelfrost.
*Ursachen:* Folge einer zu starken ultravioletthaltigen Sonnenlichteinwirkung.

**Ätherische Öle:**
Es liegen keine sinnvollen und gesicherten Empfehlungen für eine Therapie mit Ölen vor. Zur Linderung der Symptome können 2 Tropfen **Lavandinöl** lokal auf die verbrannte Haut (wenn vorhanden) aufgetragen werden.

**Ergänzende Heilstein-Anwendungen:**
- Zur Verhinderung von Strahlenschäden, Schmerzmilderung und Benommenheit **Prasemquarz** oder **Aventurin** auf den Kopf legen, und wenn keine Bewusstlosigkeit eintreten kann, im Mund halten,
- bei auftretender Übelkeit **Citrin** oder **Dumortierit** auf die Stirne auflegen.

**Physiologische Anwendungen:**
Stündlich 20 ml **kolloidales Silber** mit 25 ppm einnehmen und die betroffenen Hautareale mit 25 ppm besprühen. **Kieselsäure-Gel** zur Magenberuhigung einnehmen. Keine sinnvolle Indikation für **Klinoptilolith**.

**Ergänzende Maßnahmen:**
Kühlung, viel Wasser trinken, Kopf hoch lagern.

## Stimmverlust
Aphonie

Eine funktionelle oder psychogene Störung der Sprechorgane, die als Stimmverlust, Stimmlosigkeit oder gar als dauerhafte Stummheit auftreten kann.
*Ursachen:* Entzündung der Stimmbänder, Luftröhre oder des Rachens; Folge einer Überanstrengung der Stimmbänder (bei Rednern).

**Ätherische Öle:**
2× täglich 2–3 Tropfen **Fenchelöl** einnehmen und damit gurgeln.

**Ergänzende Heilstein-Anwendungen:**
- Zur Stimmenwiederherstellung im akuten Fall **Lapislazuli, Sodalith** oder **Chalcedon** lokal fixieren,
- bei chronischer Heiserkeit **Sodalith** oder **Disthen** zur Glättung der Stimmbänder als Anhänger oder Kette tragen,
- zur Vorbeugung und Nachversorgung **Chalcedon** oder **Türkis** als Kette tragen.

**Physiologische Anwendungen:**
Keine sinnvolle Indikation für **kolloidales Silber** oder **Klinoptilolith**.

## Sprachstörungen

Stottern ist eine Störung des Redeflusses durch Hemmungen und mehrfaches Wiederholen von Lauten, Silben oder Worten.
*Ursachen:* Anstrengung, Stress und Konfliktsituationen, aber auch Freude verstärken das Stottern; Ausgeglichenheit, Entspannung und eine innere Stabilität verbessern es.

**Ätherische Öle:**
Es liegen keine sinnvollen und gesicherten Empfehlungen für die Therapie mit Ölen vor.

**Ergänzende Heinstein-Anwendungen:**
- Zum Stressabbau **Dumortierit** oder **Disthen** tragen,
- zur Verknüpfung der Gehirnhemisphären **Disthen** oder **Lapislazuli** tragen,
- für die Stimmbänder und zur Verbesserung der Lautbildung **Disthen, Chalcedon, Sardonyx** oder **Lapislazuli** mit Pyrit tragen oder als Heilstein-Wasser trinken,
- zur Lösung von Redehemmungen **Dumortierit** oder **Chalcedon** tragen.

**Physiologische Anwendungen:**
Es sind keine sinnvollen Anwendungen von **kolloidalem Silber** oder **Klinoptilolith** bekannt.

## Stuhlverstopfung

### Obstipation

Ein verlängertes Verweilen des Stuhls im Darm mit seltener, verminderter und meist schwieriger Entleerung.

Die Häufigkeit des Stuhlgangs bei gesunden Menschen liegt durchschnittlich zwischen dreimal die Woche und zweimal am Tag.

*Ursachen:* Zur akuten Verstopfung kommt es häufig durch Bewegungsmangel, Ernährungsumstellung bei längeren Reisen oder Bettlägerigkeit, Darmverschluss, Tumoren oder Verwachsungen, Darmausstülpungen, Medikamenten und bei Hämorrhoiden.

Für die chronische Verstopfung sind eine ballaststoffarme Ernährung, Störungen des Nervensystems oder der Darmmuskulatur, Medikamente oder Hormone verantwortlich.

**Ätherische Öle:**
2× täglich 2–3 Tropfen **Anisöl** oder **Fenchelöl** einnehmen oder in den Bauch einreiben.

**Öl-Stein-Einreibungen:**

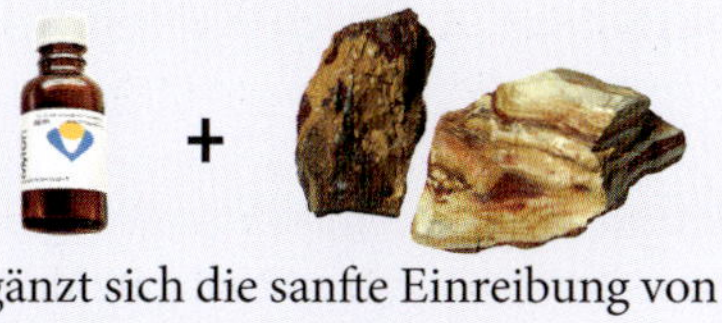

Ideal ergänzt sich die sanfte Einreibung von **Fenchelöl** mit **rotem Mookait.**

**Ergänzende Heilstein-Anwendungen:**
- Zur Aktivierung der Darmtätigkeit und bei verstärkter Sekretabsonderung, besonders bei chronischer Verstopfung, **rosa Moosachat** oder **Mookait** aufkleben, zur Massage verwenden und als Heilstein-Wasser trinken,
- zur Verdauungsanregung nach stopfenden oder ungewohnten Lebensmitteln **Stromatolith** oder **schwarzen Turmalin** zum Massieren nehmen, dabei der Lage des Dickdarms folgen oder auf der linken Bauchseite mit der Spitze nach unten aufkleben,

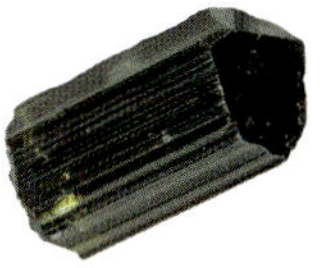

- bei chronischer Verstopfung **rosa Moosachat** tragen, wenn die Darmtätigkeit durch Einnahme von Abführmittel zum Stillstand gekommen ist,
- zur Normalisierung der Darmflora **Bernstein** oder **Stromatolith** tragen oder als Heilstein-Wasser einnehmen.

**Physiologische Anwendungen:**
Es sind keine sinnvollen Anwendungen von kolloidalem Silber bekannt. In Einzelfällen kann 1× täglich 3 g **Klinoptilolith** eine Stuhlverstopfung lösen, muss aber mit genügend Wasser eingenommen werden, da es sonst auch zu einer weiteren Stuhlverstopfung führen kann.

## Taubheitsgefühl

Eine motorische oder sensible Störung des Gefühlsempfindens der Haut, der tastenden Finger oder der Füße.

*Ursache:* Meist Folge unbequemen Sitzens, einer Kälteeinwirkung, eine Nervenstörung, Nervenverletzung wie etwa ein Bandscheibenvorfall, eine Nervenentzündung, Durchblutungsstörung, Vergiftung, Zuckerkrankheit, Vitamin-B-Fehlernährung oder eine Nervenerkrankung wie Multiple Sklerose sowie bei Schlaganfall.

**Ätherische Öle:**
2× täglich 2–3 Tropfen **Rosmarinöl** lokal auf die Haut einreiben. ››

**Öl-Stein-Einreibungen:**

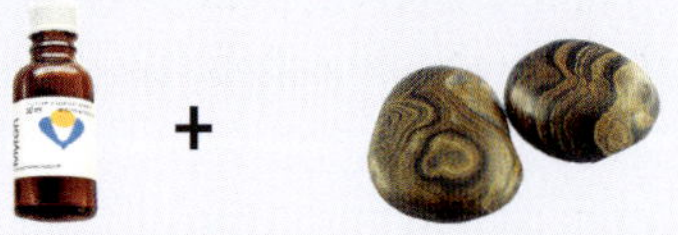

Ideal ergänzen sich **Rosmarinöl** und **Strontianit.**

**Ergänzende Heilstein-Anwendungen:**

- Zur Durchblutungsverbesserung und Anregung der Nerventätigkeit mit **Turmalin**-Stäbchen die betroffenen Partien und deren Umgebung ausstreichen oder im Bereich der Extremitäten aufkleben,
- zur Anregung der Nerventätigkeit **Strontianit,** versuchsweise **Turmalin** oder **Ägirin,** lokal fixieren,
- zur Durchblutungsverbesserung **roten Granat** oder **Obsidian** regelmäßig eine Viertelstunde lokal auflegen.
- *Hinweis:* **Tigerauge** und **Falkenauge** können bei längerem Tragen Taubheitsgefühle verursachen, sie sollten bei erstem Gefühlsverlust unbedingt abgelegt werden.

**Physiologische Anwendungen:**

2×2 Teelöffel täglich **Trinkgold** einnehmen. **Salz**-Abreibungen der betroffenen Gebiete durchführen. Keine sinnvolle Indikation für **kolloidales Silber** und **Klinoptilolith**.

## Trauer

Ein bis dahin noch nie erlebter seelischer und körperlicher Schmerz, dem sich der Betroffene hilflos ausgeliefert fühlt.

*Symptome:* Seelische Schmerzen mit Gefühlen wie Angst, Schuldgefühlen, Selbstzweifel; Wut und Verzweiflung wechseln sich dabei ab. Der Betroffene glaubt, niemals mehr glücklich und froh werden zu können.

*Ursache:* Verlust eines lieben Menschen, Bruch von Beziehungen, Zurückweisung, unerwiderte Liebe, Enttäuschung, das Gefühl, nicht verstanden zu werden.

**Ätherische Öle:**

2× täglich 2 Tropfen **Muskatellersalbeiöl** einnehmen.

**Ergänzende Heilstein-Anwendungen:**

- Zur Begleitung in allen Phasen der Trauerarbeit **Gagat** tragen.

**Physiologische Anwendungen:**

Keine Indikation für **kolloidales Silber** oder **Klinoptilolith.**

## Übergewicht

### Adipositas

Oft durch Fehlernährung angesammeltes Körpergewicht in Form vermehrten Körperfettes, das im Körper weitgehend als Fettreserve in Fettpolster gespeichert wird. Aber auch Störungen im Hormonhaushalt (z. B. Schilddrüsenunterfunktion), Nebenwirkungen von Medikamenten (z. B. Kortison), als Folge lymphatischer Erkrankungen (z. B. Leukämie) und anderen Erkrankungen.

Dies kann in der Folge zu Bluthochdruck, erhöhten Blutfettwerten und erhöhten Blutzuckerwerten führen.

*Ursachen:* Schlechte Ernährungsgewohnheiten, ungenügende Lebensmittelqualität und Zusammenstellung, Unverträglichkeiten, Toxinbelastungen, Medikamentenmissbrauch, Stoffwechselunterfunktionen, hormonelle Umstellungen, Bewegungsmangel, Veranlagungen und seelische Einstellungen sowie gesteigertes Sicherheitsbedürfnis.

Es stellt in den Ländern mit ausreichender Versorgung an Nahrungsmitteln mittlerweile ein beträchtliches gesundheitliches Problem dar.

### Ätherische Öle:

Es liegen keine gesicherten und sinnvollen Empfehlungen für die Therapie mit Ölen vor.

### Ergänzende Heilstein-Anwendungen:

- Zur Stoffwechselanregung **Dolomit, roten Granat** und **roten Mookait** als Heilstein-Wasser trinken,
- zur Entgiftung **Chrysopras, Peridot** und **Smaragd** tragen,
- zur Lymphflussanregung **Chrysopras** oder **Chalcedon** tragen und als Heilstein-Wasser trinken.

### Physiologische Anwendungen:

**Salz-Sole**-Vollbäder, **Salz-Sole**-Darmkur oder **Salz**-Abreibungen zur Entgiftung nehmen. Es sind keine sinnvollen Anwendungen von **kolloidalem Silber** oder **Klinoptilolith** bekannt, auch wenn vereinzelt über einen Gewichtsverlust berichtet wurde.

## Unterschenkelgeschwür, Offene Beine

Ulcus cruris

Eine meist infolge örtlicher venöser, seltener auch arterieller Durchblutungsstörungen ausgelöste Zerstörung des Gewebes mit ausbleibender Heilung und dadurch einer Geschwürentstehung.
*Symptome:* Verfärbung der umgebenden Haut, mehr oder weniger tiefe offene Stellen, die keine Schmerzen verursachen, die Geschwüre können nässen oder eitern, bei tiefergehenden Entzündungen treten Schmerzen auf, Hautzerstörung mit Nekrosebildung, auch Verkäsung.
*Ursache:* Meist infolge einer Thrombose der Beinvenen, selten infolge einer arteriellen Durchblutungsstörung.

### Ätherische Öle:

2× täglich 2–3 Tropfen **Lavandinöl** oder **Rosmarinöl, Salbeiöl** oder **Zedernholzöl** lokal auftropfen.

### Öl-Stein-Einreibungen:

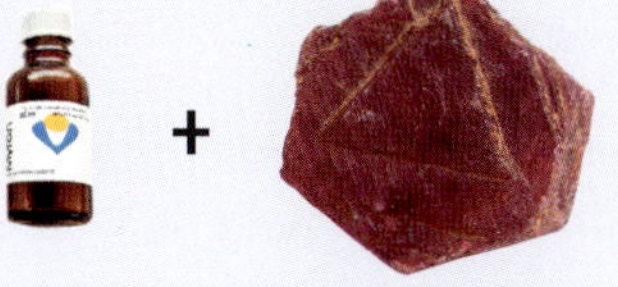

Ideal ergänzen sich **Rosmarinöl** und **Rubin**.

### Ergänzende Heilstein-Anwendungen:

- Zur Aktivierung des Zellstoffwechsels roten **Granat** oder **Rubin** auflegen oder als Heilstein-Wasser auftragen sowie trinken,
- gegen das Absterben des Gewebes frühzeitig **Granat**, dann **Rhodonit** oder bei fortgeschrittenen Prozessen mit einer Zwischenschicht von Baumwolle **Antimonit** oder **Gagat** auflegen oder ohne Druck streichen,
- zur Abheilung und Geweberegeneration **Rhodonit** oder **Rhodochrosit,** wenn noch kein Geschwür entstanden ist, auflegen, als Heilstein-Wasser auftragen und trinken,
- zur Durchblutungsverbesserung und damit besseren Versorgung des Gewebes **Rhodochrosit** oder **rote Koralle** auflegen,
- zur Juckreizminderung **Aquamarin, Aventurin** oder der Hautfarbe entsprechenden hellen **Mookait** lokal auflegen,
- zur Abwehrstärkung **sphärolithischen Chalcedon** tragen.

### Physiologische Anwendungen:

**Kolloidales Silber** mit 50 ppm großflächig als dauerfeuchte Kompresse auftragen und durch Nachspritzen feucht halten, dazu 3× täglich 20 ml **kolloidales Silber** 25 ppm einnehmen.

## Verbrennungen

Combustico

Eine schmerzhafte Gewebeschädigung bzw. Gewebezerstörung durch eine meist örtliche Einwirkung von Hitze, Stromwirkung oder Strahlung.

Je nach der Schwere der Hautschädigung werden Verbrennungen in *vier Schweregrade* eingeteilt; nur die ersten drei Stufen sind behandelbar.
*Grad 1:* Schmerzhafte, gerötete Haut, mit Schwellung ohne Blasenbildung, die sich nach wenigen Tagen zurückbildet;
*Grad 2:* Sehr schmerzhafte, gerötete Haut, mit Blasenbildung, Füllung der Blasen mit eiweißreichen Exsudaten, die aufbrechen und dann Narben bilden können;
*Grad 3:* Schwellung und Blasenbildung, größere Hautzerstörung mit schwarzer Verkrustung, die schmerzfrei ist;
*Grad 4:* Tiefe Gewebezerstörung, mit schwarzer Verkrustung.
*Komplikationen:* Wasser-, Elektrolyt- und Eiweißverlust mit Bluteindickung, Immunstörung, generalisiertem Schock mit Nierenversagen.
*Ursache:* Direkte Hitze wie offenes Feuer oder erhitzte Gegenstände, heiße Gase oder Flüssigkeiten, Reibungshitze, Sonnenstrahlung, UV-Strahlung oder Röntgenstrahlung, elektrische Hochspannungsströme, aber auch auf extrem niedrige Temperaturen abgekühlte Gegenstände wie zum Beispiel Trockeneis.

### Ätherische Öle:

2 × täglich 2–3 Tropfen **Lavandinöl** auftragen.

### Öl-Stein-Einreibungen:

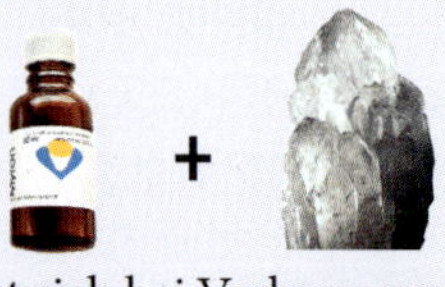

Ideal ergänzt sich bei Verbrennungen 1. und 2. Grades die sanfte, fast berührungsfreie Einreibung von **Lavandinöl** mit **Bergkristall**.

### Ergänzende Heilstein-Anwendungen:

- Zur Schmerzlinderung und Geweberegeneration **Rhodonit** oder **grünen Turmalin** auflegen,
- zur Kühlung von Brandblasen **Prasemquarz** und **Bergkristall** auflegen,
- zur Beschleunigung der Heilung von Brandwunden **Chrysokoll** tragen und als Heilstein-Wasser auf die betroffene Hautstelle auftragen,
- zur narbenfreien Wundheilung **blauen Turmalin** als Heilstein-Wasser auf die betroffene Hautstelle auftragen.

### Physiologische Anwendungen:

**Kolloidales Silber** mit 25 ppm zur Kühlung und zur Hautregeneration auftragen.

### Begleitende Maßnahmen:

Sofort nach dem Verbrennen unter fließend kaltem Wasser kühlen, keine Fettsalbe oder Puder auf die Wunde auftragen.

## Verdauungsstörungen

Dyspepsie

Eine Störung der Verdauungstätigkeit, die verschiedene Verdauungsorgane betrifft.
*Symptome:* Aufgeblähter Bauch mit Völlegefühl, Unbehagen im Oberbauch, Aufstoßen, Schluckauf, Blähungsabgang, stark riechende Ausscheidungen, Stuhlverstopfung oder Durchfall mit unverdauten Resten.
*Ursache:* Abhängig von der Art und dem Entstehungsort, eine Folge von reichlichem, zu schwerem, zu fettem oder zu stark gebratenem Essen oder zu viel Alkohol, Entzündungen oder Geschwüre vor allem des Magens, Dünndarms, der Bauchspeicheldrüse, Leber oder Galle sowie des Dickdarms, aber auch des venösen Pfortaderkreislaufs, auch bei Gallensteinen, Divertikeln, Darmträgheit oder Frühsymptomen eines Tumors im Verdauungstrakt.

**Ätherische Öle:**

2–3× täglich 1–2 Tropfen **Ingweröl**, alternativ **Pfefferminzöl** und **Zimtrindenöl** im Gemisch einnehmen.

**Öl-Stein-Einreibungen:**

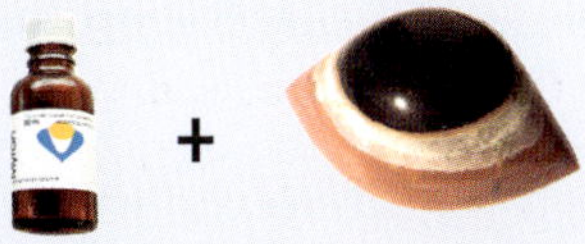

Ideal ergänzt sich die lokale Einreibung von **Ingweröl** mit **Sardonyx**.

**Ergänzende Heilstein-Anwendungen:**

- Zur Anregung der Peristaltik **Sardonyx** als Massagestein,
- zur Eindickung des Stuhls **Moosachat** im Bauchbereich aufkleben oder tragen,
- zur Stoffwechsel- und Verdauungsanregung **Citrin**, dazu bei Leberbeteiligung **Malachit**, bei Bauchspeicheldrüsenbeteiligung **Chalcedon** oder hellen **Mookait**, bei Magenbeteiligung **Bernstein, Chalcedon** oder **Malachit**, bei Dünndarmbeteiligung **Karneol,** bei Dickdarmbeteiligung **Mookait** auf den Bauch legen oder als Heilstein-Wasser trinken.

**Physiologische Anwendungen:**

2× täglich 20 ml **kolloidales Silber** mit 25 ppm einnehmen. Dazu 2× täglich 3 g **Klinoptilolith** einnehmen, außer bei Verstopfung. Alternativ kann auch **Kieselsäure-Gel** bei Magenbeteiligung eingenommen werden.

## Verstauchungen, Zerrungen

Distorsion

Eine durch Gewalteinwirkung auf ein Gelenk auftretende schmerzhafte Verletzung.

*Symptome:* Schmerzen in der betroffenen Region, mit Bewegungseinschränkung. Manchmal lässt sich das betroffene Gelenk nicht mehr richtig bewegen. Nach einiger Zeit kommt es zu einer Schwellung der betroffenen Gelenke, häufig bildet sich ein Bluterguss.

Das Ausmaß der Schädigung hängt von der Stärke der Gewalteinwirkung ab. So werden bei leichteren Verstauchungen die Faserstrukturen lediglich überdehnt, während es bei stärkeren Einwirkungen zu einem teilweisen oder gar kompletten Riss der Gelenkkapsel oder der Bänder kommen kann.

*Ursache:* Verletzung durch eine plötzliche Überdehnung, die den normalen Bewegungsspielraum des Gelenks überschreitet und den Kapsel- und Bandapparat des Gelenks schädigt.

**Ätherische Öle:**

2× täglich 2–3 Tropfen **Lavandinöl** oder 2×1 Tropfen **Zimtrindenöl**, gemischt mit **Rosenholzöl**, lokal einreiben.

**Öl-Stein-Einreibungen:**

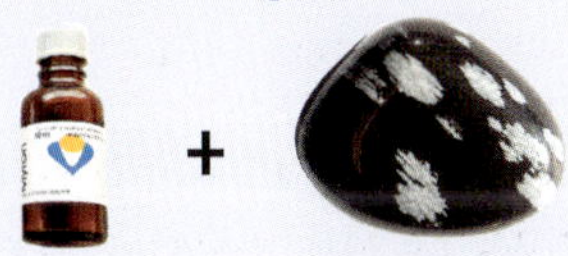

Ideal ergänzt sich die Einreibung von **Lavandinöl** mit **Obsidian**.

**Ergänzende Heilstein-Anwendungen:**

- Als erste Maßnahme gegen Schreck und Schmerz einige Minuten **Obsidian** lokal auflegen, nach Eintreten einer Erleichterung **Rhodonit** auflegen,
- zur Schmerzlinderung **Sugilith, Sphen** oder **Rhodonit** lokal auflegen bzw. aufkleben,
- bei einer Bänderdehnung **Amazonit, Disthen** oder **Kunzit** aufkleben,
- bei Bänderriss **Obsidian** gegen den Schock zwei Stunden aufkleben, nach der Operation **Rhodonit** oder **Obsidian** zusammen mit Fluorit in Nähe des betroffenen Gebietes fixieren,
- zur Abschwellung **Tsesit, Strontianit** oder **Rhodonit** lokal aufkleben, ››

- zur Verbesserung der Bewegungseinschränkung **Disthen, Aragonit** oder alternativ **Obsidian** und **Fluorit** lokal fixieren,
- zum Abbau des Blutergusses **Rhodonit** lokal fixieren.

**Physiologische Anwendungen:**
2× täglich 20 ml **kolloidales Silber** mit 25 ppm einnehmen. Keine sinnvolle Indikation für die Anwendung von **Klinoptilolith**.

## Wadenkrämpfe

Crampus

Schmerzhafte, meist plötzlich und hauptsächlich nachts oder nach körperlicher Anstrengung auftretende einseitige schmerzhafte Krämpfe der Wadenmuskulatur.
*Symptome:* Krampfartige Schmerzen mit erheblicher Bewegungseinschränkung im Unterschenkelbereich.
*Ursache:* Sie sind meist Folge eines Magnesiummangels unterschiedlicher Ursache, Übersäuerung, starken Flüssigkeitsverlustes, von Überanstrengung, seltener einer arteriellen oder venösen Gefäßerkrankung mit lokaler Durchblutungsstörung, einer hormonellen Stoffwechselstörung, Polyneuropathie oder einer Schwangerschaft.

**Ätherische Öle:**
2× täglich 3 Tropfen **Muskel-Relax-Öl, Pfefferminzöl** oder **Rosmarinöl** lokal in das Krampfgebiet einreiben.

**Öl-Stein-Einreibungen:**

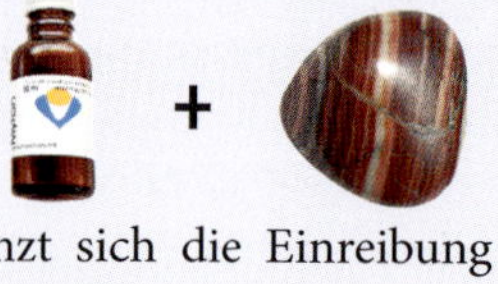

Ideal ergänzt sich die Einreibung von **Pfefferminzöl** mit **Dolomit** im Krampfgebiet.

**Ergänzende Heilstein-Anwendungen:**
- Zur Krampflinderung **Dolomit** nachts mit ins Bett nehmen oder als Heilstein-Wasser trinken,
- bei Magnesiummangelkrämpfen **Dolomit** oder alternativ den schwächeren Serpentin nachts im Strumpf tragen, den anderen Stein als Heilstein-Wasser trinken,
- zur Durchblutungsverbesserung mit **Rhodochrosit** oder **Rhodonit** massieren,
- bei stoffwechselbedingten Krämpfen **Smaragd, Malachit** oder **Lapislazuli** tragen oder als Heilstein-Wasser trinken,
- zur Stoffwechselanregung reichlich **Dolomit** als Heilstein-Wasser einnehmen,
- zur Entsäuerung des Gewebes **Malachit** oder **Türkis** tragen.

**Physiologische Anwendungen:**
Es sind keine sinnvollen Anwendungen von **kolloidalem Silber** oder **Klinoptilolith** bekannt.

## Warzen

Verruca

Eine harmlose Wucherung der Haut mit vermehrter Hornbildung, die überall am Körper und im Gesicht auftreten kann und damit oft als »Schönheitsfehler« betrachtet wird, unter dem der Betroffene aber meistens leidet.
*Symptome:* Häufig scharf begrenzte, weiche, rundliche, hautfarbene, oft kaum sichtbare oder auch verhornte, dunkelgefärbte Knoten auf der Haut, die zahlreich auftreten können. Sie können im Laufe der Zeit von alleine verschwinden.
*Ursache* ist eine Virusinfektion mit dem Verruca-Virus.

**Ätherische Öle:**
3× täglich 2–3 Tropfen **Salbeiöl, Muskatellersalbeiöl, Pfefferminzöl, Rosmarinöl** oder **Zitronenschalenöl** lokal auftropfen.

**Ergänzende Heilstein-Anwendungen:**

- Zur Rückbildung der Warzen **Peridot** als Heilstein-Wasser trinken sowie **sphärolithischen Chalcedon** aufkleben oder umgekehrt,
- zur Milderung des Juckreizes **Aventurin, Chalcedon** oder **Heliotrop** tragen,
- zur Steigerung des Lymphflusses **Chrysopras,** Andenopal oder **sphärolithischen Chalcedon** als Heilstein-Wasser trinken,
- bei starkem Befall zur intensiveren Entlastung die Wirkkräfte von **Antimonit** und **Schalenblende** in Trinkwasser mittels eines **Bergkristalls** einleiten, trinken und auftragen,
- zur Hautregeneration und Hautreinigung mit **Peridot** oder **Chrysopras** um die Warze herum großflächig sanft massieren,
- zur Stimulation des Stoffwechsels **grünen Granat** oder **Peridot** tragen.

**Physiologische Anwendungen:**

**Kolloidales Silber** zusätzlich einnehmen und als 50 ppm auftragen. Keine sinnvolle Indikation für die Anwendung von **Klinoptilolith**.

## Wechseljahrsbeschwerden

### Klimakterium

Verschiedene körperliche und psychische Beschwerden, die im Verlauf der Wechseljahrsumstellung bei Frauen nach dem 50. Lebensjahr durch einen veränderten Hormonhaushalt auftreten.

*Symptome:* Depressive Verstimmung bis zur Depression, selten auch Weinkrämpfe, Herzklopfen, Atemnot, Hitzewallungen, Neigung zu Schweißausbrüchen, die bis zu 20 × täglich, auch nachts auftreten können.

Weiter können Spannungsgefühle in der Brust, Erregbarkeit, Nervosität und Lustlosigkeit, Schlafprobleme, auch Gewichtszunahme, Kopf- und Ohrenschmerzen und Schwindelanfälle auftreten. Eine Entkalkung der Knochen mit Knochenschwund kann zu einer Knochenverformung oder zu spontanen Brüchen führen. Die Haut wird dünner und trockener, Verletzungen heilen nicht mehr so gut.

Die Beschwerden halten etwa 3–5 Jahre an und verschwinden dann auch ohne die umstrittene Hormontherapie wieder.

**Ätherische Öle:**

2 × täglich 1–2 Tropfen **Muskatellersalbeiöl** oder alternativ 3 × täglich 2–3 Tropfen **Fenchelöl** einnehmen.

**Öl-Stein-Einreibungen:**

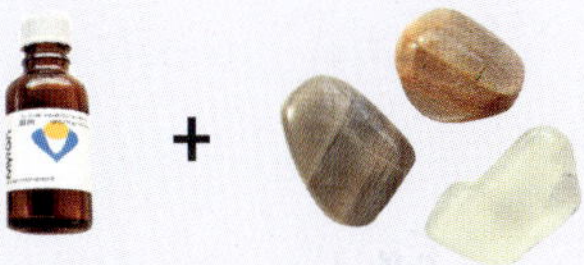

Ideal ergänzt sich die Einreibung von **Muskatellersalbeiöl** mit **Mondstein** in den Unterbauchbereich.

**Ergänzende Heilstein-Anwendungen:**

- Zur Regulation der Hormone **Mondstein** oder **Malachit** als Kette tragen,
- zur Erleichterung des Spannungsgefühls in der Brust **Tsesit, rosa Chalcedon** oder **Andenopal** tragen,
- zur Besserung der körperlichen Erscheinungen wie Hitzewallungen und Schweißausbrüche **Mondstein, Amazonit** oder **Tsesit** tragen,
- zur Stabilisierung der Knochen **Apatit, Dolomit** oder **Fluorit** tragen,
- zur Verbesserung der Durchblutung **roten Mookait** oder tiefergreifend **roten Granat** als Heilstein-Wasser trinken,
- zur Besserung der depressiven Stimmung **Tsesit, Citrin, Andenopal, Topas** oder **Mondstein** tragen,
- zur Stabilisierung der Psyche **Amazonit, Fluorit** oder **Dumortierit** tragen.

››

**Physiologische Anwendungen:**
2× täglich 20 ml **kolloidales Silber** mit 25 ppm einnehmen. **Klinoptilolith** scheint keine Auswirkungen auf Wechseljahrsbeschwerden zu haben.

## Wetterfühligkeit

Ein verstärktes Reagieren oder eine gesteigerte Reaktionsbereitschaft auf die Einwirkung der Wettersituation oder speziell des bevorstehenden Wetterwechsels und den damit auftretenden, als Spherics bezeichneten, atmosphärischen Störfrequenzen.
Ausgeprägte Symptome treten bei Veränderungen von Luftdruck, Luftfeuchtigkeit oder Temperatur, aber auch bei elektrischer Ladung vor Gewittern auf.
*Symptome:* Auftreten von Kreislaufveränderungen, Kopfschmerz mit Konzentrationsstörungen, Schwindel und Ohrgeräusche sowie verstärkte rheumatische Schmerzen, aber auch das Auftreten von Schmerzen in alten Narben oder Verletzungsbereichen. Dazu kommen Unwohlsein, Angstzustände, Müdigkeit, Stimmungsschwankungen und Schlafstörungen.
*Ursachen:* Tritt oft infolge einer rheumatischen Erkrankung in Narben oder als Folge einer Kopfverletzung auf.

**Ätherische Öle:**
*Es liegen keine gesicherten Empfehlungen für die Therapie mit Ölen vor;* in Einzelfällen gibt es gute Erfahrungen, wenn 2 Tropfen **Muskatellersalbeiöl** eingenommen werden.

**Ergänzende Heilstein-Anwendungen:**
- Zur Reduktion der Wetterfühligkeit **Labradorit, Lapislazuli, Mondstein, Magnetit** oder alternativ **Bergkristall** als Kette tragen,
- zur Stabilisierung des Kreislaufs bei Wetterwechsel **Granat, Moosachat** tragen,
- zur psychischen Stabilisierung **Labradorit** oder **Lapislazuli** tragen,
- zur Anregung der zellulären Flüssigkeiten **Halit, Chalcedon, versteinertes Holz, grünen Granat** oder **Bergkristall** tragen.

**Physiologische Anwendungen:**
**Kolloidales Silber** kann, täglich 20 ml mit 25 ppm eingenommen, langfristig eine positive Auswirkung auf eine Wetterfühligkeit haben. Täglich 5 ml **Salz-Sole** trinken. **Klinoptilolith** scheint keine Auswirkungen auf Wetterfühligkeit zu haben.

## Windpocken

Varizellen

Eine ansteckende Virus-Infektion, vor allem für Kinder, gekennzeichnet durch einen typischen Hautausschlag.
*Symptome:* Beginn meist mit Kopf-, Gelenk- und Gliederschmerzen, leichtem Fieber und Lymphknotenschwellungen.

Der typische, weit verteilte und bläschenförmige Ausschlag tritt plötzlich am Körperstamm, am behaarten Kopf und im Gesicht auf. Später können auch die Extremitäten und die Schleimhäute betroffen sein. Aus kleinen Knötchen entwickeln sich Bläschen mit klarer Flüssigkeit, die oft heftig jucken. Nachfolgend trocknen die Bläschen ein, verkrusten, heilen ab und verlaufen bei normaler Immunitätslage gutartig und ohne große Nachwirkungen.
*Ursachen:* Es handelt sich um eine Infektion mit dem Varicella-Zoster-Virus, mit einer Inkubationszeit von 14–21 Tagen.

**Ätherische Öle:**
2× täglich 2–3 Tropfen **Lavandinöl** äußerlich anwenden, **Eukalyptusöl** zum Inhalieren oder **Indisches Melissenöl** lokal auf den Hautausschlag auftragen.

**Ergänzende Heilstein-Anwendungen:**

- Zur Entzündungshemmung und Milderung des Juckreizes **Aventurin** oder **Nephrit** tragen und als Heilstein-Wasser trinken,
- zur Abheilung des Hautausschlages **Rhodonit** oder **heller Mookait** tragen,
- zur Lymphableitung und Abschwellung der regionalen Lymphknoten **Chalcedon, Bergkristall, Andenopal** oder **Labradorit** tragen oder als Heilstein-Wasser trinken,
- zur Stärkung der Abwehr **Heliotrop** oder **sphärolithischen Chalcedon** tragen.

**Physiologische Anwendungen:**
2× täglich 30 ml **kolloidales Silber** mit 50 ppm auftragen und 3×30 ml mit 50 ppm schluckweise einnehmen. **Kieselsäure-Gel** auftragen.

## Wundliegen

Dekubitus

Eine Zerstörung der Haut oder Schleimhaut als Folge einer Druckwirkung, mit der daraus folgenden Mangeldurchblutung. Ein Wundliegen ist immer ein Pflegefehler, da ein regelmäßig gelagerter Körper keinem zu lange andauernden lokalen Druck ausgesetzt ist. Wundheilungsstörungen werden verstärkt durch Ernährungsstörungen, Eiweiß- und Vitaminmangel, Austrocknung durch zu wenig Trinken, Bewegungseinschränkungen, Anämie, Zuckerkrankheit und Chemotherapeutika sowie Durchblutungsstörungen, Druckwirkung, Infektionen, Ödeme und Blutergüsse.

**Ätherische Öle:**
Mindestens 2× täglich 2–3 Tropfen **Lavandinöl** in die Wunde tropfen oder 2× täglich 3 Tropfen **Rosmarinöl** um die Wunde auftragen.

**Ergänzende Heilstein-Anwendungen:**

- Zur Verbesserung der Durchblutung und Wundheilung **Obsidian** oder **Rhodonit** außerhalb der offenen Stelle auflegen,
- zur Unterstützung der Hautpflege beim Wundliegen **Amethyst** oder **Mookait** als Heilstein-Wasser zur Reinigung des betroffenen Bereichs verwenden und tagsüber zum Trinken geben.

**Physiologische Anwendungen:**
Mindestens 1× täglich **kolloidales Silber** mit 50 ppm großflächig auf die Wunde auftragen oder die Wunde mit **kolloidalem Silber** mit 25–50 ppm besprühen.

**Ergänzende Maßnahmen:**
Druckentlastendes Lagern mit weichen, beweglichen Unterlagen und zweistündlich Umlagern.

## Zahnfleischentzündung

Gingivitis

Eine entzündliche Veränderung des den Zahn umgebenden Gewebes, besonders des Kieferknochens, mit einer Zerstörung des Knochens, die als Folge einer Reaktion des körpereigenen Immunsystems, einer Verletzung, Störung während der Schwangerschaft, Zuckererkrankung oder schwerem Vitamin-C-Mangel anzusehen ist.
*Symptome:* Schwellung, Rötung, eventuell bläuliche Verfärbung und Schmerzen, mit einer Berührungsempfindlichkeit und erhöhter Blutungsneigung des Zahnfleisches. Es können auch Geschwüre und Zahnfleischwucherungen auftreten.

**Ätherische Öle:**
2× täglich 2 Tropfen **Myrtenöl** oder alternativ **Pfefferminzöl** oder **Rosmarinöl** in das Zahnfleisch einreiben.

**Ergänzende Heilstein-Anwendungen:**

- Zur Entzündungshemmung und Schmerzlinderung **grünen Turmalin** oder **Sphen** als Heilstein-Wasser trinken oder als Kristall in den Mund nehmen, ››

- zur Stillung einer Blutung und Festigung des Zahnfleisches mit zusammenziehendender Wirkung auf die Mundschleimhaut **Sphen** oder **Rhodonit** in den Mund nehmen,
- zur Vorbeugung oder Nachbehandlung **Bernstein** tragen oder **Gagat** als Heilstein-Wasser zur Mundspülung einsetzen.

**Physiologische Anwendungen:**
2× täglich 20 ml **kolloidales Silber** mit 25 oder bis zu 50 ppm durch die Zähne ziehen.
**Salz-Sole** oder/und **Kieselsäure-Gel** durch die Zähne ziehen.

## Zahnschmerzen
### Dentalgie

Ein schmerzhaftes Ereignis, bei dem die Nervenwurzel gereizt wird, entweder durch Zahnerkrankungen wie Zahnwurzelentzündungen, kariöse Zahnerweichungen oder auch bei Nasennebenhöhlenentzündungen.
*Symptome:* Sehr unangenehme bohrende, klopfende, dumpfe oder stechende Schmerzen, bis zum »Wahnsinnigwerden«, die oft durch Kälte, Hitze oder Zubeißen, manchmal auch durch Druckabfall bei der Flugzeuglandung ausgelöst werden.

**Ätherische Öle:**
Bei Bedarf 1 Tropfen **Nelkenöl** lokal einreiben.

**Ergänzende Heilstein-Anwendungen:**
- Zur Linderung von Schmerzen **Sugilith, Sphen** oder **Kunzit** in den Mund nehmen,
- zur Hemmung einer Entzündung im Zahnwurzelbereich **Sphen** oder **grünen Turmalin** in den Mund nehmen,
- vorbeugend zur Zahnschmelzhärtung **Fluorit, Apatit, Saphir** oder **Sphen** in den Mund nehmen oder als Heilstein-Wasser trinken.

**Physiologische Anwendungen:**
Mehrfach täglich 20 ml **kolloidales Silber** mit 25 ppm durch die Zähne ziehen.

**Alternative Methoden:**
Vorbeugend zur Zahnpflege feinste **Heilerde** oder alternativ **Klinoptilolith** zum Zähneputzen verwenden und zur Kräftigung des Zahnfleisches mit **Kieselsäure-Gel** spülen.

## Zahnung
### Dentition

Die Beschwerden beim Zahndurchbruch der Säuglinge oder Kleinkinder.
*Symptome:* Fieber, Schmerzen im Kiefer, geschwollenes und gerötetes Zahnfleisch, Krämpfe, Unruhe und Essunlust, aber auch Durchfälle. Der psychische Zustand dabei ist mürrisch, quengelig und oft weinerlich, auch weinen die Kinder nachts vermehrt, schlafen unruhig, wachen häufig auf und weinen dann.

Die Zahnungsbeschwerden können beim ersten Durchbruch der Milchzähne, aber auch bei jedem neuen Zahn auftreten.

**Ätherische Öle:**
Es liegen keine gesicherten Empfehlungen für die Therapie mit Ölen vor. Bei Kleinkindern sind ätherische Öle wegen des Geschmacks nicht einsetzbar, Ausnahme 1–2 Tropfen **Fenchelöl,** das in den Bauchraum bei fast allen Beschwerden eingerieben wird.

**Ergänzende Heilstein-Anwendungen:**
- Zur Linderung der Schmerzen, zur Erleichterung des Durchbruchs und zur Besserung des allgemeinen Wohlbefindens **Bernstein** als Kettchen tragen,
- bei unklaren Bauchschmerzen **Dumortierit** oder alternativ **Chalcedon** als Rosette in die Windel legen,
- zur Abschwellung des Zahnfleisches **Fluorit**

und zur Fiebersenkung **Chalcedon** tragen oder als Anhänger zum Lutschen geben,
- zur Förderung der Zahnbildung **Apatit** tragen oder als Kristall in die Trinkflasche geben,
- zur Stabilisierung der Psyche und Verbesserung des Schlafes **Bernstein** als Kettchen, alternativ **Dumortierit** tragen.

**Physiologische Anwendungen:**
Keine Indikation für **kolloidales Silber** und **Klinoptilolith.**

**Ergänzende Anwendungen:**
Kleinkinder sollten keinen mit Zucker gesüßten Tee zu sich nehmen, da Zucker als Calciumräuber die Zähne schädigt.

## Zuckerkrankheit

Diabetes mellitus

Eine chronische Störung des Zuckerstoffwechsels mit zeitweiser oder ständiger Erhöhung des Blutzuckerspiegels als Folge eines Insulinmangels oder ein vermindertes Ansprechen des Körpers auf Insulin.
*Symptome bei Überzucker:* Gewichtsverlust trotz normaler Ernährung, übermäßiger Durst mit übermäßiger Ausscheidung an Harn mit Mineralien, mit einer Austrocknung des Körpers und einem Insulinmangel, Infektanfälligkeit und Leistungsschwäche.
*Symptome bei Unterzucker:* Heißhunger mit Aggressivität und Alpträume, auch Depressionen. Juckreiz auf der Haut, Herzklopfen mit Schweißausbrüchen, Ruhelosigkeit, Schwindel, Übelkeit und Schwächegefühl. Es können auch Ekzeme, Kopfschmerzen, Muskelschmerzen, Schlafstörungen, Sehstörungen und Zittern auftreten sowie Konzentrations- und Sexualstörungen und Müdigkeit.
*Folgeerkrankungen/Spätkomplikationen:* Störungen der Augennetzhaut bis zur Erblindung, der Nieren bis zum vollkommenen Nierenversagen, des Nervensystems mit Gefühlsstörungen und Schmerzunempfindlichkeit sowie Störungen der Durchblutung der Beine mit Gefäßverschlüssen oder absterbenden Teilen, der Herzgefäße oder der Gehirngefäße bis zum Schlaganfall.

Ein hoher Magnesiumgehalt im Blut kann dem Typ II vorbeugen.

**Ätherische Öle:**
Es liegen keine gesicherten Empfehlungen zur Therapie mit Ölen vor. **Eukalyptusöl** soll jedoch den Blutzucker senken.

**Ergänzende Heilstein-Anwendungen:**
- Zur Blutzuckersenkung unverzichtbar ist die Einnahme von **Citrin** als hochkonzentriertes Heilstein-Wasser, mindestens 2 Liter täglich,
- zur Förderung der Insulin-Produktion **sphärolithischen Chalcedon** oder **Citrin** tragen,
- bei starkem Durst und vermehrter Harnausscheidung **Nephrit, Aventurin** und **blauen Turmalin** tragen oder auf die Nierengebiete aufkleben,
- bei Juckreiz und trockener Haut **Aventurin** oder **Aquamarin** als Heilstein-Wasser auftragen,
- zur Regeneration des Nervengewebes **Turmalin, Strontianit** oder **Cavansit** als Heilstein-Wasser auftragen und trinken,
- bei Schwindel, Übelkeit und Schwäche **Citrin** und **roten Chalcedon** tragen,
- bei Konzentrationsstörungen **Citrin** tragen,
- zur Reduzierung des Übergewichts bei Diabetes II **Nephrit** oder **Aventurin** tragen.

**Physiologische Anwendungen:**
Langfristig, über 2–3 Monate täglich eingenommen, kann **kolloidales Silber** mit 20 ml und 25 ppm die Bauchspeicheldrüse regenerieren. Bei Diabetes Typ II 2 × 3 g **Klinoptilolith** als Pulver in Wasser einrühren und über Wochen täglich einnehmen; das gleicht die hohen Zuckerspitzen aus.

# Wichtige Heilsteine im Kurzporträt

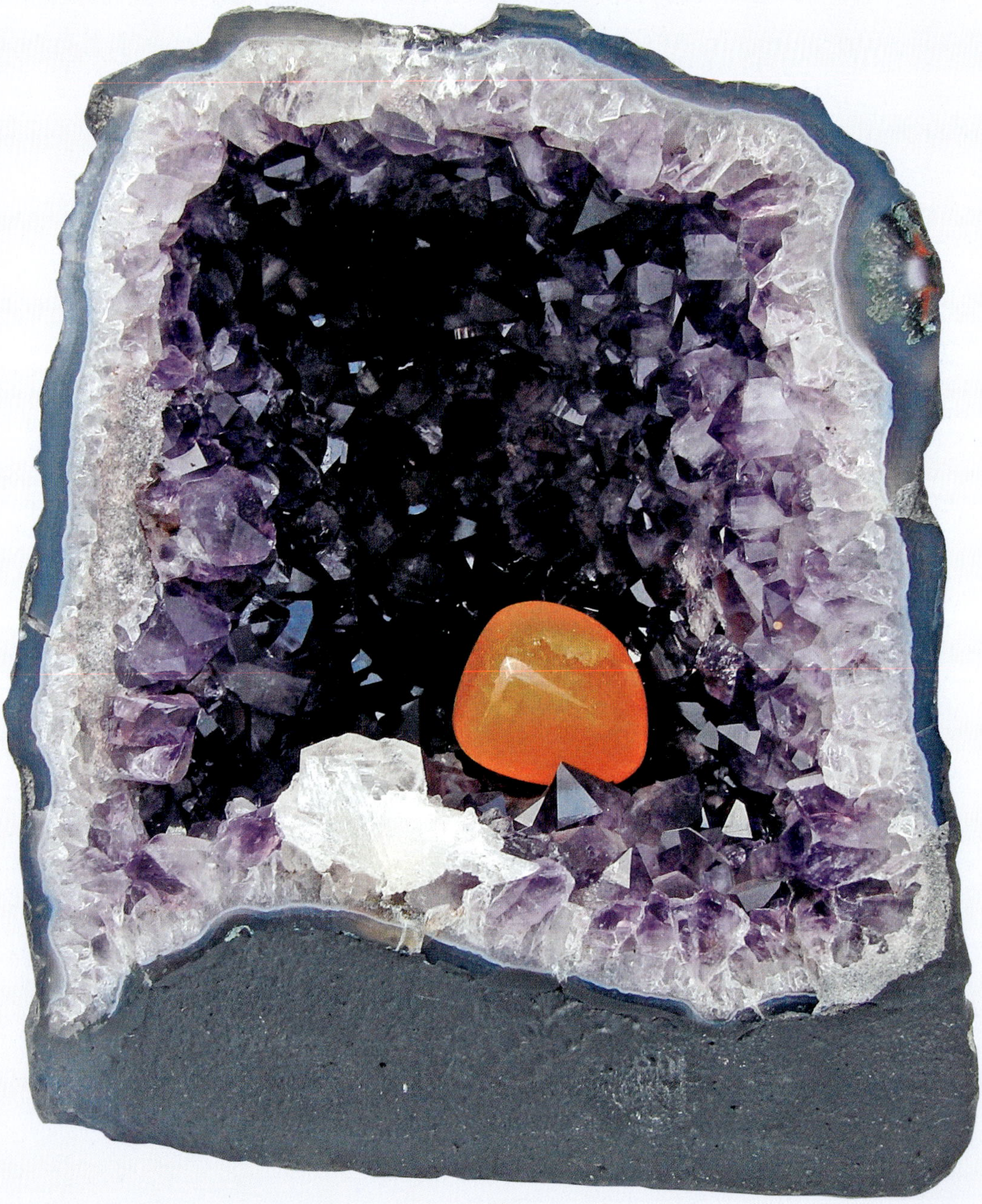

In diesem Kapitel werden die wichtigsten Heilsteine kurz beschrieben, die in diesem Buch im Zusammenhang mit Therapievorschlägen aufgeführt worden sind. Ich habe mich bei der Auswahl und Zusammenstellung auf die bekanntesten und im gut sortierten Mineralienhandel erhältlichen Steine konzentriert. Natürlich gibt es zu jeder Indikation auch noch andere wirkungsvolle Heilsteine, die aus Platzgründen hier aber weggelassen werden mussten. Die Beschreibung beschränkt sich auf die wesentlichsten Merkmale der Steine wie Aussehen, Beschaffenheit und Farbvarianten. Verwechslungsmöglichkeiten, Anwendungs- und Pflegehinweise ergänzen die Ausführungen dann, wenn es aufgrund von Abweichungen vom Standard notwendig ist. Ich verzichte bewusst auf mineralogische Fachbegriffe – wer sich für die Mineralogie der Steine interessiert, sei auf meine Enzyklopädie der Steinheilkunde verwiesen.

## Achat

$SiO_2$[Al,Ca,Cr,Fe,Mg,Na,Ni]

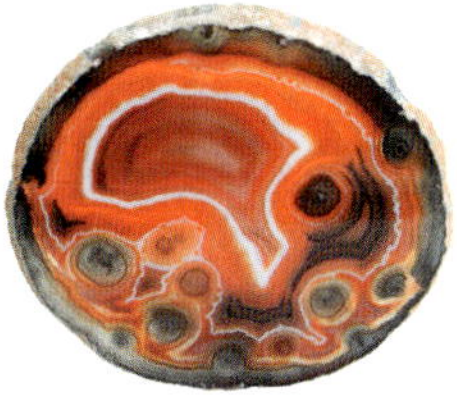

**Achate** sind feinfasrige, mikrokristalline Quarze der Familie der Chalcedone. Achate bilden sich in blasenartigen Hohlräumen. Beim Aufschneiden der Gesteinsmandeln ergeben sich charakteristische Zeichnungen der einzelnen Scheiben. Aus den so entstandenen Bildern (auch Signatur genannt) lassen sich Rückschlüsse auf das Einsatzgebiet in der Therapie ziehen. Besonders hervorgehoben werden sollen die Entzündungssignatur oder die Verdauungssignatur. Gleichmäßig gebänderte Achate (auch als Trommelsteine) sind normalerweise am besten für die Therapie geeignet. Im Einzelfall hilft hier jedoch die Rücksprache mit einem Therapeuten bezüglich der besonderen Signatur. Achate kommen in vielen Varianten in der Natur vor. In meinen Therapievorschlägen finden vor allem der rote und der grüne Moosachat sowie sphärolithische Chalcedone Verwendung.

*Vorsicht:* Achatscheiben werden sehr oft gefärbt!

## Ägirin

$NaFe^{3+}[Si_2O_6]$

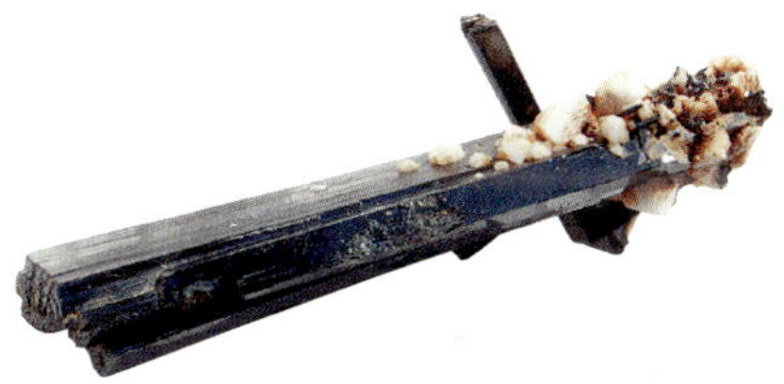

**Ägirin** ist ein undurchsichtiges, grün-schwarzes Natrium-Eisen-Mineral aus der Klasse der Ketten-Silikate. Ägirin bildet häufig langflächige Kristalle, die glasig bzw. fettig wirken. Das Mineral kann mit Aktinolith, Hornblende und Schörl verwechselt werden. Zur Anwendung in der Therapie kommen Einzelkristalle. Da sie scharfkantig sein können, ist hier beim Einsatz am Patienten Vorsicht angezeigt.

## Amazonit

$K[AlSi_3O_8]$Cu,Na,Pb

**Amazonit** ist ein undurchsichtiges, blau-grünes, auch türkises Feldspat-Mineral der Klasse der

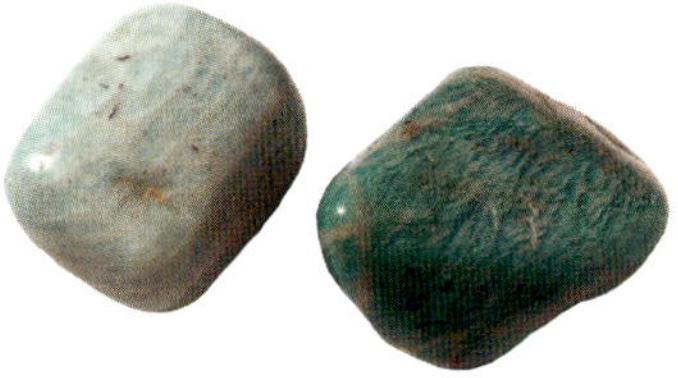

Gerüst-Silikate. Amazonit bildet großflächige, blockförmige Kristalle oder aber kommt in derben Massen ohne sichtbare Kristalle vor. Typisch für ihn ist seine Streifung.

Er kann mit Jadeit, Nephrit und Türkis verwechselt werden. Zur Anwendung in der Therapie kommen vor allem Trommelsteine oder Einzelkristalle.

## Amethyst

$SiO_2$

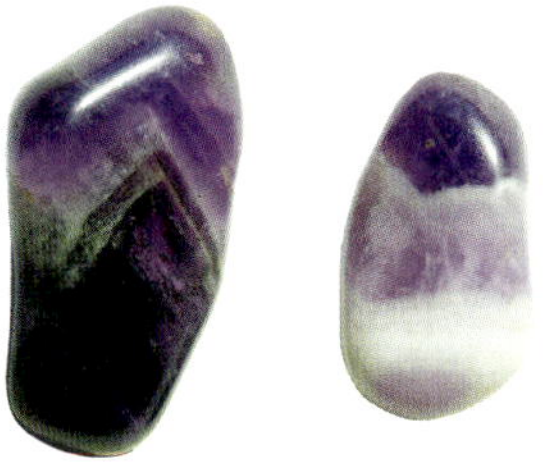

**Amethyst** ist eine durchscheinend violette Varietät der Kristall-Quarze-Gruppe. Amethyst bildet Kristalle mit gleichmäßiger oder spatenförmiger Spitze. Oft sitzen die Kristalle auf »Wurzeln«. Zur Anwendung in der Therapie kommen Einzelkristalle. Die dunkelsten (tief violett bis fast schwarz) sind die wirksamsten.
*Vorsicht:* Amethyst bleicht im Sonnenlicht aus; daher zum Aufladen in Mondlicht legen.

## Antimonit

$Sb_2S_3$

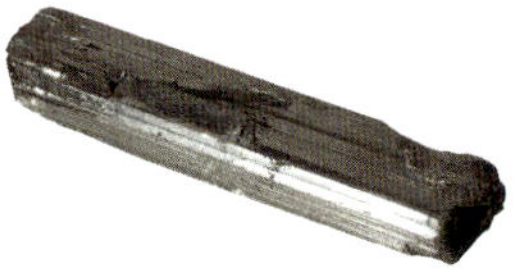

**Antimonit** ist ein Antimon-Mineral der Klasse der Sulfide. Antimonit bildet flächenreiche, strahlige Kristalle, die manchmal stängelig oder nadelig sein können. Antimonit ist undurchsichtig, seine Farbe ist bleigrau bis schwarz. Feinere Aggregate können leicht zerbrechen, daher eignen sich eher robustere Kristalle zur medizinischen Therapie. Antimonit sollte nicht direkt in Wasser eingelegt werden. Es empfiehlt sich die Einleitung der Wirkung in Trinkwasser mit Hilfe eines Bergkristalls.

## Apatit

$Ca_5(F,Cl,OH)(PO_4)_3$

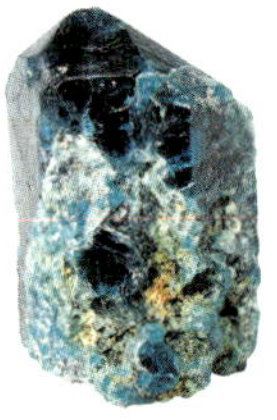

**Apatit** ist ein Calcium-Mineral der Klasse der Phosphate und bildet meist säulige, sechseckige Kristalle mit stumpfen Endflächen, häufig auch derbe, körnige Aggregate. Apatit ist durchsichtig bis undurchsichtig, vor allem in den Farben Blau, Gelb, Grün oder Weiß. Die blauen Kristalle oder Trommelsteine eignen sich für die Therapie der Lunge am besten, während die braun-grünlichen Kristalle gut für den Knochenaufbau sind. Apatit kann in Bezug auf seine Farbe, aber auch seine Form mit vielen anderen Mineralien verwechselt werden.

## Apophyllit

$KCa_4[(OH,F)/(Si_4O_{10})_2]_8H_2O$

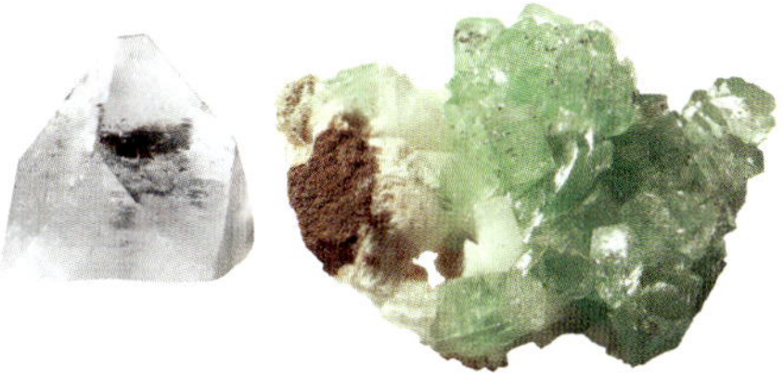

**Apophyllit** ist ein wasserklares oder flaschengrünes Kalium-Calcium-Mineral der Klasse der Schicht-Silikate. Apophyllit bildet rechteckige Kristalle mit vierflächigen Spitzen oder quadratischen Endflächen. Sie sind oft als Kristallgruppen zu Grüppchen verwachsen. Die durchsichtig bis durchscheinenden Kristalle haben typische, vertikale Streifen. Apophyllit kann mit Halit oder Bergkristall verwechselt werden. Einzelkristalle sind meistens zu Schmuckstücken verarbeitet. Als Pyramidenstumpf eignen sie sich hervorragend zum Auflegen. Die Farbe spielt für die medizinische Anwendung nur eine untergeordnete Rolle.

## Aragonit

$CaCO_3$

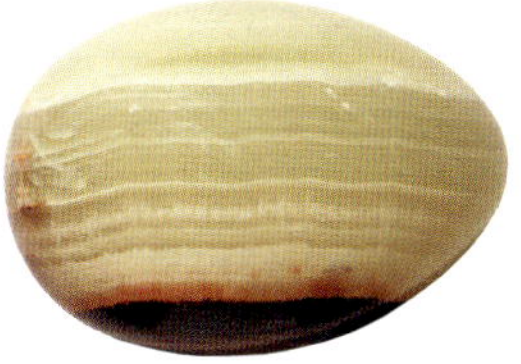

**Aragonit** ist ein durchscheinend bis undurchsichtiges Calcium-Mineral der Klasse der Karbonate. Aragonit bildet blockförmige Kristalle, die wie sechseckige Säulen aussehen. Auch radial strahlige Aggregate (Igelstufe) kommen vor. Typisch sind körnig-krustig gebänderte Massen (Trommelsteine). Aragonit kann farblos, weiß, grau, gelblich, rosa, hellgrün bis rotbraun, violett und braun sein. Braune und blaue Varianten in Form von Trommelsteinen eignen sich am besten für die medizinische Anwendung. Blauer Aragonit dient gerne als Fälschung für den seltenen Larimar, dem er in seinem Erscheinungsbild ähnelt.

## Aquamarin

$Be_3Al_2(Si_6O_{18})$

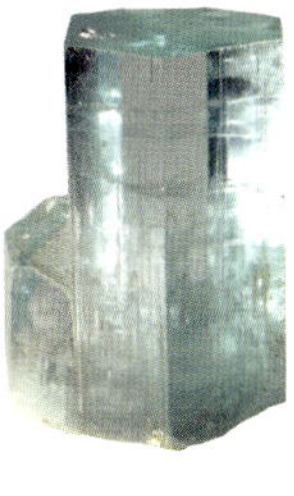

**Aquamarin** ist ein durchsichtiges bis undurchsichtiges eisenhaltiges Beryllium-Aluminium-Mineral der Beryll-Gruppe in den Farben Grün, Türkis oder Blau (Meeresfarben). Als Kristall ist Aquamarin eine sechseckige, langgestreckte Säule – meist ohne Spitze. Typisch sind vertikale Streifen auf den Seitenflächen. Aquamarin kommt auch als körniges, derbes Aggregat vor.

## Aventurin

$SiO_2 * KAl_2[(OH,F)_2/AlSi_3O_{10}]$

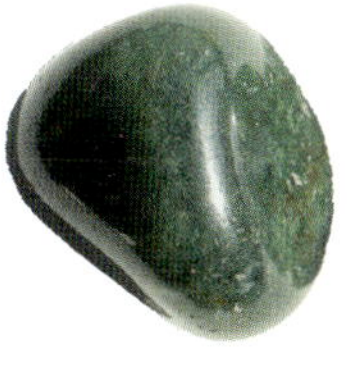

Grüner Aventurin ist eine durchscheinend bis undurchsichtige Varietät der Quarz-Gruppe. Er bildet derbe Aggregate, da durch eingelagerte Glimmer (Fuchsit) das Kristallgitter des Quarzes gestört wird und das unverwechselbare Aventurisieren hervorrufen. Er wird als Trommelstein eingesetzt. Aventurin kann mit Grün-Quarz (ohne Glimmer), Chrysopras oder grünem Disthen verwechselt werden.

## Baryt
$Ba[SO_4]$

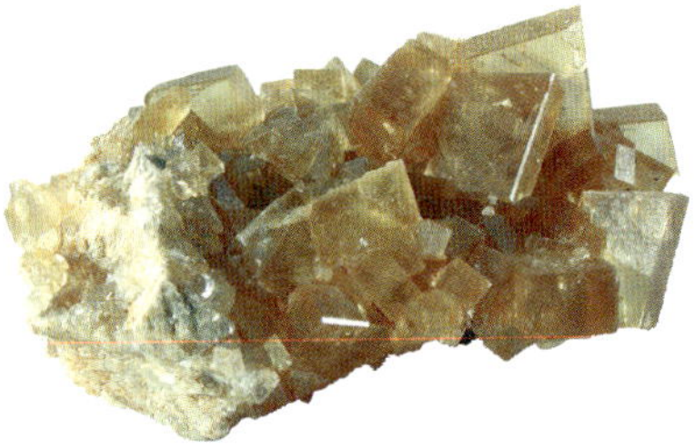

**Baryt** ist ein Barium-Mineral der Klasse der Sulfate. Charakteristisch ist sein großes Gewicht – er liegt schwer in der Hand – und ist damit eigentlich unverwechselbar. Baryt erscheint in vielen Formen – von blockförmigen über fächerförmigen Kristallen bis hin zu körnigen, dichten Aggregaten. Die Kristalle können sowohl durchsichtig als auch undurchsichtig sein. Baryt ist farblos, braun, gelb, grünlich, auch rot, grau und bläulich. Für die medizinische Therapie eignet sich die derbe Form am besten – die Stücke können für die jeweilige Anwendung zugeschnitten werden.

## Bergkristall
$SiO_2$

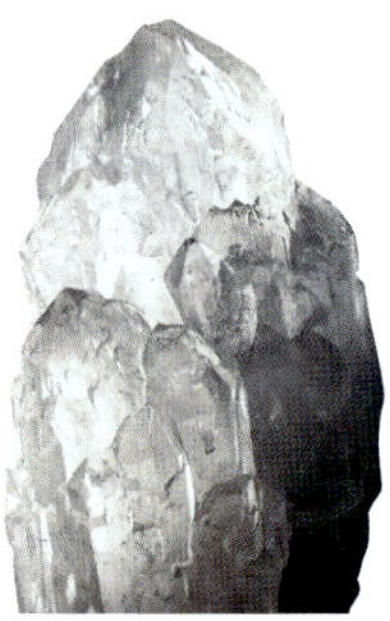

**Bergkristall** ist ein klarer, unverwechselbarer, fast reiner Kristall-Quarz. Er bildet sichtbare Kristalle mit sechsseitigen Prismen, die meist charakteristische Querstreifen zeigen, mit sehr unterschiedlichen Kristallformen. Diese spielen in der physiologischen Steinheilkunde keine Rolle – die Unterschiede liegen im feinstofflichen Bereich. Bergkristall sollte klar, mit nur wenigen Trübungen und Einschlüssen sein. Alle weißen Formen sind (Milch-)Quarz und für die Therapie weniger geeignet. Die gerundeten Formen werden zum Einreiben verwendet.

## Bernstein
$C_{10}H_{16}O + H_2S$

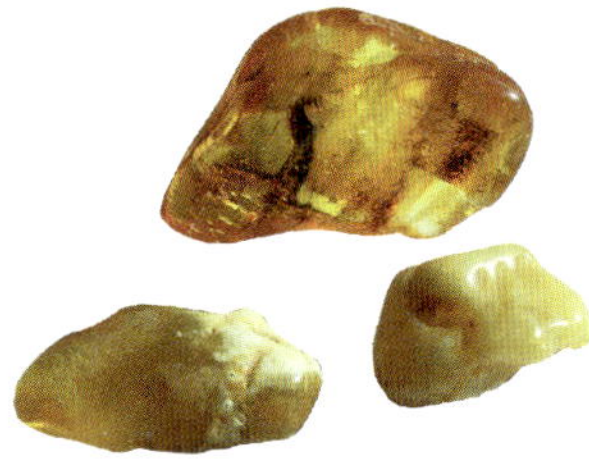

**Bernstein** ist ein amorphes fossiles Harz. Er bildet Knollen, Körner und Gerölle, auch Tropfenform. Er ist honiggelb, braun, selten rot, auch elfenbeinfarben, weiß, schwarz oder mit leichtem Blau- oder Grünstich. Bernstein wiegt wenig, liegt leicht in der Hand. Er fühlt sich an wie Plastik und ist warm. Bei Reibung riecht er sogar etwas. Nur etwa ein Fünftel des natürlichen Bernsteins ist klar, teilweise durchsichtig, der Rest ist undurchsichtig.
*Vorsicht:* Auf Fälschungen achten! Wenn er gepulvert ist, löst er sich in Alkohol auf. Klare Steine sind sehr oft künstlich hergestellt.

## Cavansit
$Ca[VO/Si_4O_{10}]$ $_6$ $H_2O$

**Cavansit** ist ein wasserhaltiges Calcium-Vanadium-Mineral der Klasse der Schicht-Silikate. Cavansit bildet kleine nadelige Kristalle, oft zu faserigen und strahlenförmigen Aggregaten verwachsen. Seine Farbe ist unverwechselbar: Die

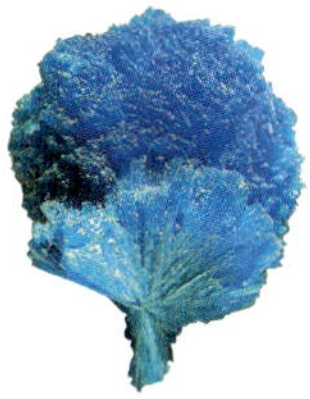

durchsichtigen bis durchscheinenden Kristalle sind intensiv himmelblau bis grünlich blau. Aufgrund seiner geringen Größe und Struktur kann das Mineral leicht zerbrechen und ist daher für Massagen oder zum Tragen am Körper eher ungeeignet.

## Chalcedon

$SiO_2 + (Fe,Cu,Ni,Mn)$

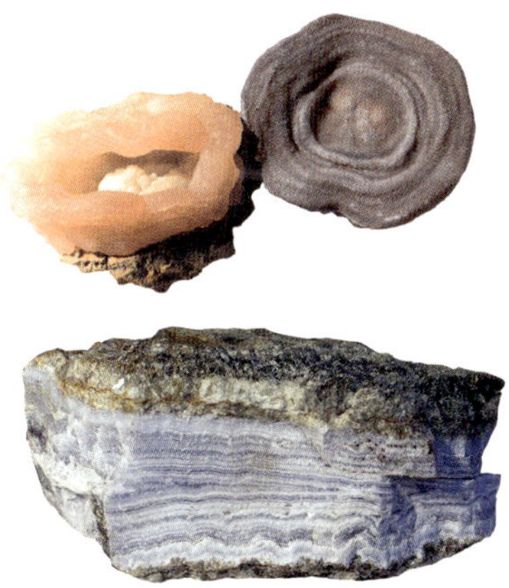

**Chalcedon** ist ein feinkristallines Mineral der Quarz-Gruppe. Er bildet keine sichtbaren Kristalle und tritt meist in derben, durchscheinenden bis undurchsichtigen Massen auf, die typischerweise blau-weiß gebändert sind. Chalcedon gibt es auch als Rosetten. Der reine blaue Chalcedon erhält keinerlei Fremdstoffe und ist daher am besten für die Therapie geeignet. Chalcedon ist unverwechselbar, wird aber oft gefärbt.

## Charoit

$(Ca,Na)_4(K,Sr,Ba)_2\ [(OH,F)_2\ Si_9O_{22}] \times H_2O$

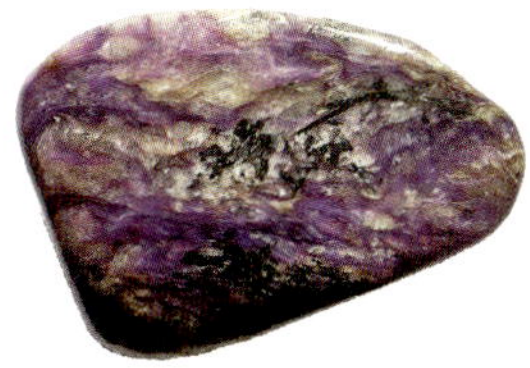

**Charoit** ist ein komplexes, wasserhaltiges Alkali-Erdalkali-Mineral der Klasse der Schicht-Silikate. Er bildet faserige oder dichte Aggregate, die durchscheinend bis undurchsichtig sind. Die Farbvariationen reichen von grau, braun, purpur bis violett – manchmal mit schwarzen Mangan-Einschlüssen. Typisch für Charoit, den es nur an einer Fundstelle gibt – im russischen Murunmassiv –, ist sein fließend faseriges Aussehen. Von der Farbe her kann er mit Sugilith oder Lepidolith verwechselt werden. Charoit wird fast nur als Trommelstein verwendet.

## Chrysokoll

$CuSiO_3\ 2H_2O$

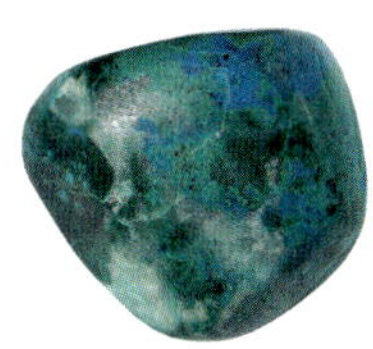

**Chrysokoll** ist ein wasserhaltiges Kupfer-Mineral der Klasse der Ring-Silikate. Er bildet selten Kristalle, in der Regel derbe, knollige Aggregate, die manchmal an Tropfsteine erinnern. Chrysokoll ist undurchsichtig und seine Farbvariationen reichen von blaugrün bis türkis, selten blau, braun bis schwarz. Chrysokoll wird fast nur als Trommelstein verwendet.

*Vorsicht:* Er wird oftmals aus Pulver zu einem Stein zusammengeklebt. Chrysokoll kann mit Azurit-Malachit verwechselt werden, dem er sehr ähnlich sieht.

## Chrysopras

$SiO_2 + Ni$

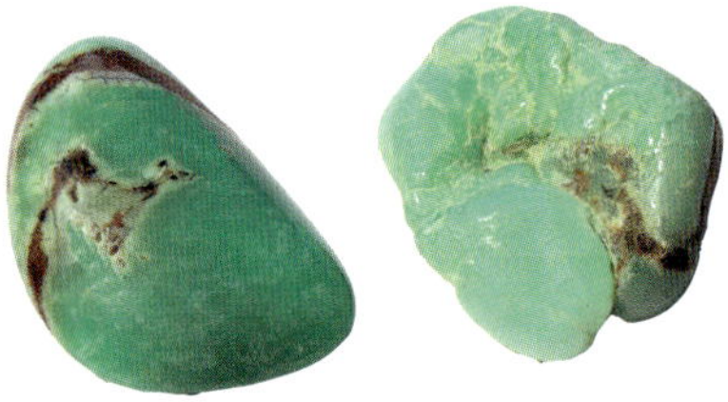

**Chrysopras** ist eine apfelgrüne Chalcedon-Varietät der Quarz-Gruppe. Er bildet mikroskopisch kleine Fasern, daher erscheint er als derbes Aggregat, teils mit großen Poren und Spalten. Chrysopras ist durchscheinend, selten klar. Typisch ist seine intensiv apfelgrüne, häufig blassgrüne, aber auch gelbgrüne Farbe mit braunen Flecken. Er kann leicht mit Andenopal verwechselt werden.

## Citrin

$SiO_2$

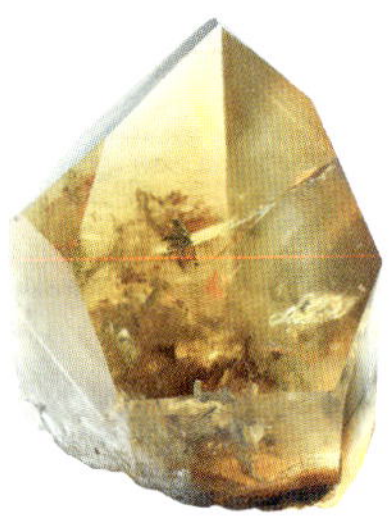

**Citrin** ist die gelbe Varietät des Kristall-Quarzes. Er bildet – wie Bergkristall – flächige Kristalle mit der charakteristischen Querstreifung, selten auch derbe Stücke mit muschelartigem Bruch. Citrin ist durchscheinend bis durchsichtig. Es gibt ihn von hellem Zitronengelb, aber auch in goldgelben, bräunlichen Tönen. Einzelkristalle werden abgerundet zum Einreiben verwendet. *Vorsicht:* Gebrannter Amethyst wird gerne als Citrin angeboten. Er kann mit Hämatitquarz oder Goldorthoklas verwechselt werden.

## Covellin

$CuS$

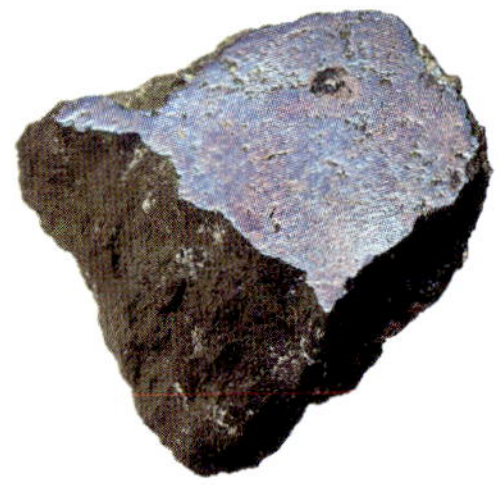

**Covellin** ist ein indigoblaues bis blauschwarzes Kupfer-Mineral der Klasse der Sulfide. Er bildet selten blättchenartige, zumeist jedoch rosettenartig oder parallel miteinander verwachsene Kristalle. Am häufigsten kommt er in derben bis körnigen, feinblättrigen Aggregaten vor oder als pulvriger oder häutchenartiger Überzug.

Covellin ist undurchsichtig. Gute Qualität weist ein kräftiges Blau auf. Vor allem bei hohem Schwarzanteil kann er mit Hämatit verwechselt werden.

## Diamant

C

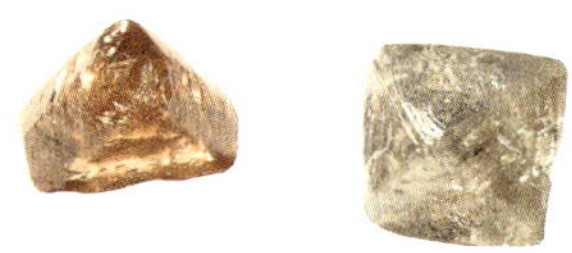

**Diamant** ist ein reiner Kohlenstoff und gehört damit zur Klasse der Elemente. Er bildet kleine würfelige oder oktaedrische Kristalle, oft mit gerundeten Flächen. Diamant ist durchsichtig bis durchscheinend, von der Farbe her meist farblos klar bis gelblich, grünlich, bläulich, rötlich und schwarz. Wegen seiner kleinen Größe ist er für praktischen Gebrauch in der Therapie nur schwer verwendbar. Er lässt sich gut in Wasser einlegen (als Essenz zum Trinken) oder aber auf dem Körper aufkleben.

## Disthen (Cyanit)

$Al_2(O/SiO_4)$

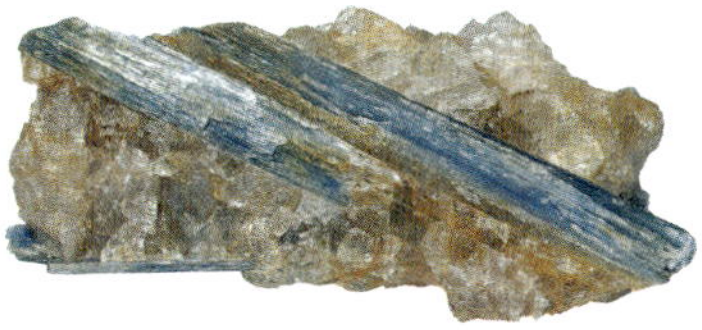

**Disthen** ist ein Aluminium-Mineral der Klasse der Insel-Silikate. Er bildet lange, flächige, meist in das Gestein eingewachsene Kristalle, die oft an den Enden zerbrochen sind und strahlig auftreten. Disthen ist durchsichtig bis durchscheinend. Es gibt ihn meistens in Himmelblau, gelegentlich auch in Grün, Rot oder Schwarz. Der blaue ist für die medizinische Therapie am besten geeignet.

## Dolomit

$CaMg(CO_3)_2$

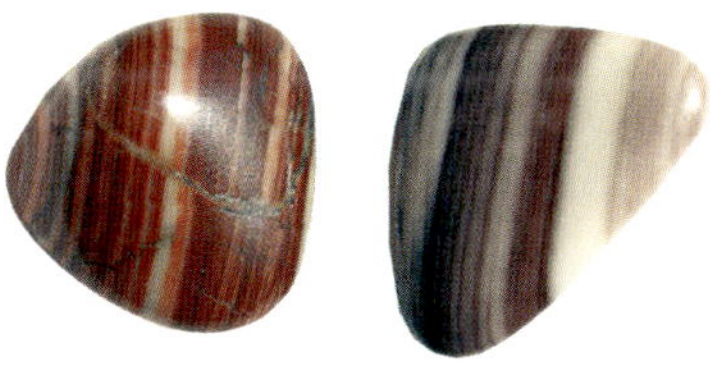

**Dolomit** ist ein Calcium-Magnesium-Mineral der Klasse der Karbonate. Einzelkristalle sind selten, meist bildet er grob- oder feinkörnige Aggregate, die selten wasserhell durchsichtig sein können, meistens aber undurchsichtig sind. Dolomit gibt es farblos, weißgrau bis bräunlich, grünlich wie auch rostrot. Typisch ist seine Bänderung. Für die Therapie sind alle Steine gut geeignet.

## Dumortierit

$Al_7[O,OH)_3|BO_3|(SiO_4)_3] + Mn$

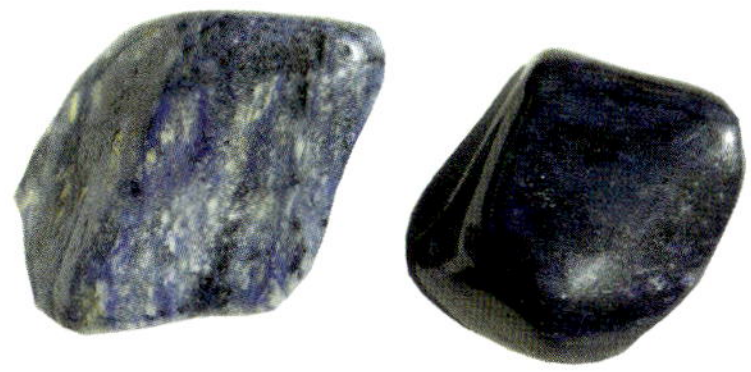

**Dumortierit** ist ein basisches Aluminium-Bor-Mineral der Klasse der Insel-Silikate. Dumortierit bildet selten Einzelkristalle, meist tritt er in Form massiger, feinfaseriger Aggregate auf. Diese sind undurchsichtig bis durchscheinend. Mit seinen Farben, die hauptsächlich von schwärzlich-blau, blauviolett bis grau und weiß in unregelmäßigen Flecken reichen, ist er leicht mit Sodalith zu verwechseln.

## Fluorit

$CaF_2$

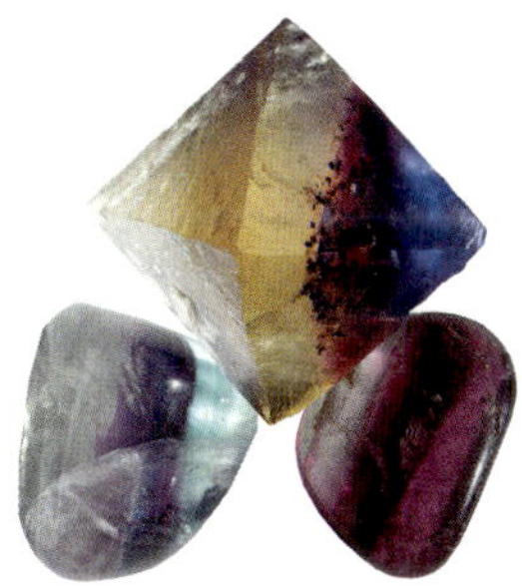

**Fluorit** ist ein Calcium-Mineral der Klasse der Halogenide. Er bildet gute, würflige Kristalle, aber auch kompakte, körnige Massen aus, die sowohl durchsichtig und durchscheinend wie auch undurchsichtig sein können. Fluorit gibt es in fast allen Farben: von farblos-durchsichtig, weiß, gelb, violett, grün, blau bis schwarz und regenbogenfarben, oft auch in mehreren Farben. Für die Therapie eignen sich vor allem grüne, blaue und Regenbogen-Fluorite, wobei sich die Farbauswahl auch nach der Indikation richtet.

## Gagat

C

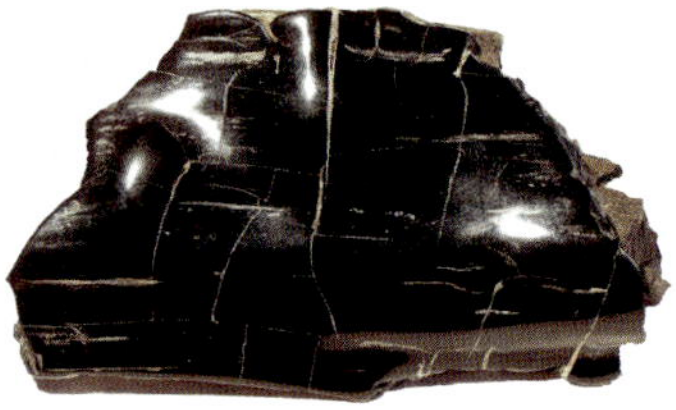

**Gagat** ist ein undurchsichtiger, schwarzer Bitumen-reicher Kohlenstoff. Er bildet derbe, kompakte Massen, mit einer Struktur, die bei Rohstücken an Holzkohle erinnert.

*Vorsicht:* Auf die Stabilität des Steins achten, wenn er therapeutisch eingesetzt werden soll. Gagat kann schwarze Flecken auf der Kleidung hinterlassen.

## Granat (Almandin/Pyrop)

$Fe_3/Mg_3Al2(SiO_4)_3$+Cr,Fe/Mg,K,Mn,Na,Ti, Ni,P,V

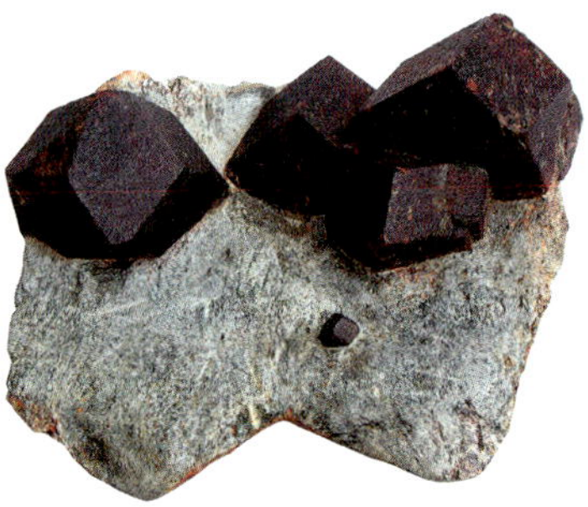

**Granate** sind mineralstoffreiche Aluminium- oder Eisen-Mineralien der Klasse der Insel-Silikate, die aus 16 verschiedenen, eigenständigen Mineralien bestehen. Für die therapeutische Anwendung verwende ich nur die rötlichen Varianten Almandin und Pyrop. Sie bilden durchsichtige bis undurchsichtige vielflächige, kompakte Kristalle, deren Farbspektrum von blutrot, orangebraun, schwarz, rot bis violett reicht.

## Halit, klares Kristallsalz

NaCl

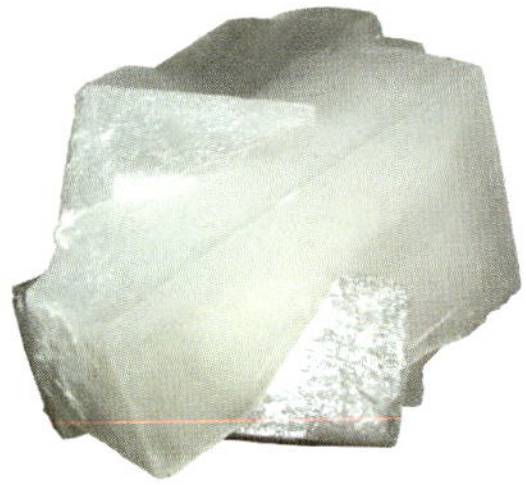

**Halit** ist ein Natrium-Mineral der Klasse der Halogenide. Salz bildet fast ausschließlich würfelförmige Kristalle. Häufig tritt es als feinkörniges oder grobkörniges Aggregat auf. Es ist durchsichtig bis undurchsichtig, als Heilstein meist farblos bis weiß, rosa bis orange, kann aber auch blau bis violett vorkommen. Halit ist wasserlöslich, daher sollte er nur kurz auf dem Körper aufgeklebt werden bzw. ist zum Einreiben ungeeignet. Auch bei der Lagerung ist Vorsicht geboten: Halit zerstört Metalle, die sich in seiner Nähe befinden.

## Heliotrop

$SiO_2$+Al,Fe,K,Mg,OH,Si

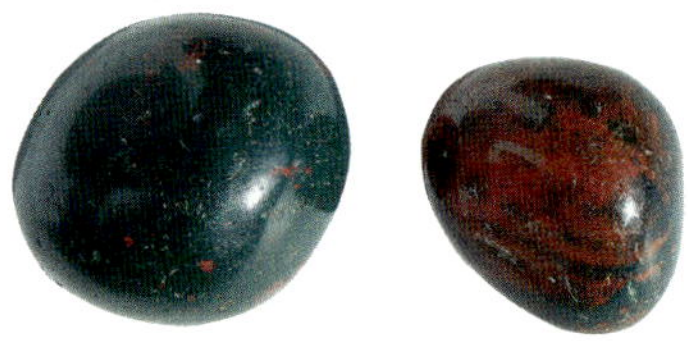

**Heliotrop** ist eine feinkristalline Jaspis-Varietät der Quarz-Gruppe. Er bildet feinkristalline, faserige Massen – selten von homogener Erscheinung. Der typische Heilstein sollte dunkelgrün mit roten Punkten sein. Heliotrop wird als Trommelstein eingesetzt.

## Koralle, weiß

$CaCO_3$+Fe,Mg

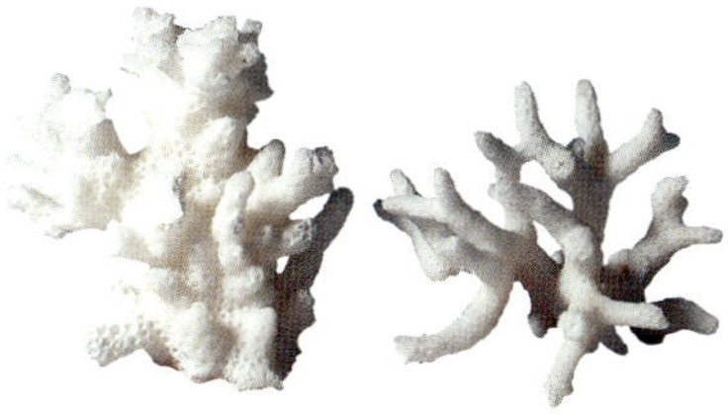

**Koralle** ist ein undurchsichtiges siliziumoxidhal tiges Calcium-Karbonat. Es gibt weiße und rote Formen – für die medizinische Therapie ist die weiße Koralle die bessere. Koralle bildet kleine baum- oder strauchähnliche, verästelte Stöcke bis zu 40 Zentimeter Größe. Vorsicht im Zusammenhang mit Essig – dieser löst die Koralle auf. Koralle wird gerne gefälscht. Zum Einreiben eignet sich aufgeschnittene Koralle.

## Kunzit

$LiAl[Si_2O_6]$

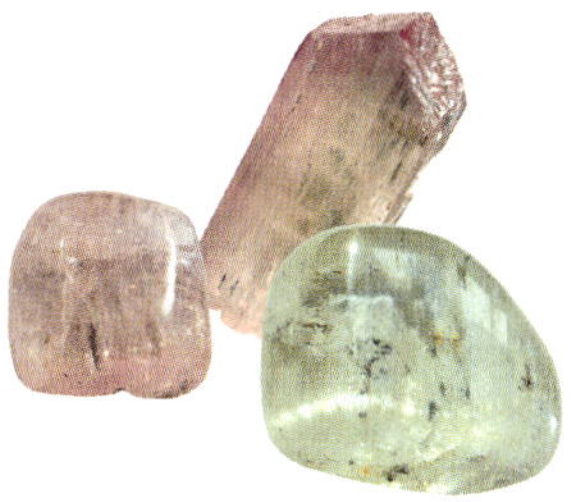

**Kunzit** ist die rosa Spodumen-Varietät. Ein Mineral der Klasse der Ketten-Silikate. Er bildet durchsichtige bis durchscheinende ein- und aufgewachsene Kristalle mit gestreiften Flächen sowie dichte Aggregate. Kunzit ist rosa, rosaviolett und fliederfarben, meist wasserklar. Die Farben bleichen mit der Zeit vor allem im Sonnenlicht aus; daher nicht in der Sonne aufladen. Kunzit kann mit Rosenquarz verwechselt werden.

## Labradorit

$NaCa[AlSi_3O_8|Al_2Si_2O_8]$

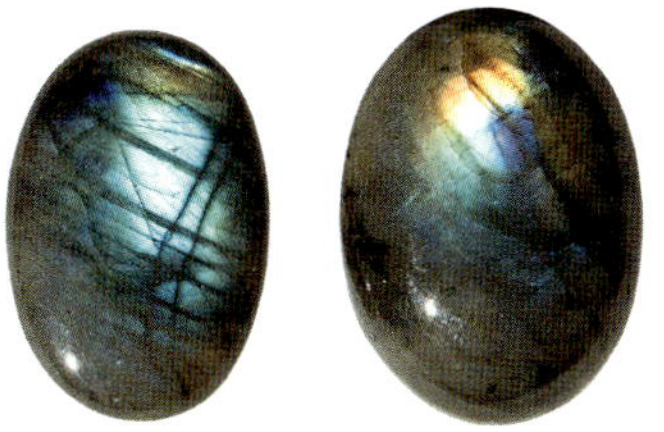

**Labradorit** ist ein Mineral der Feldspat-Familie und der Klasse der Gerüst-Silikate. Er kommt meist in derben Massen vor und bildet selten Einzelkristalle. Er ist durchsichtig bis undurchsichtig. Typisch für diesen Stein ist sein Farbspiel: Der Stein selbst ist grau, graugrün, bräunlich – bei Lichteinfall zeigt sich sein buntes Farbspiel: blau, gelb, violett. Die besten Steine verfügen über das ganze Farbspektrum.

## Lapislazuli

$(Na,Ca)_8\ [(S,Cl_4)_6][AlSO_4]$

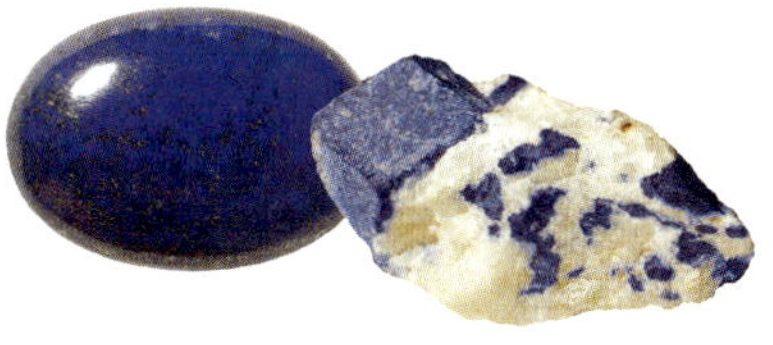

**Lapislazuli** ist ein Natrium-Aluminium-Mineral der Klasse der Gerüst-Silikate. Lapislazuli ist eigentlich ein undurchsichtiges Gestein, kein Mineral. Er bildet meist derbe, feinkörnige, dichte Aggregate, stets mit Beimengungen von Calcit, Pyrit und Sodalith. Typisch für Lapislazuli ist sein unvergleichliches Lasurblau, das auch tiefblau, violett ungleichmäßig gefärbt, auch grünlich oft fleckig, mit goldenen oder gelblich-weißen Einsprengseln erscheinen kann. Für die medizinische Anwendung sind Trommelsteine ohne Pyrit am besten geeignet, weil Pyrit seinerseits als Blutdrucksenker wirkt.

*Vorsicht:* Lapislazuli wird oft nachgefärbt.

## Lepidolith

$KLi_2Al(F,OH)_2(Si_4O_{10})$

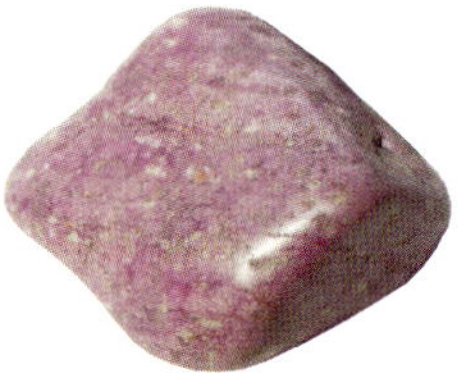

**Lepidolith** ist ein durchsichtiges bis durchscheinendes Kalium-Lithium-Aluminium-Mineral der Glimmer-Gruppe und der Klasse der Schicht-Silikate. Er bildet tafelige Platten, selten Kristalle. Meist kommt er als derbes, schuppiges, blättriges oder feinkörniges Aggregat vor. Lepidolith ist blassviolett, lila bis rosa, pfirsichblütenrot mit einem typischen Glitzern. Für die Therapie eignet sich ein dickeres Exemplar, da dünne Plättchen leichter brechen können. Es gibt sie auch als Trommelsteine mit Quarzanteil.

## Mondstein

$K[AlSi_3O_8]$

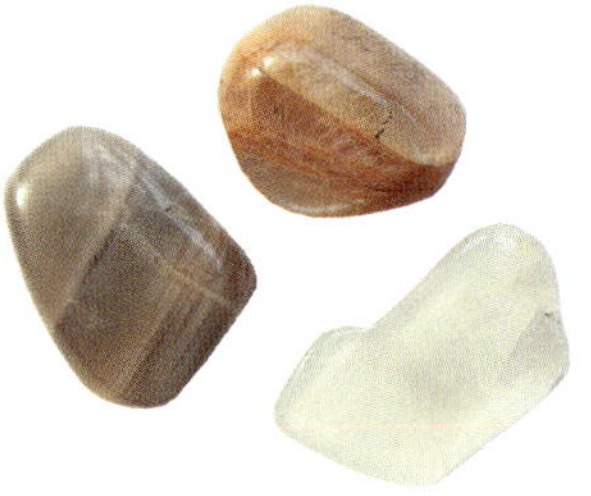

**Mondstein** ist ein Kalium-Aluminium-Mineral der Feldspat-Familie und der Klasse der Gerüst-Silikate. Er bildet massige Aggregate oder derbe Spaltstücke, selten auch kleine Kristalle. Mondstein ist halbdurchsichtig bis durchscheinend. Seine Farben sind farblos, gelblich, grünlich, bräunlich bis rauchgeschwärzt. Typisch für ihn ist ein weiß-bläulicher, opalisierender Lichtschein. Für die Therapie sind alle Farben gleich gut, nur der Schimmer ist wichtig.

## Malachit

$Cu_2[(OH)_2/CO_3] + H_2O$

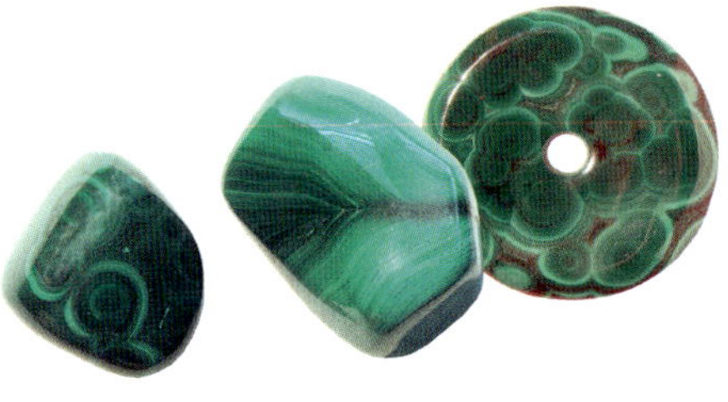

**Malachit** ist ein grünes, wasserhaltiges Kupfermineral der Klasse der Karbonate. Er bildet meist kugelige, nierige, traubige oder tropfsteinartige Knollen mit gebänderter Struktur. Einzelkristalle sind selten. Malachit ist undurchsichtig und zeigt eine typische Hellgrün-Dunkelgrün-Bänderung. Ätherische Öle können die Oberfläche des Minerals angreifen, daher ist Malachit zur längeren Massage nur bedingt geeignet.

## Mookait

$SiO_2 + Fe,O,OH$

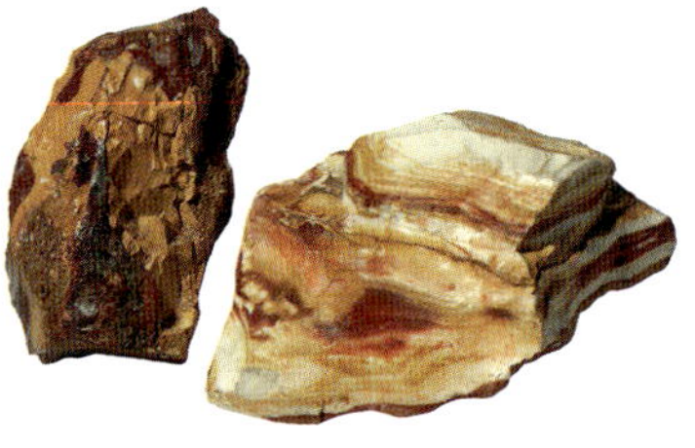

**Mookait** ist eine undurchsichtige, wasserhaltige, farbige feinfasrige Variation der Quarz-Gruppe im Übergang vom Opal zur Jaspis-Familie. Je heller die Farbigkeit des Steins, umso leichter wird er. Seine pastell getönten Farbverläufe ohne strenge Grenzen sind typisch für ihn. Sie reichen von Weiß über Ocker bis Ziegelrot oder Violett. Hier spielt die Farbzusammensetzung für die Wirkung eine große Rolle. Zur Therapie sollten Trommelsteine verwendet werden, da Rohsteine relativ scharfkantig sein können.

## Moosachat, grün und rosa

$SiO_2$ + Al,Ca,Fe,K,Mg,Na

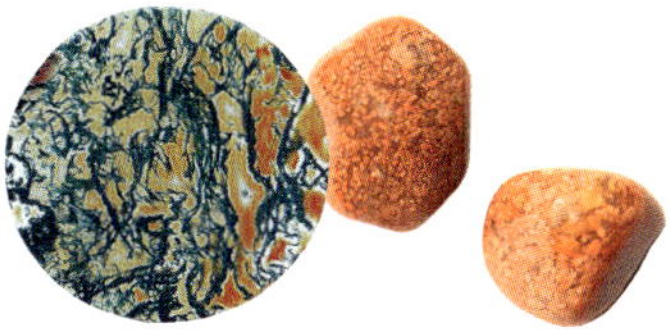

**Moosachat** ist eine grünliche bzw. rötliche Varietät der Chalcedon-Familie der Quarz-Gruppe. Eisen- und magnesiumhaltige Lösungen dringen in das Kieselgel ein und kristallisieren in pflanzenähnlichen Gebilden.

Moosachat ist durchscheinend bis undurchsichtig. Die Matrix ist farblos bis hellblaugrau bzw. rotbraun, meist durchzogen von grünen moosartigen Schlieren (Dendriten) oder madenartigen rosa- bis orangefarbenen Strukturen. Der grüne Moosachat ist der Stein für Magen-Darm-Erkrankungen; der rosa Moosachat dagegen wird vor allem bei Entzündungen eingesetzt.

## Nephrit

$Ca_2(Mg,Fe)_5\,[(OH,F)_2(Si_8O_{22})]$

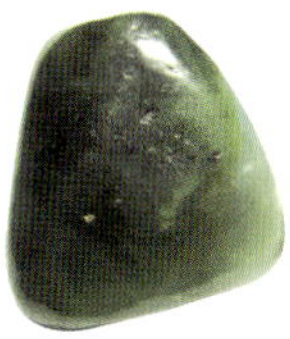

**Nephrit** ist eine Aktinolith-Varietät der Amphibol-Gruppe, der Klasse der Ketten-Silikate. Er ist ein Mischkristall aus der lückenlosen Mischreihe der Minerale Tremolith und Aktinolith. Er bildet dichte, feinfaserig verfilzte Aggregate. Nephrit ist zäh und kann angeschliffen werden. Er ist undurchsichtig bis durchsichtig und erscheint lauchgrün oder grünlich grau, auch weiß, gelblich oder rötlich, oft mit fleckiger oder streifiger Zeichnung. Nephrit kann mit vielen grünen Steinen verwechselt werden, vor allem mit Prehnit, Serpentin oder Jadeit.

## Obsidian

$SiO_2 + H_2O$

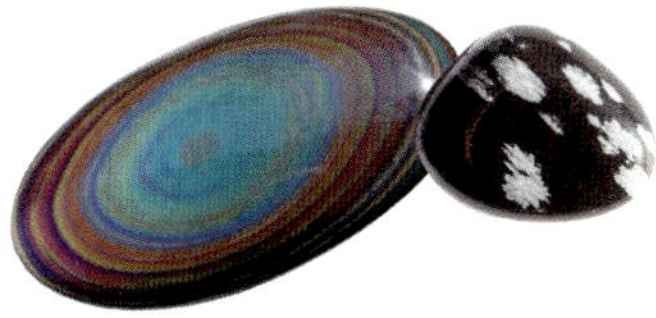

**Obsidian** ist ein glasartiges Gestein, der im weitesten Sinne zur Klasse der Silikate zählt. Er bildet glasige Massen, im Rohzustand oft von einer krustigen Oberfläche überzogen. Er ist durchscheinend bis undurchsichtig, meist kantendurchscheinend. Obsidian kommt in den Farben Schwarz, Grau, Braun, selten auch Grün, manchmal mit gold- und silberähnlichen Lichtreflexen vor. Obsidian gibt es in vielen Spielarten: als brauner Mahagoni-Obsidian, als Gold- oder Silber-Obsidian, als Schneeflocken-Obsidian oder als Lamellen-Obsidian. Die schwarzen Steine eignen sich am besten für die Therapie. *Vorsicht:* Obsidian kann leicht zerbrechen, wenn er herunterfällt. Er hat dann extrem scharfe Bruchkanten.

## Opal

$SiO_2\ n\ H_2O$

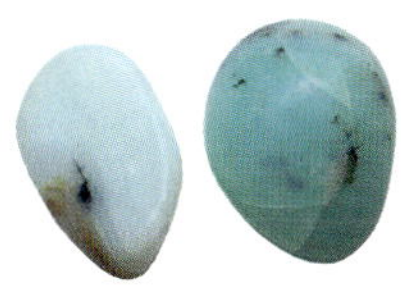

**Gemeiner Opal** ist eine wasserhaltige Varietät der Quarz-Gruppe. Er bildet keine Kristalle, sondern kleine Adern, Kügelchen oder Krusten und hat – anders als die teuren Edelopale – keinen Schimmer (Opaleszieren). Gemeiner Opal ist durchscheinend bis undurchsichtig, farblos, milchig oder von weißer, gelber, roter, brauner, grüner, blauer oder schwarzer Farbe. Da Opale im Sonnenlicht austrocknen können, sollten sie nicht im Sonnenlicht aufgeladen werden.

## Peridot (Olivin, Chrysolith)

$(Mg,Fe)_2(SiO_4)$

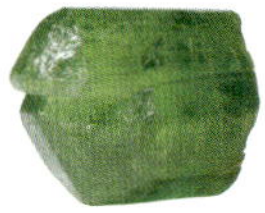

**Peridot** ist ein Magnesium-Eisen-Mineral der Klasse der Insel-Silikate. Er bildet selten meist eingewachsene Kristalle mit vertikal gestreiften Prismen oder derben, körnigen Aggregaten. Er ist durchsichtig bis durchscheinend. Peridot ist olivgrün, flaschengrün, gelbgrün bis moosgrün und braungrün.

## Prehnit

$Ca_2Al[(OH)_2/AlSi_3O_{10}] + Fe,H_2O$

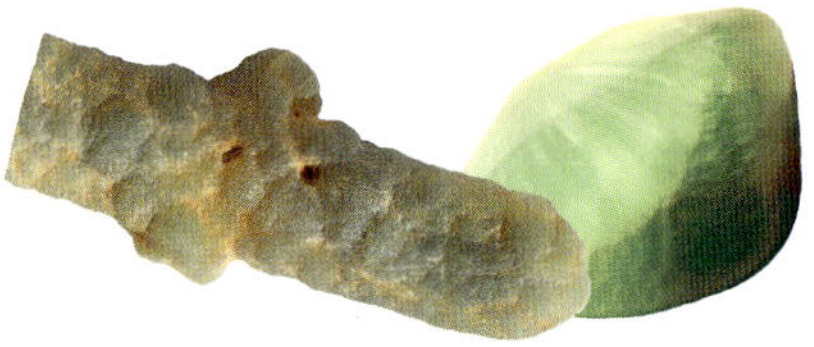

**Prehnit** ist ein wasserhaltiges Calcium-Aluminium-Mineral der Klasse der Schicht-Silikate. Er bildet meist nieren- oder fächerförmige, strahlenförmige, knollige oder kugelige Aggregate. Er ist durchscheinend bis undurchsichtig. Prehnit ist gelblich bis grün, selten farblos, aber auch weiß bis bräunlich.

## Rauchquarz

$SiO_2$

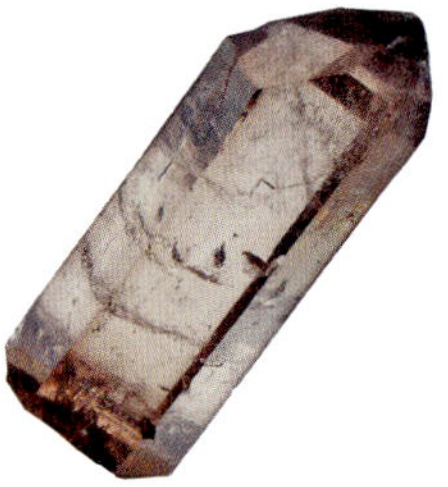

**Rauchquarz** ist die braun-schwarze Varietät des Bergkristalls. Er bildet flächige Kristalle mit charakteristischer Querstreifung. Die Kristalle sind durchsichtig bis durchscheinend. Rauchquarz ist braun bis tief dunkelbraun, kann in der äußersten Schicht auch fast schwarz sein (Morion).

*Achtung:* Durch Bestrahlen kann die zarte Rauchnote des Steins intensiv dunkler gemacht werden. Für die medizinische Anwendung sind die dunkleren Exemplare die besseren.

## Rhodochrosit

$Mn[CO_3]$

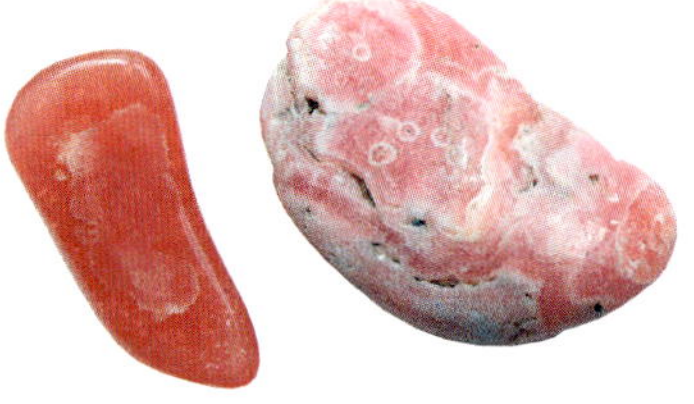

**Rhodochrosit** ist ein Mangan-Mineral der Klasse der Karbonate. Er bildet meist derbe körnige, krustenartige, schalenförmige, strahlige Aggregate. Einzelkristalle sind selten. Rhodochrosit ist in bester Qualität durchscheinend und durchsichtig. Trommelsteine sind meistens undurchsichtig. Rhodochrosit ist mehr oder weniger intensiv rosarot (himbeerfarben), braun bis schwarz und weiß gebändert. Die Bänderung ist für den therapeutischen Einsatz wichtig.

## Rhodonit

$CaMn[Si_5O_{15}]$

**Rhodonit** ist ein Calcium-Mangan-Mineral der Klasse der Ketten-Silikate. Er bildet meist derbe

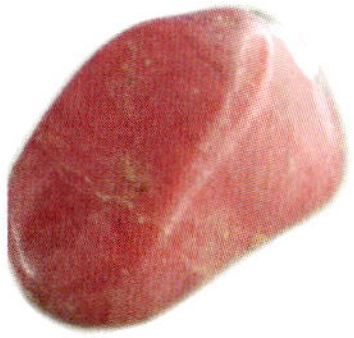

und dichte Aggregate, selten auch tafelige Kristalle. Rhodonit ist durchscheinend bis undurchsichtig und rosa bis dunkelrot. Oft ist er von schwarzen Krusten (Psilomelan) überzogen oder schwarzen Adern (Mangan) durchzogen. Die besten Steine für die medizinische Anwendung sind diejenigen mit möglichst intensivem Brombeerton ohne Schwarzanteile.

## Rosenquarz
$SiO_2$

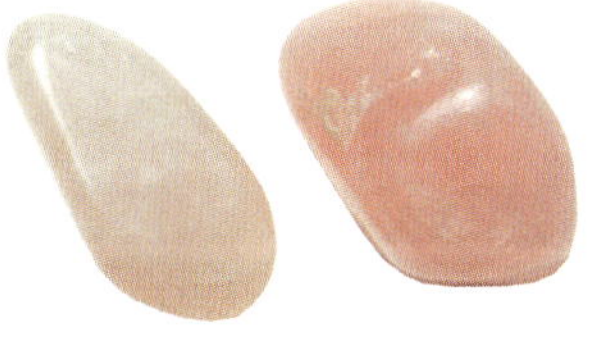

**Rosenquarz** ist eine rosafarbene Variation der Quarz-Gruppe. Er bildet derbe, durchscheinende Massen, die blassrosa bis intensiv rosafarben sind.

## Rubin
$Al_2O_3 + Cr$

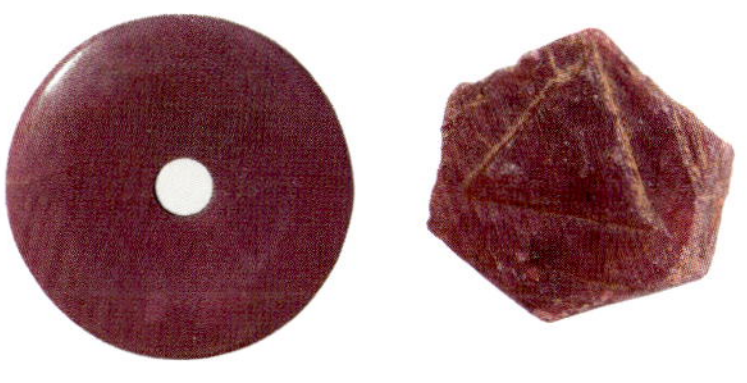

**Rubin** ist ein chromhaltiges Mineral der Korund-Familie und der Klasse der Oxide. Er bildet flächige, tonnenförmige Kristalle oder sechsseitige Doppelpyramiden, aber auch derbe undurchsichtige Aggregate kommen vor. Einzelkristalle können auch durchscheinend bis durchsichtig sein. Rubin ist meist kräftig rot.
*Wichtig:* Nur durch Chrom rot gefärbte Korunde dürfen als Rubin bezeichnet werden.

## Rutilquarz
$SiO_2/TiO_2$

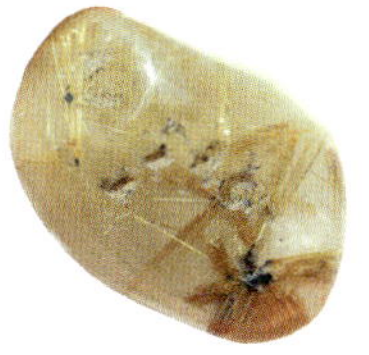

**Rutilquarz** ist ein kristalliner Bergkristall oder Rauchquarz mit eingeschlossenen sichtbaren Rutilfasern. Auch derbe Massen kommen vor. Rutilnadeln sind rötlich, gold- oder silberfarbig. Rutilquarz kann mit Quarzen, die ebenfalls metallische Nadeln aus anderen Stoffen enthalten, verwechselt werden – zum Beispiel Aktuinolithquarz, Goethit-Quarz, Epidorquarz, Turmalinquarz usw.

## Saphir, blau
$Al_2O_3$

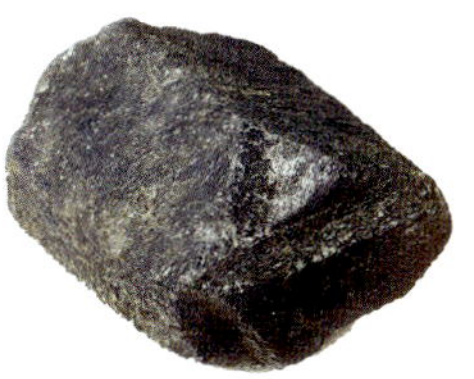

**Saphir** ist ein Mineral der Korund-Gruppe und Klasse der Oxide. Er bildet flächige, tonnenförmige Kristalle oder sechsseitige Doppelpyramiden. Auch derbe, undurchsichtige Aggregate kommen vor. Einzelkristalle können auch durchscheinend bis durchsichtig sein. Saphir ist meist blau. Er kann mit Apatit, Spinell oder Zirkon verwechselt werden.

## Sardonyx

$SiO_2 + Fe,Mn(O,OH)$

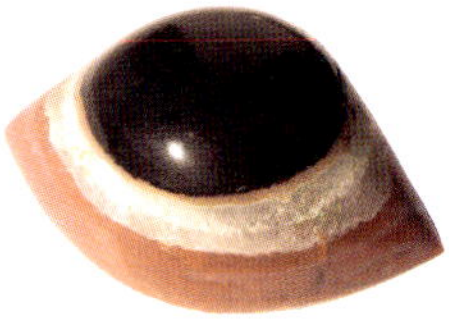

**Sardonyx** ist ein feinkristallines Mineral der Chalcedon-Familie der Quarz-Gruppe. Er bildet mikroskopische Fasern, in Form gebänderter Spalten- oder Mandelfüllungen. Sardonyx ist durchscheinend. Charakteristisch ist seine orangefarbige oder braune Bänderung, die abwechselnd von weißen, grauen oder schwarzen Bändern unterbrochen wird.

## Schalenblende

$ZnS$

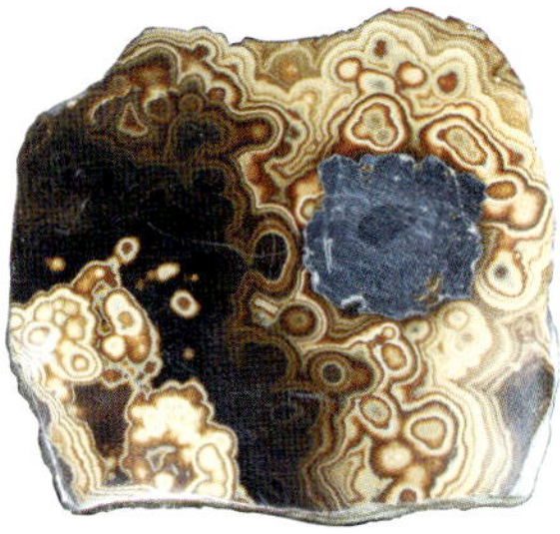

**Schalenblende** ist ein Zink-Misch-Mineral der Klasse der Sulfide, das aus 90 Prozent Sphalerit und 10 Prozent Wurzit besteht. Sie bildet grob- bis feinkörnige, krustige bis feinkristalline Aggregate, auch in dichten Massen als konzentrische Krusten. Typisch für Schalenblende sind schwunghafte beigefarbene Bänder mit dunkelbraunen und graubraunen Lagen, Tupfen oder Streifen. Erhältlich ist sie meistens in aufgeschnittenen und polierten Scheiben.

## Selenit

$CaSO_4 \times H_2O$

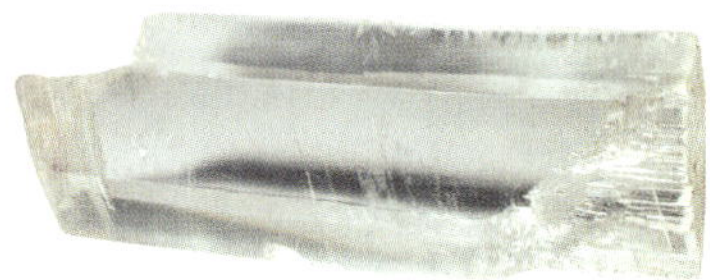

**Selenit** ist ein wasserhaltiges Calcium-Mineral der Klasse der Sulfate. Er bildet meist große, säulenartige, milchig durchscheinende Stäbchen, kommt aber auch als strahlenförmiges Aggregat vor. Als Kristall ist Selenit durchsichtig, als dichtes Aggregat durchscheinend bis undurchsichtig. Selenit ist meist wasserklar bis weiß. Wichtig ist, dass der Stein über den für ihn typischen Katzenaugeneffekt verfügt.

*Vorsicht:* Selenit hat nur eine geringe Mohshärte und kann leicht zerbrechen.

## Smaragd

$Al_2Be_3[Si_6O_{18}]$

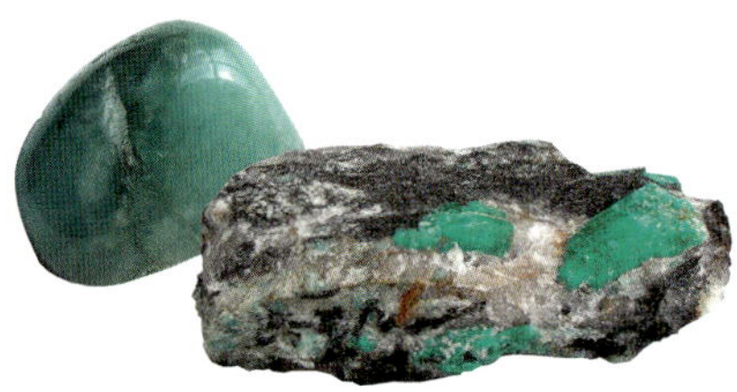

**Smaragd** ist ein chromhaltiges Aluminium-Beryllium-Mineral der Beryll-Gruppe und der Klasse der Ring-Silikate. Er bildet typischerweise sechsseitige, stängelige Kristalle, kommt aber häufig auch als derbe Masse vor – meist in einer Quarzmatrix. Für therapeutische Zwecke sollte die Matrix möglichst gering ausfallen. Smaragd ist durchsichtig bis undurchsichtig und hat meist eine typische Farbe: smaragd- und flaschengrün in verschiedenen Abstufungen.

## Sodalith

$Na_8[Cl_2|(AlSiO_4)_6]$

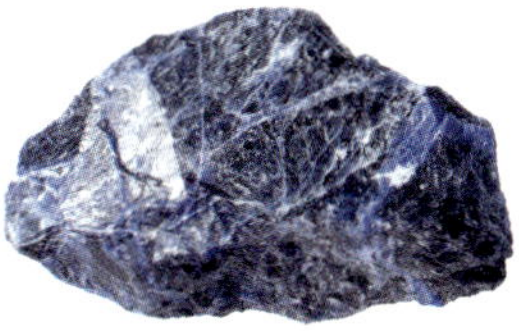

**Sodalith** ist ein chlorhaltiges Natrium-Mineral der Feldspatoide-Familie und der Klasse der Schicht-Silikate. Er bildet nur selten durchscheinende Kristalle und kommt meist in derben, dichten, undurchsichtigen Aggregaten vor, gelegentlich von Calcitadern durchzogen. Sodalith ist meistens hell- bis dunkelblau mit weißen oder gelben Einschlüssen. Kann mit Dumortierit verwechselt werden. Hochwertiger Sodalith enthält auch Lapislazuli.

## Sphärolithischer Chalcedon (Ozean-Achat, Kugel-Chalcedon)

$SiO_2 + (Ca,K,Na)[AlSi_3O_8]$

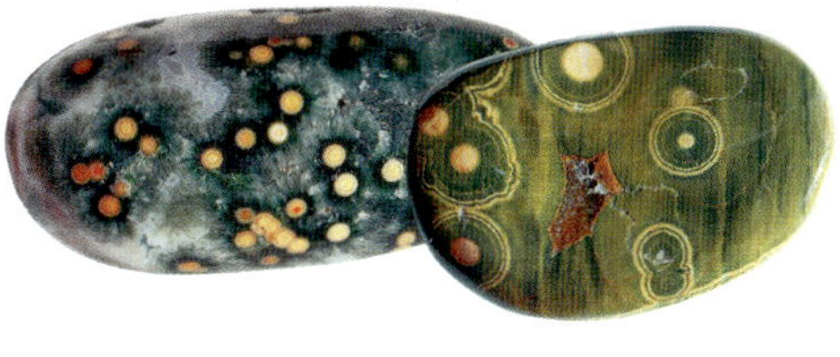

**Sphärolithischer Chalcedon** ist ein Mineral der Chalcedon-Familie und der Oxide. Sein Handelsname ist auch Ozeanjaspis. Er bildet keine Kristalle, sondern nur dichte, massige Aggregate. Er ist in der Regel undurchsichtig. Sphärolithischer Chalcedon ist vielfältig mit schaligen braunen, grünen, rötlichen Kügelchen oder Krusten, oft strahlenförmig von klaren, blauen, grauen Quarzkristallen umgeben, oft verklumpt oder gebändert mit einer Vielzahl von Signaturen. Dadurch ist er ein sehr individueller Stein.

## Stromatolith

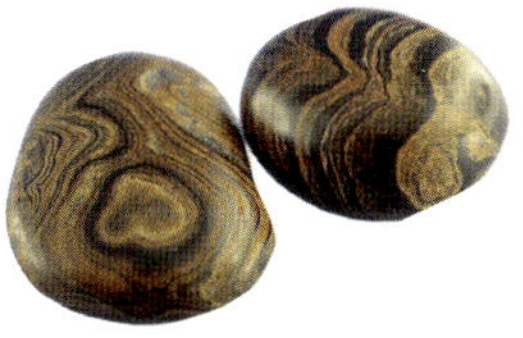

**Stromatolith** ist ein Mineral-Gemisch aus Calcium-Karbonaten (CaCO3), Silikaten (SiO2), Aluminium-Schicht-Silikaten (Al4[(OH)8/Si4O10)] und Limonit (FeOOH). Er bildet feinkörnige, dichte, undurchsichtige Aggregate. Er hat eine braunschwarze Lamellentextur, die in bewegten Bändern verläuft.

## Strontianit

$SrCO_3$

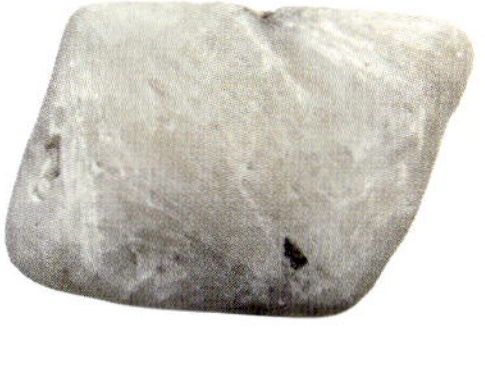

**Strontianit** ist ein Strontium-Mineral der Klasse der Karbonate. Er tritt als derbe, feinkörnige Aggregate auf oder bildet nadelige Kristalle, die oft zu büscheligen oder strahlenförmigen Aggregaten verwachsen sind. Strontianit ist durchsichtig oder durchscheinend. Der Stein ist meist farblos, weiß bis blass gelblich, auch rosa, grau oder aber auch grünlich.

## Sugilith

$(Na,K)(Na,Fe)_2[(Li_2Fe)(Si_{12}O_{30}]$

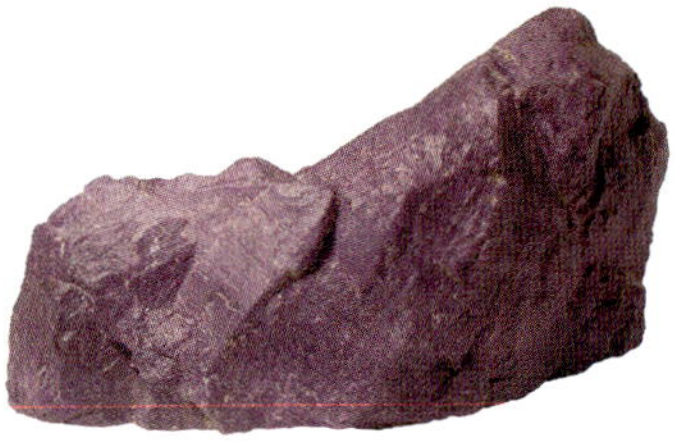

**Sugilith** ist ein Natrium-Kalium-Lithium-Eisen-Mineral der Klasse der Ring-Silikate. Er bildet meist derbe, körnige spaltenfüllende Aggregate. Sugilith ist durchscheinend bis undurchsichtig. Seine Farbe ist dunkel- bis blauviolett, rotviolett. Rein ist er schwer zu bekommen – in der Regel wird er von anderen Mineralien begleitet. Kann mit Lavendeljade verwechselt werden. *Vorsicht:* Aufgrund seiner Porösität kann er leicht gefärbt werden.

## Thulit

$Ca_2Al_3[O/OH/SiO_4/Si_2O_7]$

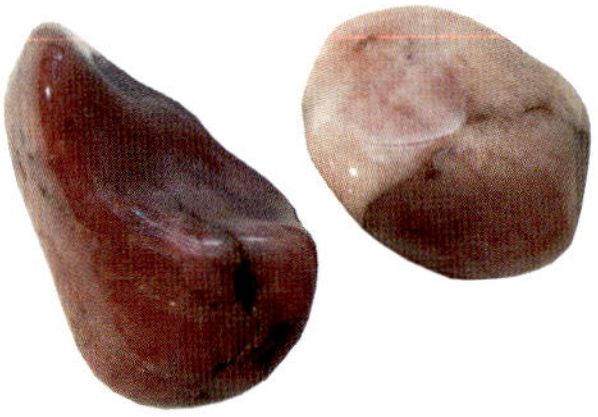

**Thulit** ist ein manganhaltiges Mineral der Zoisit-Gruppe aus der Klasse der Gruppen-Silikate. Er bildet meist massige undurchsichtige bis durchscheinende Aggregate. Für die Therapie gut geeigneter Thulit ist ein kräftig rosafarbener Trommelstein.

## Topas

$Al_2[SiO_4]\,(F|OH)_2$

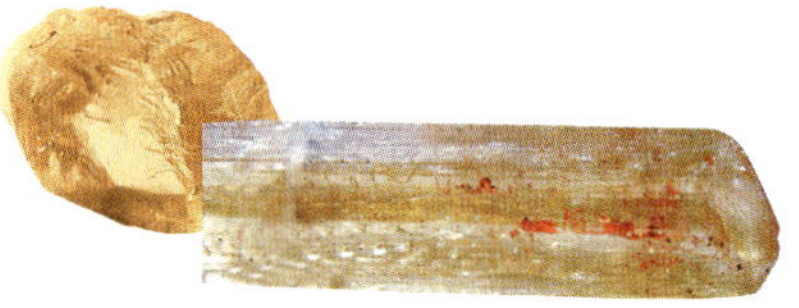

**Topas** ist ein Aluminium-Mineral der Klasse der Insel-Silikate. Er bildet ein- und aufgewachsene säulige Kristalle, häufig mit Streifungen, achtseitigem Querschnitt und flächenreichem Kopf. Es gibt auch derbe, dichte und stängelförmige Aggregate. Die Kristalle sind durchsichtig oder durchscheinend. Topas ist meistens farblos, hellgelb, braun oder blau.
*Vorsicht:* Blauer Topas ist häufig gefärbt. Für die medizinische Behandlung sind die farblosen Topase am besten geeignet. Er kann mit Aquamarin verwechselt werden.

## Tsesit

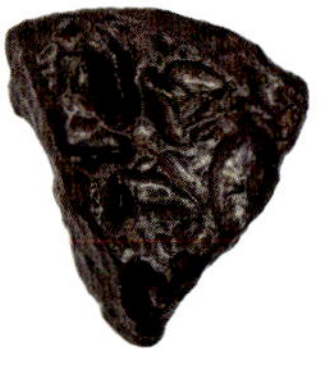

**Tsesit** ist ein aus einem Eisen-Hydroxid-Kern bestehender Goethit, der mit einem Mangan-Mantel aus Kryptomelan (Wüstenlack) überzogen ist. Er bildet kleine rundliche, meist knubbelige Aggregate. Tsesit ist undurchsichtig und dunkelbraun bis schwarz.

## Türkis

$CuAl_6(PO_4)_4(OH)_8\cdot 4H_2O$

**Türkis** ist ein wasserhaltiges Kupfer-Aluminium-Mineral der Klasse der Phosphate. Er bildet

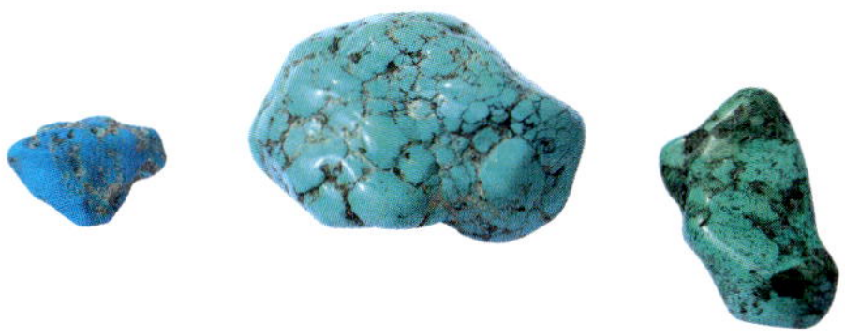

meist feinkristalline, knollige Aggregate – oft als Gang- oder Spaltenfüllungen oder Gesteinsüberzüge. Türkis ist undurchsichtig. Seine Farbvariation reicht von himmelblau, türkisblau, blass-blaugrün bis apfelgrün, oft mit braunen oder schwarzen Adern oder Flecken.
*Vorsicht:* Fast 95 Prozent aller Türkise sind künstlich stabilisiert. Nicht in Wasser einlegen und nicht mit Lösungsmitteln in Verbindung bringen. Der grüne Stein wird in der Steinheilkunde für Erkrankungen der Leber eingesetzt, der blaue bei anderen Krankheitsanzeichen.

## Turmalin, bunt

$Na,K,Li,Ca(Mg,Fe,Mn,Al)_3(Al,Fe,Cr,Mn)_6$
$[(OH,F)_4(BO_3)_3(Si_6O_{18})]$

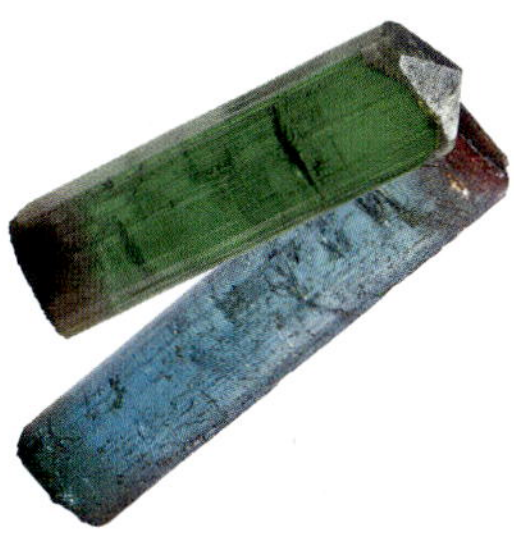

**Turmaline** sind komplexe Alkali-Magnesium-Aluminium-Fluor-Boro-Mineralien der Klasse der Ring-Silikate. Sie bilden meist langgestreckte, flächige Kristalle, oft dreieckige Säulen mit Endflächen und Streifung auf den Seitenflächen. Kristalle sind durchsichtig bis durchscheinend. Sie kommen in vielen Farben vor: farblos; gelb, grau, hell- bis dunkelblau; hell- bis dunkelgrün; hell- bis dunkelrot; rosa; gelbbraun; mit verschiedenfarbigen Bändern und Mustern. Für die medizinische Therapie spielt die Farbe eine wichtige Rolle. So eignen sich die blauen Varianten besser zur Entzündungshemmung, die roten wirken zum Beispiel wasserausschwemmend.
*Vorsicht:* Die Farben bleichen in der Sonne aus, daher nicht in der Sonne aufladen.

## Turmalin schwarz (Schörl)

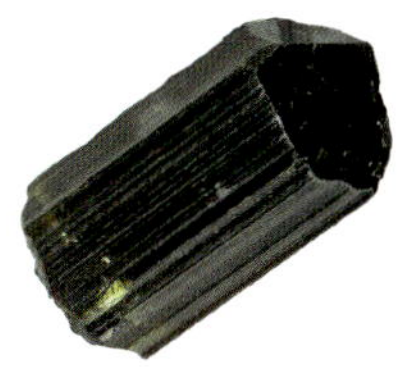

**Schörl** ist die eisenhaltige, schwarze Varietät des Turmalins. Er bildet meist langgestreckte, flächige Kristalle, oft dreieckige Säulen mit Endflächen und Streifung auf den Seitenflächen. Auch dichte, feinkörnige Massen kommen vor. Schörl ist undurchsichtig und schwarz.

## Unakit, Epidot-Feldspat

$Ca_2(Fe,Al)Al_2[O/OH/SiO_4/Si_2O_7]+Ce,Nd+$
$Cr,K,Mg,Mn,Sr$

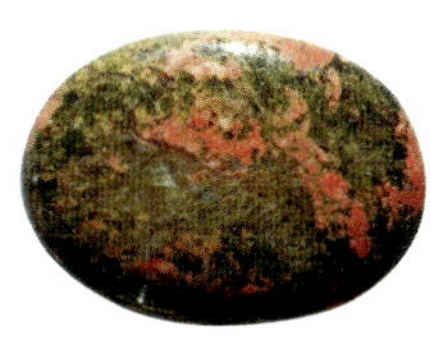

**Unakit** ist ein Mineralgemenge von Feldspat und Quarz – durch Epidot verkittet. Epidot ist ein basisches Calcium-Aluminium-Mineral der Epidot-Zoisit-Gruppe aus der Klasse der Gruppensilikate. Unakit ist als derber Roh- oder Trommelstein im Handel. Unakit ist unverwechselbar. Die Feldspate sind undurchsichtig und meistens rot bis braun, die verkittende Masse pistaziengrün bis olivgrün.

## Variszit

$AlPO_4 H_2O$

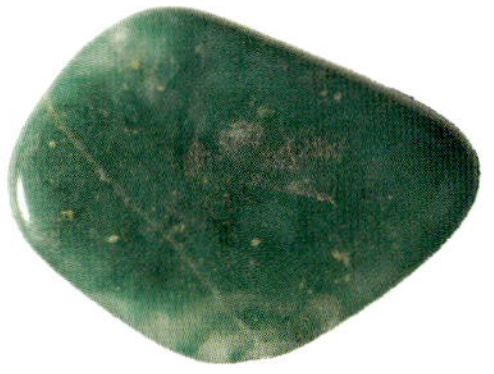

**Variszit** ist ein wasserhaltiges Aluminium-Mineral der Klasse der Phosphate. Er bildet meist feinkörnige, dichte, knollige, kugelige, feinkristalline Aggregate. Einzelkristalle sind selten. Variszit ist undurchsichtig bis durchscheinend. Seine Farbe ist meist gelbgrün, apfelgrün bis blaugrün, smaragdgrün – oft unregelmäßig fleckig.

*Vorsicht:* Variszit darf keinen direkten Kontakt zur Haut haben – wenn er aufgelegt wird, dann nur auf einer Papierunterlage. Außerdem darf er nicht in Wasser eingelegt bzw. mit Öl verrieben werden, da er dann schwach giftig ist. Verwendet werden am besten Trommelsteine.

## Zirkon, braun (Hyazinth)

$Zr[SiO]_4$

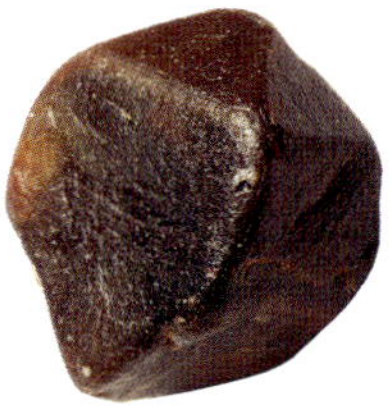

**Zirkon** ist ein Mineral der Zirkon-Titanit-Gruppe aus der Klasse der Insel-Silikate. Er bildet kurze, gedrungene Aggregate und Doppelpyramiden mit gebogenen Flächen und Kanten. Er ist undurchsichtig und kommt in den Farben braun, grau und rotbraun vor. Auf den Bruchflächen glänzt er fettig. Er kann mit Magnetit verwechselt werden, ist aber leichter als dieser.

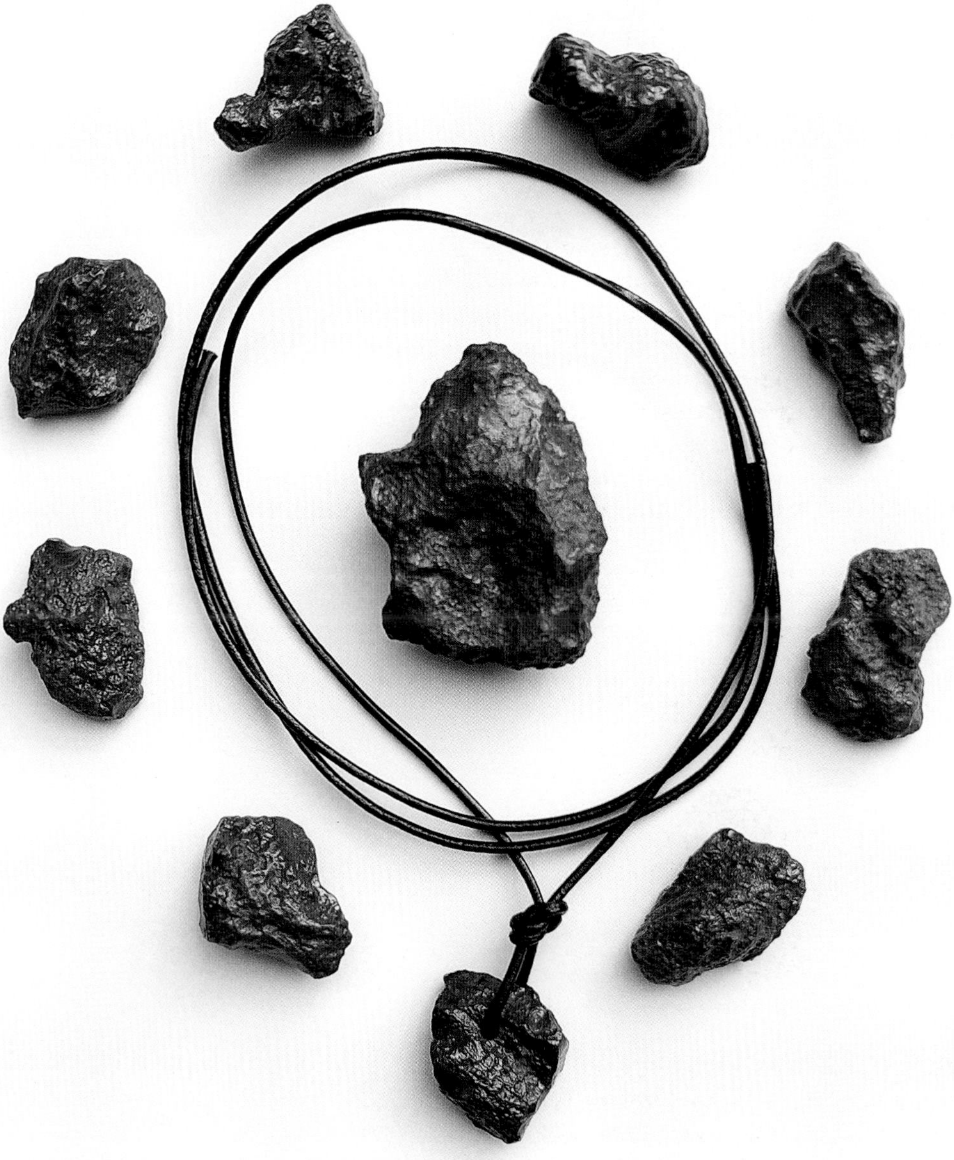

# Index Heilsteine

# Index Ätherische Öle

# Index Krankheitsbilder

# Literatur


- **Battaglia, S.:** The Complete Guide to Aromatherapy, 2. Auflage Virginia 1997
- **Gienger, M.:** Die Heilsteine Hausapotheke, Saarbrücken 1999
- **Gienger, M./Glaser, G.:** Salz, Saarbrücken 2003
- **Gildemeister, E. und F.:** Die ätherischen Öle, 3 Bände, Norderstedt 2019
- **Kühni-Ramisch, W.:** Sanftes Heilen mit edlen Düften, Heidelberg 1993
- **Kühni, W./Holst, W. v.:** Enzyklopädie der Steinheilkunde, Aarau 2003
- **Kühni, W./Holst, W. v.:** Taschenlexikon der Heilsteine, Aarau 2004
- **Kühni. W./Holst, W. v.:** Kolloidales Silber, Aarau 2004, 2022
- **Kühni, W.:** Tsesit – der kraftvolle Heiler, Stockheim 2010
- **Kühni, W.:** Heilen mit den Zeolith-Mineral Klinoptilolith, Aarau 2013
- **Lemke, A./Deininger, R:** Wirkung von Terpenen auf mikroskopische Pilze, Bakterien und Viren. Phytotherapie, Grundlage – Klinik – Praxis. 1987
- **Lexikon-Redaktion** des Verlags Urban & Schwarzenberg, Lexikon Medizin, Sonderausgabe München 2000
- **Metcalf, M.:** Colloidal Silver, Mansfield, Ohio 2002
- **Pschyrembel** Klinisches Wörterbuch, Berlin 1986[255]
- **Roche Lexikon** Medizin, München 1993[3]
- **Werner, M.:** Praxis der Aromatherapie, Haug 2020

## Wichtige Facebook-Seiten

- KlinO als Medizin, Werner Kühni
  11 700 Mitglieder (August 2022)
- Kolloidales Silber als Medizin, Werner Kühni
  38 900 Mitglieder (August 2022)
- Tsesit
  3 100 Mitglieder
- Heilstein-Museum
  2 300 Mitglieder (Oktober 2022)
- Gesund durch ätherische Öle, Heilsteine und kolloidales Silber (neu, ab Ende 2022)

Diese Facebook-Gruppen wurden in den letzten zwölf Jahren gegründet und werden seit dieser Zeit regelmäßig betreut. In all diesen Gruppen gibt es regelmäßige Informationen zu Anfragen, viele abgespeicherte Dateien und neue Erkenntnisse. Dazu ein Fundus mehrerer tausend Bilder über die Themen Aromatherapie, Borax, Medizingeschichte, Klinoptilolith, kolloidales Silber und Steinheilkunde. Die Informationen der Facebook-Gruppen werden teilweise in Büchern (mit gleichem Titel) aufgenommen, dadurch können die Bücher regelmäßig auf den neuesten Erkenntnisstand gebracht werden.
Es stecken viele tausend Erfahrungensberichte dahinter.

# Adressen

für Verbesserungen und Anregungen:

- **Werner Kühni**
  Heilstein-Museum
  An der Streu 29
  97640 Stockheim
  E-Mail: www.lavandinum@gmx.de

Information über neue Steine und deren Anwendungen sowie Erfahrungen mit Heilsteinen und regelmäßigen Testungen von Heilsteinen

- **Heilstein-Museum,** 97640 Stockheim
  E-Mail: www.lavandinum@gmx.de
  Internet: www.heilsteinmuseum.de
  Facebook: Heilstein-Museum

Anfrage nach besonderen Steinen und ätherischen Ölen, kolloidalem Silber und Klinoptilolith

- **Heilstein-Museum-Shop**
  An der Streu 29
  97640 Stockheim
  E-Mail: shop@heilsteinmuseum.de
  Internet: www.heilsteinmuseum.de /shop

- **Steinkreis Mineralien und Gesundheit**
  Walter von Holst
  Kornbergstr. 32
  70176 Stuttgart
  E-Mail: shop@steinkreis.de
  Internet: www.steinkreis.de

# Bildrechte/Quellennachweise

**Bildrechte im Besitz der Autoren (Werner Kühni/Walter von Holst/Bernhard Richter)**
Seiten 6, 8, 10, 12, 13, 14, 16, 18, 19, 20, 22, 23, 24, 25, 26, 27, 28, 29, 30, 32, 33, 34, 35, 38, 40, 43, 45, 46, 49, 50, 52, 53, 55, 56, 57, 58, 60, 61, 62, 63, 64, 65, 66, 67, 68, 69, 72, 190 sowie alle Abbildungen von Heilsteinen ab Seite 191 (aus der Enzyklopädie der Steinheilkunde)

**Bilder aus Wikipedia (gemeinfreie Bilder)**
Seite 25: Eucalyptus globulus-Fruits.jpg (Eukalyptusöl) – Ausschnitt
Seite 27: YosriNov04Pokok Serai.JPG (Lemongrass)
Seite 28: Litsea_cubeba_seeds,_by_Omar_Hoftun.jpg (Licea-Cubeba)
Seite 30: OrangeBloss wb.jpg (Orange)
Seite 31: Gardenology.org-IMG_2892_rbgs11jan.jpg (Palmarosa)

**Bilder aus Pixabay/I-Stock (Lizenz erworben)**
Seite 32: Rosenholz

# Danksagung

Ich möchte mich an dieser Stelle bei allen treuen Leserinnen und Lesern und überhaupt allen Personen bedanken, die mit dazu beigetragen haben, dass ich meinen besonderen therapeutischen Ansatz so erfolgreich zum Wohle der Patientinnen und Patienten umsetzen konnte und kann.

Seit 2018 habe ich das Buch zusammen mit Bernhard Richter vollständig überarbeitet. Auch waren die Diskussionen mit Bernhard Richter richtungsweisend für die neue Konzeption des Buches: nicht nur für die verstärkte Hervorhebung der ätherischen Öle, auch bei der Sichtung und Verschlankung der Steinheilkunde mit deren Ausrichtung auf den physiologischen Bereich.

Mein Dank geht auch an Janette Martinez für ihre fachliche Beratung im therapeutischen Teil des Buches.

# Über die Autoren

**Werner Kühni**
1949 in Heidelberg geboren, Heilpraktiker und Psychotherapeut, Medizinhistoriker. Ehemaliger Dozent einer Heilpraktikerschule. Bietet Heilsteinberatung und mineralogische Bestimmung an. Buchautor und Ausstellungsmacher in Aromatherapie und Steinheilkunde seit 1990. Gründer des Heilstein-Museums in Stockheim. Gruppenleiter der Facebook Gruppen: »Kolloidales Silber als Medizin Werner Kühni« und »Gesund durch ätherische Öle, Heilsteine und kolloidales Silber«.

**Walter von Holst**
1969 in Stuttgart geboren, Studium an der Hochschule für Musik und darstellende Kunst, Astrologe, Gesundheitsberater. Erforscht und praktiziert Edelstein-Therapie seit 1989 und entwickelte die Konstitutionsgerechte Steinheilkunde. Mitbegründer des gemeinnützigen Steinheilkunde e.V. und von FairTrade Minerals & Gems e.V. Initiator des Forschungsprojekts Steinheilkunde. Seminarleiter und Dozent an Heilpraktikerschulen. Er führt Steinkreis – Mineralien und Gesundheit, ein Steinheilkunde-Zentrum und Ladengeschäft in Stuttgart.

**Bernhard Richter**
1961 in München geboren. Nach dem Studium Ausbildungen zum Redakteur, Betriebswirt und Heilpraktiker. Seit zwei Jahrzehnten Beschäftigung mit Mineralogie und Steinheilkunde. Autor des Buches Heilsteine und ihre Signatur, eine Grundlegung für die medizinische Wirkung von Mineralien aus anthroposophischer Sicht. Aktuelle Projekte: Mitarbeit an der Gestaltung von Werner Kühnis Heilstein-Museum in Stockheim und Forschung zur medizingeschichtlichen Historie der Steinheilkunde von der Steinzeit bis zur Gegenwart.

# Weitere Bücher von Werner Kühni

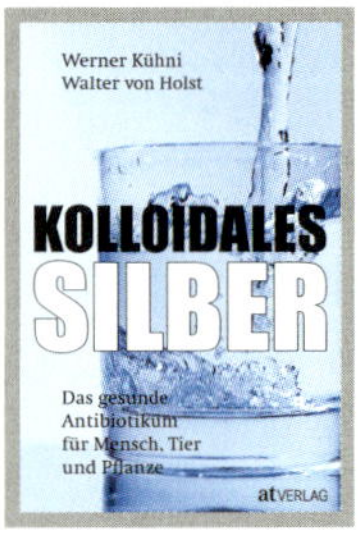


Mit Walter von Holst
### Kolloidales Silber
Das gesunde Antibiotikum für Mensch, Tier und Pflanze

Kolloidales Silber wirkt wie ein Breitband-Antibiotikum zuverlässig gegen Viren, Bakterien und Pilze. Das Buch beschreibt die 80 wichtigsten Krankheitsbilder und ihre Behandlung mit kolloidalem Silber bei Mensch und Tier. Ein umfassender praktischer Ratgeber – einfach, klar und für alle anwendbar.

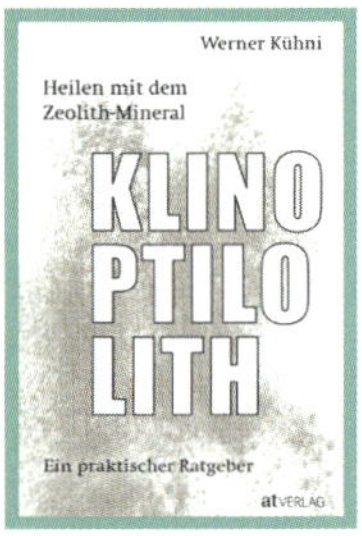


### Heilen mit dem Zeolith-Mineral Klinoptilolith
Ein praktischer Ratgeber

Als Multitalent unter den Mineralien verbessert Klinoptilolith die Wirksamkeit anderer Medikamente und bietet Hilfe bei Erkrankungen, für die es bislang nur wenige Therapiemöglichkeiten gab: bei Borreliose, Autoimmunerkrankungen, Schmerzzuständen und schwer behandelbaren Hauterkrankungen. Ein Ratgeber für Laien und Fachleute, praxisnah und auf der Grundlage vielfältiger praktischer Erfahrung.

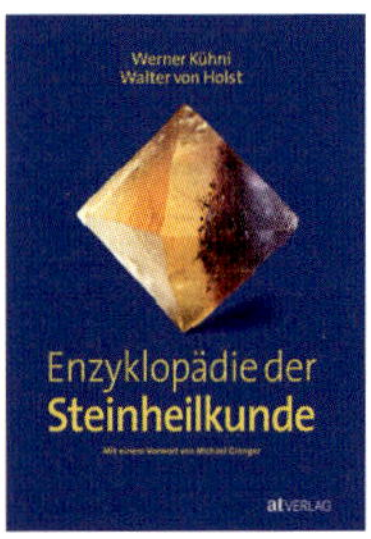


Mit Walter von Holst
### Enzyklopädie der Steinheilkunde

Das derzeit umfassendste Werk zur Steinheilkunde beschreibt fundiert, auf dem neusten Stand des Wissens und illustriert mit über 900 Farbfotos sämtliche heute bekannten therapeutisch relevanten Heilsteine. Mit wertvollem therapeutischem Symptom- und Krankheitsregister, Synonymverzeichnis der Handelsbezeichnungen und Empfehlungen für die Heilstein-Hausapotheke.

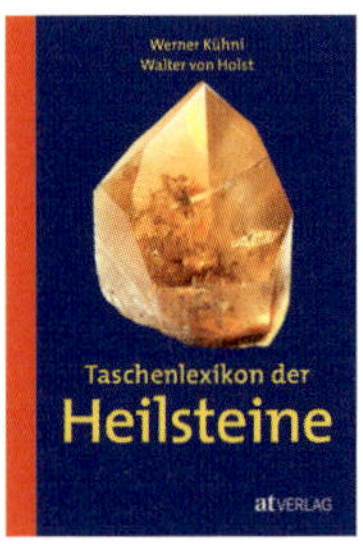


Mit Walter von Holst
### Taschenlexikon der Heilsteine

Dieses kompakte Taschenlexikon ermöglicht einen einfachen Einstieg in die Welt der Heilsteine. Über 500 Mineralien werden einschließlich ihrer Farbvarietäten prägnant und verständlich beschrieben und in Farbfotos gezeigt. Mit Informationen über die wichtigsten körperlichen und seelischen Indikationen und geeignete Anwendungen sowie über die Verfügbarkeit der Steine.